W0256836

DIE DIATHERMIE

VON

Dr. JOSEF KOWARSCHIK

PRIMARARZT UND VORSTAND DES INSTITUTES FÜR PHYSIKALISCHE
THERAPIE IM KRANKENHAUS DER STADT WIEN

SIEBENTE VERBESSERTE AUFLAGE

MIT 145 ABBILDUNGEN

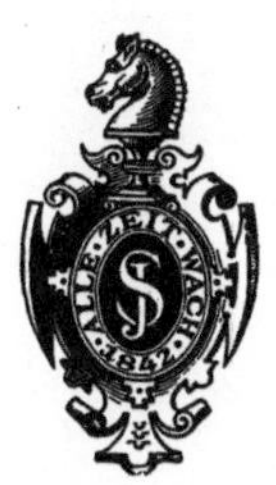

WIEN UND BERLIN

VERLAG VON JULIUS SPRINGER

1930

ISBN-13:978-3-540-01125-5   e-ISBN-13:978-3-642-92494-1
DOI: 10.1007/978-3-642-92494-1

ALLE RECHTE, INSBESONDERE DAS DER ÜBERSETZUNG
IN FREMDE SPRACHEN, VORBEHALTEN

COPYRIGHT 1930 BY JULIUS SPRINGER, BERLIN

1.	Auflage	1913
2.	,,	1914
3.	,,	1921
4.	,,	1924
5.	,,	1926
6.	,,	1928

Geleitwort.

Es sind mehr als 20 Jahre her, daß wir die Hochfrequenzströme in der Absicht verwenden, mit ihnen Wärmewirkungen im Inneren des Körpers zu erzeugen. Dieses als Diathermie bezeichnete Verfahren fand, als es im Jahre 1908 zuerst bekannt wurde, unter den Ärzten anfänglich wenig Anhänger. Die Gründe hierfür waren mannigfache. Zunächst war zur Ausübung des Verfahrens ein ziemlich kostspieliges Instrumentarium erforderlich. Die Methode selbst war noch recht unvollkommen, die Apparate waren mangelhaft, ebenso wie die Elektroden, man hatte noch keine einwandfreie Technik und Dosierung gefunden. Dazu kam eine nicht unbeträchtliche Angst, die man vor der Anwendung so starker elektrischer Ströme hatte, zumal die Erinnerung an die schweren Röntgen- und Radiumverbrennungen, die zu Beginn dieses Jahrhunderts beobachtet wurden, noch eine sehr lebhafte war. Dies alles wirkte hemmend auf die Verbreitung der Diathermie und es dauerte Jahre, bis das Mißtrauen, das man der Methode anfänglich entgegenbrachte, überwunden war. Heute allerdings hat sie sich allgemein durchgesetzt und jene Verbreitung gefunden, die ihrer Bedeutung entspricht. Die Diathermie ist heute nicht nur eine Methode des physikalischen Therapeuten, sie wird von dem Internisten, Chirurgen, Gynäkologen, Dermatologen und vielen anderen Fachärzten ausgeübt, ja sie ist bereits eine Methode des praktischen Arztes geworden.

So sehr diese allgemeine Anerkennung begrüßt werden muß, so birgt sie doch gleichzeitig eine Gefahr in sich, eine Gefahr für die Methode selbst. Diese liegt darin, daß die Diathermie in dem Maß, als sie sich verbreitet, immer weniger aufmerksam und sorgfältig, immer weniger kunstgerecht ausgeführt wird. Die Behandlung wird nicht mehr wie ursprünglich vom Arzt selbst, sondern meist von dem Hilfspersonal, das häufig völlig ungeschult ist, gemacht. Es ist klar, daß dabei die gröbsten technischen Fehler unterlaufen. Man hat längst die Gefahren vergessen, die man anfangs befürchtete, man hat längst vergessen, daß wir uns die Technik der Diathermie im Verlaufe vieler Jahre durch Versuche an der Leiche, am Tier und Menschen mühsam errungen haben, um sie zu jener Höhe zu bringen, die sie derzeit besitzt. Die Technik der Diathermie wird heute als etwas Nebensächliches betrachtet, ja man nimmt sich überhaupt nicht mehr die Mühe, sie zu erlernen. Man kauft sich einen Diathermieapparat, läßt sich vielleicht noch eine Gebrauchsanweisung mitgeben und diathermiert, d. h. man legt die Elektroden irgendwo und irgendwie an und schickt einen Strom hindurch. Daß die Elektroden nicht die entsprechende Größe und Form haben, daß sie schlecht liegen, daß man infolgedessen nicht die notwendige

Stromstärke erreicht, daß man überhaupt an dem erkrankten Organ vorbeidiathermiert, das alles kommt demjenigen, der meint, er sei durch den Ankauf eines Diathermieapparates schon ein Elektrotherapeut geworden, gar nicht zum Bewußtsein. Er sieht nur, daß er keinen Erfolg erzielt. Es fällt ihm beileibe nicht ein, daß seine Unwissenheit, seine mangelhafte Technik Schuld an dem Ausbleiben des Erfolges ist. Schuld ist in seinen Augen vielmehr die Methode, die das nicht leistet, was man von ihr erwartet hat. Das ist das Urteil des Arztes und das ist schließlich auch die Überzeugung des Kranken, der vergeblich behandelt wurde. Da aber heute Hunderte von Ärzten ohne jede physikalische und technische Vorbildung derart behandeln und Tausende von Kranken derart behandelt werden, so kann es nicht ausbleiben, daß die Diathermie in ungezählten Fällen, wo sie wirken könnte, versagt und dadurch das Vertrauen weiter Kreise verliert. Wird es auch den vielen Diathermiedilettanten nicht gelingen, die Methode völlig umzubringen, so werden sie ihr doch schweren Schaden zufügen. Das aber muß derjenige, der seit Jahren für die Geltung dieser so wertvollen Therapie eingetreten ist, auf das tiefste bedauern.

Aber ebenso, wie man häufig ohne genügende Technik behandelt, diathermiert man vielfach ohne entsprechende Indikation. Nicht selten scheint der Besitz eines Diathermieapparates die einzige Indikation für seine Anwendung zu sein. Solange man nicht schadet, mag das noch angehen. Aber vielfach wird die Diathermie auch dort angewendet, wo sie direkt kontraindiziert ist. So werden akute, sehr schmerzhafte Fälle von Ischias, Brachialneuralgien u. dgl. durchwärmt, und zwar so gründlich, daß sie in wenigen Sitzungen bedeutend verschlechtert sind, es werden Fälle von Endarteriitis und andere Gefäßerkrankungen in einem Stadium diathermiert, in dem sie den Strom auch nicht in kleinsten Mengen vertragen. Die drohende Gefahr der Gangrän wird dadurch geradezu provoziert. Es ist begreiflich, daß durch eine derartige verständnislose Anwendung das Diathermieverfahren in schlimmster Weise diskreditiert wird.

Das vorliegende Buch ist nicht eine bloße Anleitung zum Anlegen der Elektroden. Es faßt den Gegenstand von einem etwas höheren Standpunkt auf. Es will den Leser nicht nur in die Technik der Diathermie einführen, es will ihm auch die physikalischen Grundsätze klarlegen, auf denen diese Technik beruht. Es will ihm weiterhin die physiologischen Wirkungen schildern, welche die Hochfrequenzströme im Körper auslösen, und ihn schließlich mit den therapeutischen Anzeigen und Gegenanzeigen vertraut machen, welche sich daraus naturgemäß ableiten. Es wurde in dem Buch die gesamte Literatur, soweit sie irgendwie von Bedeutung ist, berücksichtigt. Die Flut von Veröffentlichungen, die bis heute über Diathermie erschienen sind, restlos zu erfassen, ist allerdings kaum möglich, aber auch kaum notwendig. Denn unter der großen Zahl von Mitteilungen, welche die Zeitschriften aller Länder füllen, sind es heute nur mehr ganz wenige, welche irgendeinen Fortschritt bringen. Die meisten von ihnen beschränken sich darauf, längst Bekanntes, anscheinend nur dem Autor noch Neues, zu wiederholen oder sie ergehen sich darin, bedeutungslose technische Vorschläge zu machen, wobei zum Teil ganz alte Dinge wieder aufgewärmt werden.

Von einem Literaturverzeichnis wurde diesmal Abstand genommen. Das Verzeichnis der literarischen Arbeiten, obwohl lange nicht vollständig, war in der letzten Auflage bereits auf einen Umfang von 27 Seiten angewachsen, den zu vergrößern ich mich nicht mehr entschließen konnte. Ich begnügte mich daher, in Fußnoten die wichtigsten grundlegenden Arbeiten, auf die im Text Bezug genommen wird, anzuführen. So wird dem Leser die Möglichkeit gegeben, weitere Arbeiten ausfindig zu machen. Den Raum, der durch den Wegfall des Literaturverzeichnisses gewonnen wurde, habe ich dazu benützt, einige wichtige Neuerungen zu besprechen. Das sind vor allem die Elektronenröhre als Schwingungserreger, die Wirkung der ultrakurzen Wellen auf den menschlichen und tierischen Organismus, die Anwendung der Hochfrequenzströme zum operativen Schneiden, wodurch der Abschnitt über die Hochfrequenzchirurgie eine völlige Umarbeitung erfahren mußte. Daneben wurden zahlreiche Änderungen im Text vorgenommen, verschiedene Abbildungen durch neue ersetzt, um das Buch dem derzeitigen Stand unseres Wissens über die Diathermie anzupassen. Möge es in dieser neuen Form auch weiterhin den Studierenden und Ärzten ein Berater und Wegweiser sein.

W i e n , im August 1930.

J. Kowarschik.

Inhaltsverzeichnis.

Inhaltsverzeichnis. VII

Seite

Sechster Teil.

Die chirurgische Verwendung der Hochfrequenzströme.

Einleitung.

Einleitung.

Der Begriff der Diathermie.

Diathermie oder Thermopenetration nennt man ein Heilverfahren, bei dem Wechselströme hoher Frequenz durch den Körper oder Teile desselben geleitet werden, um die Wärme, welche diese Ströme auf ihrem Durchtritt durch das Gewebe erzeugen, therapeutisch auszunutzen.

Es ist eine seit langem bekannte Tatsache, daß jeder elektrische Strom den Leiter, welchen er passiert, erwärmt. Die Größe dieser Erwärmung ist neben anderem wesentlich von dem Widerstand abhängig, welchen der Leiter dem Durchtritt des Stromes entgegensetzt. Es geht gleichsam ein Teil der elektrischen Energie, unter Umständen selbst die ganze, in der Überwindung dieses Widerstandes als Wärme verloren. Wir betrachten diese Wärme analog unseren Vorstellungen aus der Mechanik als das Resultat einer Art von Reibung und nennen sie daher Reibungs- oder Widerstandswärme oder nach dem Engländer James Joule, der ihre Gesetze näher studierte, auch Joulesche Wärme. Sie verdankt ihre Entstehung einer Umwandlung von elektrischer in kalorische Energie.

Diese Joulesche Wärme wird in der Elektrotechnik vielfach praktisch verwertet. So beruht unsere elektrische Heizung und Beleuchtung durchwegs auf einer solchen Energieumwandlung. Es sind durch den Strom erhitzte Widerstände, welche bei den verschiedenen elektrischen Koch- und Heizapparaten ihre Wärme für praktische Zwecke abgeben, es ist die Widerstandswärme, welche den Faden unserer Glühlampen zu so starker Erwärmung bringt, daß er leuchtet, und es ist die gleiche durch den Widerstand bedingte Wärme, welche die Platinschlinge unseres Galvanokauters zur Rot- und zur Weißglut erhitzt. Dies nur einige Beispiele.

Auch der tierische Körper ist ein Leiter für Elektrizität. Wie steht es nun mit der Möglichkeit, lebendes Gewebe nach diesem Prinzip, aber wohlverstanden, nicht indirekt durch den Kontakt mit erhitzten Leitern, sondern direkt und unmittelbar durch den elektrischen Strom selbst zu erwärmen?

Die Verwirklichung dieses Problems scheiterte bis vor kurzem an der Tatsache, daß uns keine Stromart bekannt war, die für diesen Zweck geeignet gewesen wäre. Denn der Gleichstrom und der Wechselstrom von niederer Frequenz, wie ihn die Industrie und wie ihn ähnlich auch die Elektrotherapie für gewöhnlich verwenden, sind für das beabsichtigte

Ziel ganz und gar unbrauchbar. Die heftigen neuro-muskulären Reizerscheinungen, welche diese Ströme auslösen, gestatten nur die Verwendung von verhältnismäßig sehr kleinen Stromstärken; bei dem konstanten sind es wenige Milliampere, bei dem faradischen selten mehr als ein ganzes Milliampere, die wir therapeutisch anwenden. Zwar wird natürlich auch dabei Joulesche Wärme gebildet, doch ist diese entsprechend der geringen Stromstärke so geringfügig, daß sie praktisch nicht meßbar und therapeutisch bedeutungslos ist. In dem Maße, als wir mit der Stromstärke in die Höhe gehen, steigt wohl auch die entwickelte Widerstandswärme; lange bevor wir jedoch eine merkbare thermische Wirkung zu erzielen imstande sind, gebieten uns die Schmerzempfindung der sensiblen und die Muskelreaktion der motorischen Nerven ein kategorisches Halt. Nur bei Stromstärken, welche bereits die schwerste Schädigung oder den Tod des Menschen herbeiführen, finden wir eine thermometrisch nachweisbare Erwärmung.

Dies illustrieren z. B. interessante Untersuchungen von Mc Donald und Spitzka, welche im Rückenmarkskanal der durch Elektrokution Hingerichteten Temperaturen von 122° Fahrenheit, d. i. 50° Celsius, nachweisen konnten. Es wurde dabei das Rückenmark der Länge nach zwischen einer auf den Kopf und einer auf das Gesäß aufgelegten Elektrode durchströmt. Die zur Verwendung kommende Spannung betrug zwischen 1000—1500 Volt.

Wollen wir am lebenden und fühlenden Menschen eine Durchwärmung durch den elektrischen Strom ausführen, so bedürfen wir dazu einer Stromart, welche dieser schweren physiologischen Wirkungen, die den gewöhnlichen Strömen eigen sind, entbehrt. Nur ein Strom, der keine Schmerzempfindung, nur ein solcher, der keine Muskelzuckung auslöst, läßt sich in seiner Intensität so weit hinaufschrauben, daß er eine merkliche, eventuell therapeutisch verwertbare Wärmewirkung gibt.

Die Geschichte der Diathermie.

Eine Stromform, welche diese Bedingungen erfüllt, hat die Elektrotechnik in den Hochfrequenzströmen gefunden. Diese wurden zuerst von dem Ingenieur Nicola Tesla dargestellt als Wechselströme von außerordentlich raschem Richtungswechsel (Frequenz), verbunden mit einer Spannung bis zu mehreren hunderttausend Volt. Sie heißen in dieser Form daher auch Teslaströme. Solche Ströme wurden von dem französischen Physiologen Arsonval im Jahre 1892 für Heilzwecke empfohlen, weshalb ihre Anwendung in der Therapie den Namen Arsonvalisation erhalten hat.

Eine Reihe von auffallenden physikalischen Erscheinungen ist ihnen eigen, welche sie zur Erzielung glänzender Experimente verwerten lassen. Im Gegensatz dazu ist aber ihre Reizwirkung auf motorische und sensible Nerven überraschend gering. Sie ist unverhältnismäßig geringer als die des gewöhnlichen Gleich- und Wechselstromes. Infolgedessen können die Hochfrequenzströme auch therapeutisch in ungleich größeren Stromstärken zur Anwendung kommen.

Bereits Tesla war es aufgefallen, daß sich unter der Einwirkung solcher Ströme bisweilen Körper deutlich erwärmen. Auch Arsonval machte die Beobachtung, daß ihre Anwendung am Menschen in entsprechender Stromstärke eine nicht unbeträchtliche Erwärmung des durchströmten Gewebes zur Folge hat [1]). Diese Tatsache wurde im weiteren durch die Experimente von A. Cornu und J. Marey bestätigt [2]). Später konnte Arsonval die Wärmewirkung der Hochfrequenzströme an Kaninchen und Meerschweinchen in charakteristischer Weise demonstrieren [3]). Er benützte als Elektroden zwei mit Wasser gefüllte Gefäße und ließ die Tiere mit den Vorderpfoten in das eine, mit den Hinterpfoten in das andere Gefäß tauchen. Schickte er nun einen Hochfrequenzstrom von genügender Intensität durch den Körper, so konnte er eine vollkommene Verkochung der Extremitäten, welche den engsten Teil der Strombahn bildeten, erzeugen. Bordier und Lecomte zeigten in anderer Weise das gleiche [4]). Führten sie in die Mundhöhle und in das Rektum von Kaninchen je eine zylindrische Metallelektrode ein, so vermochten sie die Erwärmung der Tiere so weit zu treiben, daß diese unter den Erscheinungen der Überhitzung zugrunde gingen.

Diesen Forschern und desgleichen allen jenen, welche später ähnliche Beobachtungen machten, lag jedoch der Gedanke vollkommen fern, diese Wärme, die sie wenigstens zum Teil als Widerstandswärme physikalisch richtig deuteten, therapeutisch auszunutzen. Arsonval selbst bezeichnete sie als lästige Nebenerscheinung (une sensation de chaleur désagréable) [5]). Weder ihm noch den anderen Beobachtern kam die theoretische und praktische Bedeutung dieser Erscheinung zum Bewußtsein [6]). Es verdient dies aus dem Grunde betont zu werden, weil heute von zahlreichen französischen Autoren (Delherm, Laquerrière, Doyen u. a.) die Diathermie als Erfindung Arsonvals reklamiert wird.

Als im Jahre 1898 R. v. Zeynek im Laboratorium Professor Nernsts Untersuchungen mit Hochfrequenzströmen anstellte, konnte auch er die eben erwähnte Wärmewirkung nachweisen. Er stellte fest, daß Hochfrequenzströme bestimmter Wellenlänge keine andere Empfindung als die der Wärme auslösen. Er erkannte aber auch gleichzeitig die Tragweite dieser Entdeckung und sprach als erster in bestimmter Form den Gedanken aus, diese Wärme für die Therapie nutzbar zu machen. Zeynek sagt in seiner diesbezüglichen Arbeit [7]): „Eine Beobachtung von Interesse ist bei diesen Versuchen gemacht worden: obwohl keine der uns geläufigen physiologischen Stromwirkungen bei der Mehrzahl dieser Versuche auftrat, war eine deutliche Erwärmung der beiden zum Versuch verwendeten Finger zu verspüren; diese rührt offenbar von

---

[1]) Comptes rendus. 20. März 1893. Conférence faite à la Société de Physique. 20. April 1892.

[2]) Comptes rendus. 3. Juli 1893.

[3]) Société de biologie 1896.

[4]) Comptes rendus. Dezember 1901. S. 1295. Arch. d'électr. méd. 1902. S. 46.

[5]) Bulletin de la Société intern. des électriciens 1897.

[6]) Comptes rendus. Bd. 133 (1901), S. 1298 „il faut éviter ... toute élevation anormale de temperature".

[7]) Nachrichten von der Königlichen Gesellschaft der Wissenschaften zu Göttingen (Mathem.-physikal. Abteilung) 1899. S. 101.

Joulescher Wärme her. Es dürften die Tesla-Schwingungen das einzige Mittel sein, eine gleichmäßige Durchwärmung des Körpers zu ermöglichen."

Allerdings war zu dieser Zeit die Technik der Hochfrequenz noch in ihren Anfängen und es war noch nicht gelungen, hochfrequente Wechselströme in jener Form herzustellen, die, vollkommen frei von sensibler oder motorischer Reizung, die Wärmewirkung rein zur Geltung kommen ließen. Nichtsdestoweniger aber verfolgte Zeynek den einmal gefaßten Gedanken weiter und es gelang ihm, im Jahre 1904 Dr. W. v. Preyß für die Sache zu interessieren. Beide unternahmen nun eine Reihe von planmäßigen Untersuchungen mit einem Teslainstrumentarium besonderer Konstruktion. Im Jahre 1905 unterzog Zeynek auf der Klinik Wölfler in Prag seine Methode der ersten klinischen Erprobung und hatte die Genugtuung, bei der Behandlung eines infolge von Gonorrhöe versteiften Handgelenkes einen schönen Erfolg zu erzielen. Dabei verschwieg er sich aber nicht, daß die Technik seines Verfahrens noch manches zu wünschen übrig ließ und daß sie in dieser Form ungeeignet war, dem therapeutisch-praktischen Bedürfnis des Arztes zu genügen. Vor allem war es die hohe Spannung der Teslaströme, daneben ihr ungleichmäßiger Verlauf, welche sich höchst störend bemerkbar machten.

Es handelte sich also darum, die überflüssig hohe Spannung herabzudrücken und andererseits die diskontinuierlichen Wechselströme, wie sie Tesla verwendete, in kontinuierliche umzuwandeln. In diesem Bestreben fand er einen erfolgreichen Mitarbeiter in Dr. v. Bernd, dem vor allem die weitere Ausgestaltung der Apparatur zu danken ist.

Das Problem, kontinuierliche oder ungedämpfte Hochfrequenzströme zu erzeugen, wurde damals auch von den Technikern der drahtlosen Telegraphie auf das eifrigste verfolgt. Der dänische Ingenieur Waldemar Poulsen war der erste, welchem die Lösung dieser Aufgabe gelang. Er zeigte, daß sich mit dem nach ihm benannten elektrischen Lichtbogen Wechselströme von sehr hoher Frequenz und annähernd kontinuierlichem Verlauf erzeugen ließen. Bernd war die Bedeutung dieser Erfindung für die von Zeynek, Preyß und ihm verfolgte Absicht sofort klar und er konstruierte mit Hilfe des Poulsenschen Lichtbogens einen Hochfrequenzapparat, der sich für die Zwecke der elektrischen Durchwärmung als durchaus brauchbar erwies.

Nachdem die genannten Forscher zuerst in zahlreichen Experimenten an Tieren und sich selbst die Technik und die physiologische Wirkung des von ihnen ersonnenen Verfahrens studiert hatten, stellten sie auf der Klinik Professor Ortners in Innsbruck die erste Serie klinischer Untersuchungen an, über welche sie im April 1908 (Wien. klin. Wochenschr. Nr. 15) ausführlich berichteten. Es waren zehn Fälle von teils akuten, teils subakuten Arthritiden, welche sie mit gutem Erfolg behandelten. Die neue Heilmethode erhielt von ihren Erfindern den Namen Thermopenetration.

Das Verdienst Zeyneks und seiner Mitarbeiter, die elektrische Tiefendurchwärmung in die Therapie eingeführt zu haben, blieb, wie bekannt, nicht unbestritten. Fr. Nagelschmidt in Berlin beanspruchte die Priorität der Idee für sich. Auch Nagelschmidt waren die Wärmewirkungen, welche Hochfrequenzströme im lebenden Gewebe entfalten, gleich anderen Forschern nicht unbekannt und in einem Referat, das er auf der 79. Versammlung deutscher Naturforscher und Ärzte im Jahre 1907 in Dresden über Hochfrequenzströme hielt, wies er unter anderem auf das Phänomen hin und demonstrierte es am lebenden Menschen [1]). Der entscheidende Gedanke, diese Erscheinung als therapeutische Methode systematisch zu verwerten, wurde von Nagelschmidt aber erst im Dezember 1908 in seiner Arbeit „Tabes und Hochfrequenzbehandlung" (Münch. med. Wochenschr. 1908, Nr. 49) ausgesprochen, wo er dieses Verfahren als Elektrotransthermie bezeichnet. Zu dieser Zeit hatten jedoch Zeynek und seine Mitarbeiter schon ein eigenes Instrumentarium speziell für den Zweck der elektrischen Tiefendurchwärmung gebaut, hatten diese neue Methode bereits klinisch geprüft und ihre Erfolge veröffentlicht. Mag somit der Gedanke Nagelschmidts auch ein selbständiger gewesen sein, so war er doch bereits durch die Priorität der Tatsachen überholt [2]).

Das Verfahren, das von Zeynek zuerst Thermopenetration genannt worden war, wurde von Nagelschmidt als Diathermie bezeichnet. Dieser Name, der späterhin auch von Zeynek angenommen wurde, erscheint zweckmäßiger und auch der Kürze wegen der griechischlateinischen Mißbildung Thermopenetration vorzuziehen. Er soll daher durchwegs im folgenden gebraucht werden. Delherm und Laquerrière verwenden auch die Bezeichnung Endothermie, was vielleicht das Wesen der Sache noch besser trifft, indem es die autochthone oder endogene Entstehung der Wärme betont.

Die Stellung der Diathermie in der Thermo- und Elektrotherapie.

Es ist aus dem bisher Gesagten wohl ohne weiteres klar, daß die Diathermie ein vollkommen neues eigenartiges Mittel darstellt, Organe und Organteile zu erwärmen, das sich von den bisher gebräuchlichen Arten der Wärmetherapie grundsätzlich unterscheidet. Während diese ausschließlich von der Oberfläche der Haut oder Schleimhaut aus in die Tiefe zu wirken suchen, erzeugt die Diathermie die Wärme im Innern des Gewebes selbst, wo sich elektrische Energie in Wärme umsetzt. Dadurch wird es verständlich, daß die Diathermie an Tiefenwirkung allen anderen Verfahren weit überlegen ist; wir können wohl sagen, daß sie die einzige Methode ist, die es ermöglicht, Gewebe oder Organe in beliebiger Tiefe zu durchwärmen.

Doch ist es nicht allein die Tiefenwirkung, welche die Diathermie von anderen Methoden auszeichnet, auch einen zweiten wesentlichen Unterschied dürfen wir nicht übersehen. Die durch Hochfrequenzströme

---

[1]) Zit. nach Nagelschmidt. Leider fand gerade diese zweifellos bemerkenswerte Mitteilung weder in die Verhandlungen der Gesellschaft noch auch in die Referate eine Aufnahme.

[2] Zeynek: Wien. klin. Wschr. **1910**, Nr 3, 4 u. 7. Bernd E. v. und Preyß: Wien. klin. Wschr. **1910**, Nr 9.

erzeugte Wärme verdankt ihren Ursprung der Zufuhr fremder Energie, die wir dem Körper in Form von Elektrizität einverleiben. Anders bei den früher üblichen thermischen Prozeduren, etwa einem Heißluftbad. Infolge des schlechten Wärmeleitungsvermögens der Haut und besonders des subkutanen Fettgewebes, das wie ein Wärmeisolator wirkt, ist eine einfache Weiterleitung der Wärme in die Tiefe des Körpers so gut wie ausgeschlossen. Dazu kommt die mächtige Abwehrreaktion von seite der Gefäße in Form einer aktiven Hyperämie, die alsogleich ausgelöst wird, sobald die Haut mit einem höher temperierten Medium in Berührung tritt. Kommt es trotzdem zu einer meßbaren Temperaturerhöhung in den tieferen Gewebsschichten, so ist diese einzig und allein die Folge der reaktiv ausgelösten Hyperämie und des dadurch gesteigerten lokalen Stoffwechsels. Die Erwärmung ist also hier nicht ein einfach physikalischer Vorgang, sondern eine biologische Reaktion, mit welcher der Körper auf den äußeren Wärmereiz antwortet.

Es besteht somit ein tiefgreifender Unterschied in dem Mechanismus der Wärmebildung bei der Diathermie und den anderen thermischen Verfahren: Bei der ersteren ist es ein Energieüberschuß, den wir dem Organismus erteilen, bei allen anderen Methoden dagegen ist es ein gesteigerter Energieverbrauch, zu dem wir den Körper veranlassen. Das muß festgehalten werden, wenn wir die Verschiedenheit in der therapeutischen Wirkung der Diathermie gegenüber den seit alters her geübten Wärmeprozeduren verstehen wollen.

Wenn die Diathermie ihrem therapeutischen Effekt nach auch vor allem zur Thermotherapie gerechnet werden muß, so ist sie doch eine elektrische Behandlung im engeren Sinne, denn es werden bei ihr ganz ebenso wie bei der Galvanisation und Faradisation elektrische Ströme zu Heilzwecken unmittelbar durch den Körper geleitet. Sie erfordert daher auch Apparate zur Erzeugung einer bestimmten Art von Strom, Elektroden zu dessen Anwendung usw. Von diesem Standpunkt ist die Diathermie also eine Methode der Elektrotherapie und reiht hier in das Kapitel „Hochfrequenz" ein.

Die Hochfrequenzströme stellen eine ganz spezielle und interessante Form der elektrischen Energie dar, die in physikalischer wie in physiologischer Beziehung eine Sonderstellung einnimmt. Wollen wir das Wesen der Diathermie von Grund aus verstehen, dann ist es notwendig, daß wir uns zunächst mit den besonderen Eigenschaften dieser Ströme vertraut machen.

Erster Teil

Die Physik der Diathermie.

I. Die Umwandlung von Elektrizität in Wärme.

Das Gesetz von Joule. Die Diathermie beruht auf der therapeutischen Verwertung jener Wärme, welche durch die Umwandlung elektrischer Energie in kalorische Energie auf der Strombahn entsteht. Wir haben es also mit einer Energietransformation zu tun, wobei der Körper selbst, wenn man so sagen darf, den Transformator spielt. Es ist das Verdienst von James Prescott Joule, die Bedingungen, unter welchen sich die Umwandlung von Elektrizität in Wärme vollzieht, zuerst experimentell festgelegt zu haben (1844). Joule schickte Ströme von bekannter Stärke durch Drähte, welche sich in einem Wasserkalorimeter befanden, und bestimmte die Erwärmung dieses Wassers. Er kam dabei zur Aufstellung des Gesetzes, das heute nach ihm als das Joulesche Gesetz bezeichnet wird und das sich in folgende Punkte zusammenfassen läßt:

1. Die gebildete Wärmemenge ist direkt proportional dem Quadrate der Stromstärke (i), das heißt, die doppelte Stärke erzeugt die vierfache, die dreifache Stärke die neunfache Wärmemenge.

2. Die gebildete Wärmemenge ist direkt proportional dem Widerstand des Leiters (w), so daß der doppelte Widerstand auch die doppelte Kalorienzahl liefert.

3. Die gebildete Wärmemenge ist direkt abhängig von der Dauer der Strömung (t).

$$W \text{ (Wärme in g-Kal.)} = k \cdot i^2 \cdot w \cdot t.$$

k ist in diesem Ausdruck eine Konstante, die gleich wird 0,24, wenn i in Ampere, w in Ohm und t in Sekunden ausgedrückt wird.

Wärmemenge und Erwärmung. Das Joulesche Gesetz ermöglicht es, aus den drei Größen, der Stromstärke, dem Widerstand und der Zeit die durch den Strom gebildete Wärmemenge in Kalorien zu berechnen. Das, was uns praktisch interessiert, ist aber nicht so sehr die Kalorienzahl, die ein Körper in sich aufgenommen hat, als vielmehr die Temperaturerhöhung, welche ihm dadurch zuteil geworden ist. Diese nennen wir Erwärmung und messen sie in Celsiusgraden (z). Wärmemenge und Erwärmung stehen wohl in einem direkten Abhängigkeitsverhältnis voneinander, sind aber nicht identisch.

Die Erwärmung, welche ein Körper durch eine bestimmte Wärmemenge erfährt, wird beeinflußt durch seine Masse (m) und seine spezifische Wärme (s).

1. Die Masse. Die Wärmemenge W, einem Körper von der Masse m zugeteilt, verleiht ihm eine Temperaturerhöhung von z Graden. Die gleiche Quantität Wärme auf einen Körper von der doppelten Masse 2 m verteilt, bewirkt jedoch nur einen halb so hohen Temperaturanstieg (z/$_2$ Grad). Wir ersehen daraus, daß der Temperaturzuwachs bei gleicher Kalorienzahl der Masse des Körpers umgekehrt proportional ist. Die Masse eines Körpers drücken wir bekanntlich in Gramm aus.

2. Die spezifische Wärme. Auch dann, wenn zwei Körper die gleiche Masse haben, werden sie durch die gleiche Wärmemenge nicht dieselbe Temperaturerhöhung erfahren, wenn ihre spezifische Wärme verschieden ist. Unter spezifischer Wärme verstehen wir die Wärmemenge, welche notwendig ist, die Masseneinheit eines Stoffes um 1° C zu erwärmen. Je größer die spezifische Wärme eines Körpers, desto mehr Wärme wird er also aufnehmen müssen, um eine bestimmte Temperatur zu erreichen.

Die spezifische Wärme des Wassers nehmen wir dabei als Einheit an, sie ist im Vergleich zur spezifischen Wärme anderer Körper verhältnismäßig hoch. Es werden daher auch stark wasserhaltige Substanzen, wie z. B. die Muskeln, eine hohe spezifische Wärme haben und sich demnach bei gleicher Kalorienaufnahme weniger stark erwärmen als das wasserarme Fettgewebe oder der Knochen. Wenn wir die spezifische Wärme des letzteren der des Kalziumphosphates gleichsetzen, so beträgt sie nur ein Fünftel der des Wassers (B. Walter).

Für die Erwärmung eines Körpers können wir somit die Gleichung aufstellen z (in Celsiusgraden) $= \dfrac{W}{ms}$ oder, wenn wir für W den durch das Joulesche Gesetz bestimmten Ausdruck einsetzen, $z = k\dfrac{i^2wt}{ms}$. Daraus ist ersichtlich, daß die Erwärmung eines stromführenden Leiters von nicht weniger als fünf physikalischen Größen abhängig ist, die alle bekannt sein müssen, um seine Temperaturerhöhung in Celsiusgraden berechnen zu können.

Sind die Verhältnisse also schon in einem Leiter von durchaus homogener Beschaffenheit — und einen solchen haben wir bisher immer vorausgesetzt — sehr komplizierte, so sind sie es in noch viel höherem Grade, wenn wir es mit einem Leiter wie dem menschlichen Körper zu tun haben, der sich aus den verschiedenartigsten Teilen zusammensetzt, aus Geweben von verschiedenem elektrischen Widerstand, verschiedener Masse und verschiedener spezifischer Wärme.

II. Allgemeines über Hochfrequenzströme (elektrische Schwingungen).

Der Begriff der elektrischen Schwingung.

Wechselströme niederer und hoher Frequenz. In der Elektrotherapie unterscheiden wir bekanntlich zwei Arten von Strömen, den Gleichstrom und den Wechselstrom. Unter Gleichstrom verstehen wir diejenige

Stromart, bei der, um im Sinne der Elektronentheorie zu sprechen, die materiellen Träger der Elektrizität, die Elektronen, andauernd in derselben Richtung wandern, also eine progrediente, fortschreitende Ortsveränderung vollziehen, wobei sie schließlich von dem einen Ende des Leiters bis zum anderen Ende desselben gelangen. Anders beim Wechselstrom. Hier wechselt die Richtung der elektrischen Kraft ununterbrochen, so daß die Elektronen, die sich eben nach einer bestimmten Richtung hin in Bewegung gesetzt haben, alsbald wieder umkehren müssen, um sich in entgegengesetztem Sinn zu bewegen, so lange bis die elektrische Kraft sie zu einem neuerlichen Richtungswechsel zwingt usw. Sie führen hier also keine fortschreitende, sondern eine hin- und hergehende, eine pendelnde oder schwingende Bewegung um ihre Ruhelage aus. Die Wechselströme werden daher auch als Schwingungsströme bezeichnet.

Die Zahl der Schwingungen, welche die Elektronen in einer Sekunde ausführen, bezeichnen wir als die Schwingungszahl oder die Frequenz des Wechselstromes. Sie kann sehr verschieden groß sein. Es können einige wenige, es können aber auch Tausende, Hunderttausende, ja Millionen Schwingungen in der Sekunde stattfinden. Wir unterscheiden danach Wechselströme von niederer und solche von hoher Frequenz. Letztere werden auch kurzweg Hochfrequenzströme genannt. Niedere und hochfrequente Wechselströme sind, das wollen wir ein für allemal festhalten, ihrem Wesen nach einander grundsätzlich gleich und unterscheiden sich nur durch die in der Sekunde sich vollziehende Zahl der Richtungswechsel.

Die von unseren elektrischen Zentralen gelieferten Wechselströme, welche wir zur Beleuchtung, Beheizung, zum Betriebe von Motoren und ähnlichen Zwecken verwenden, zählen in der Regel nicht mehr als 100 Wechsel in der Sekunde, sie sind also niederfrequente Ströme. Bei den Hochfrequenzströmen, deren wichtigstes Anwendungsgebiet die drahtlose Telegraphie und Telephonie ist, beträgt die Zahl der Richtungswechsel einige Hunderttausend bis zu mehreren Millionen in der Zeiteinheit. Die Grenze festzulegen, von der ab wir einerseits von niederfrequenten, andererseits von hochfrequenten Strömen sprechen, unterliegt der Willkür. Im Sinne der Elektrotherapie spricht man von Hochfrequenzströmen dann, wenn sie die Wechselzahl von einigen Hunderttausend in der Sekunde erreichen.

Die gewöhnlich für technische Zwecke verwendeten Ströme werden bekanntlich durch Dynamomaschinen erzeugt, und zwar meist in der Weise, daß an feststehenden Drahtspulen, die einen Eisenkern enthalten, große, radial angeordnete Elektromagnete vorbeirotieren. Die Zahl der Richtungswechsel hängt von der Zahl der Magnetpole und der Rotationsgeschwindigkeit der Maschine ab; sie beträgt, wie erwähnt, meist nicht mehr als 100 für die Sekunde.

Man hat sich vielfach bemüht, nach dem gleichen Prinzip, also mit Hilfe rotierender Maschinen, Wechselströme sehr hoher Frequenz zu erzeugen. So hat N. Tesla verschiedene Modelle konstruiert, deren Frequenz bis zu 30 000 steigt, Fessenden hat sogar einen Generator gebaut, dessen sekundliche Periodenzahl 60 000 erreicht, aber damit scheint man an der Grenze der Leistungsfähigkeit angelangt zu sein. Die Technik der Hochfrequenzströme wäre wohl heute noch in ihren Anfängen, hätte uns die Natur nicht ein Mittel an die Hand gegeben, welches das Problem, Schwingungsströme von Millionenfrequenz zu erzeugen, in einfachster Weise löste: Es ist dies der elektrische Funke.

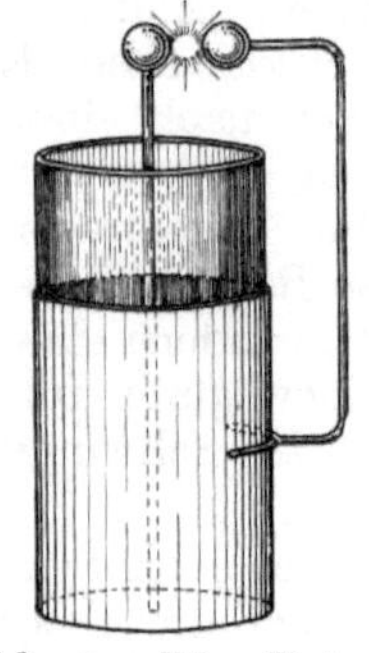

Abb. 1. Die Entladung einer Leidenerflasche durch einen Funken.

Der Funke als Erreger elektrischer Schwingungen. Habe ich einen Kondensator, z. B. eine Leidener Flasche, aufgeladen, so besteht zwischen deren beiden Belegungen eine Potentialdifferenz oder Spannung, die aber infolge des sie trennenden Dielektrikums, des Glases, nicht zum Ausgleich kommen kann. Auf der einen Seite, der positiven, besteht gleichsam ein Überdruck, auf der anderen, der negativen, ein ebenso großer Unterdruck. Lege ich nun an die beiden Belegungen je einen Draht leitend an (Abb. 1) und nähere die freien Enden dieser zwei Drähte einander, so wird bei einer bestimmten Distanz, jedoch noch vor einer Berührung, ein Funke zwischen ihnen auftreten, der die Entladung des Kondensators herbeiführt.

Dieses sichtbare Phänomen der Entladung in Form des Funkens wollen wir nun etwas näher betrachten.

Obwohl es nur Bruchteile einer Sekunde dauert, sind wir trotzdem imstande, dasselbe genauer zu analysieren. Feddersen hat dies im

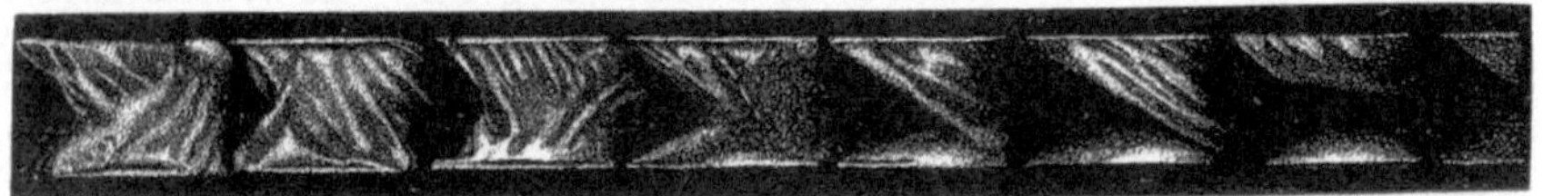

Abb. 2. Bild eines elektrischen Funkens im rotierenden Spiegel.

Jahre 1862 das erstemal mit Hilfe eines um seine Achse schnell rotierenden Spiegels getan. Wenn man das Bild eines Funkens in einem solchen Spiegel betrachtet, so erscheint dasselbe in Form eines Bandes auseinander gezogen, wie es Abb. 2 darstellt. Dieses Bild, welches den Funken in seine einzelnen Phasen zerlegt, ist kein einheitliches Lichtband, wie man zunächst erwarten sollte, sondern ein ununterbrochenes, aus einzelnen hellen Streifen zusammengesetztes, was uns beweist, daß der Entladungsvorgang kein kontinuierlicher, sondern ein intermittierender ist.

Wie bereits vor Feddersen im Jahre 1847 Helmholtz auf Grund theoretischer Erwägungen erschlossen und Thomson 1853 durch Rechnung bestätigt hat, ist die Entladung eines Kondensators durch einen Funken ein wesentlich komplizierterer Vorgang als man vielleicht anzunehmen geneigt wäre. Der Ausgleich der Spannung findet nicht einfach in der Art statt, daß die Elektrizität vom Orte des höheren zu dem des niedrigeren Druckes, nach unserer Vorstellung also vom positiven zum negativen Pol hinüberströmt, bis der Spannungsausgleich erreicht ist; wir haben uns vielmehr vorzustellen, daß die durch die plötzliche Überwindung des Luftwiderstandes in Bewegung gekommene Elektrizität infolge einer Art von Trägheit oder Beharrungsvermögen über das Ziel hinausschießt und nunmehr die ursprünglich negative Belegung jetzt positiv aufladet. Auf diese Weise kommt es zunächst zu einer Umkehrung der ursprünglichen Polarität: wo früher Unterdruck war, ist jetzt Überdruck.

Dieser Zustand ist jedoch, nachdem einmal die Entladung eingeleitet ist, gleichfalls nicht beständig und hat zur Folge, daß der Entladungsvorgang im nächsten Moment in entgegengesetzter Richtung einsetzt. Aber auch diesmal wird der Gleichgewichtszustand noch nicht erreicht, sondern abermals ein Potentialunterschied, und zwar wieder in entgegengesetztem Sinne erzielt. So findet ein Hin- und Herschießen der Elektrizität, sagen wir der Elektronen, in wechselnder Richtung statt. Allerdings nimmt die Intensität der Bewegung stetig ab, so daß nach etwa 15—20 Umkehrungen das System zur Ruhe kommt und der Kondensator entladen ist.

Die Entladung erfolgt somit in Form einer elektrischen Strömung, die außerordentlich rasch ihre Richtung wechselt, wenn man bedenkt, daß der ganze Vorgang nicht mehr als $^1/_{50000}$ Sekunde in Anspruch nimmt. Wir haben es also hier mit einem richtigen Wechselstrom von sehr hoher Frequenz oder mit dem zu tun, was wir oben als elektrische Schwingungen bezeichnet haben. Allerdings dauert ein solcher „Strom" nur Bruchteile einer Sekunde, da er mit dem Moment des Spannungsausgleiches erloschen ist. Die kurze Dauer, in der sich dieses Ausgleichsphänomen abspielt, bedingt es auch, daß der Funke von unserem Auge nur als einheitliche Lichterscheinung empfunden wird.

Die Erklärung, welche ich hier von der oszillatorischen Entladung eines Kondensators gegeben habe, macht nicht den Anspruch auf physikalische Exaktheit, sie ist vielmehr nur ein Gleichnis, welches den Vorgang unserem Verständnis näherbringen soll.

Vergleiche aus der Mechanik und Akustik werden uns diesen Vorgang noch klarer machen. Der Name Schwingung knüpft an unsere Vorstellungen aus der Mechanik an; wir denken dabei an die Schwingungen eines Pendels, einer Saite, eines Stabes und ähnliches. Wir gebrauchen den Ausdruck Schwingung in übertragenem Sinn aber auch dort, „wo es sich nicht um die wirkliche Bewegung materieller Körper handelt, sondern um Veränderungen irgendwelcher Größen, deren zeitlicher Ablauf durch dieselben formalen Mittel darstellbar ist" (Geitler). In der Tat besteht zwischen der mechanischen Schwingung und der elektrischen eine weitgehende Analogie, wie wir gleich sehen werden.

Bringt man ein Pendel aus seiner Gleichgewichtslage und läßt es dann plötzlich los, so wird es nicht einfach in seine Ruhestellung zurückkehren, sondern infolge der erlangten Beschleunigung über diese hinausgehen, nach Erreichung einer bestimmten Höhe wieder umkehren und so Schwingungen vollziehen, deren Amplituden immer kleiner und kleiner werden. Auch hier ist es das Beharrungsvermögen, welches die Fortsetzung der Bewegung über die Ruhestellung erzwingt. In gleicher Weise wird auch eine gespannte Saite zu Schwingungen angeregt, wenn sie aus ihrer Mittellage gebracht und dann plötzlich freigegeben wird. Dasselbe gilt für eine Stimmgabel, die man anschlägt und die dadurch in Schwingungen versetzt und zum Tönen gebracht wird.

Die Beispiele, welche uns die Ähnlichkeit zwischen elektrischen und anderen Schwingungen oder wir können auch sagen zwischen den

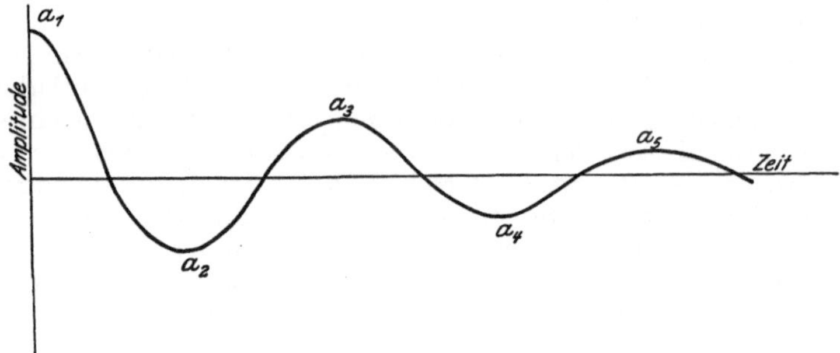

Abb. 3. Gedämpfte Schwingungen.

Schwingungen der Elektronen und denen anderer Massenteilchen veranschaulichen, ließen sich beliebig vermehren. Bei allen in Betracht kommenden Fällen läßt sich die Bewegung graphisch in gleicher Weise darstellen. Denken wir uns in einem Koordinatensystem auf der Abszisse die Zeit und auf der Ordinate die Amplitude, das ist die jeweilige Entfernung des schwingenden Körpers von seiner Gleichgewichtslage, aufgetragen, so bekommen wir eine Wellenlinie, wie sie in Abb. 3 dargestellt ist, eine Kurve, bei der die Amplituden andauernd kleiner und schließ-

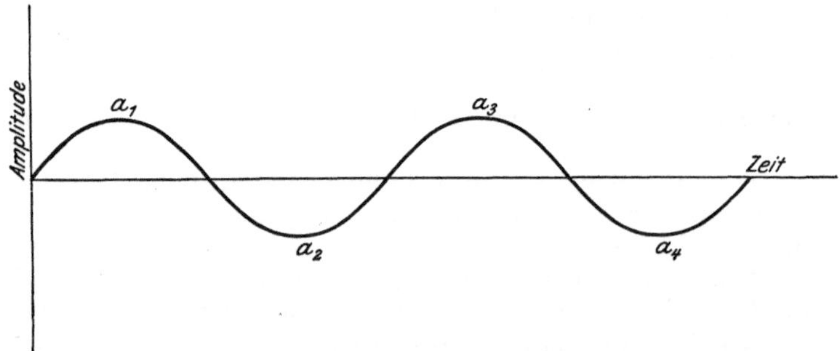

Abb. 4. Ungedämpfte Schwingungen.

lich gleich Null werden. Wir wollen versuchen, in das Wesen der Schwingungen noch etwas tiefer einzudringen.

Gedämpfte und ungedämpfte Schwingungen. Heben wir ein Pendel aus seiner Mittelstellung zu einer gewissen Höhe, so erteilen wir demselben eine bestimmte Menge potentieller Energie (Energie der Lage). Beim Loslassen setzt sich diese potentielle Energie in kinetische Energie (Energie der Bewegung) um, die ihr Höchstmaß in dem Augenblicke erreicht, wo das Pendel die Vertikale passiert, um von diesem Moment an sich wieder in potentielle Energie zurückzuverwandeln. Nur wird das Pendel jetzt nicht mehr die gleiche Höhe und damit auch nicht mehr das gleiche Maß potentieller Energie erreichen, das es in seinem Ausgangspunkt hatte.

Ein Teil derselben ist auf dem Wege verloren gegangen oder besser gesagt in andere Energieformen übergeführt worden. Dadurch hat sich die Amplitude der Schwingungen verkleinert. Vor allem sind es die Bewegungswiderstände, die Reibung am Aufhängepunkt und der Luftwiderstand, welche einen Teil der kinetischen Energie in Wärme verwandeln. Ein anderer Teil wird als lebendige Kraft auf das umgebende Medium, hier also die Luft, übertragen, welche Übertragung in der Physik als Strahlung bezeichnet wird. Den durch diese Faktoren zustandekommenden Energieentzug bezeichnen wir als Dämpfung und Schwingungen, die in jener Form ablaufen, wie sie ein freischwingendes Pendel ausführt, heißen wir gedämpfte. Ihr Verlauf ist durch die oben angeführte Kurve (Abb. 3) wiedergegeben.

Je kleiner die Zahl der Schwingungen ist, die der schwingende Körper ausführt, um zur Ruhe zu gelangen, desto größer ist die Dämpfung, je mehr Schwingungen hierzu nötig sind, desto kleiner ist sie. Die Größe der Dämpfung hängt wesentlich von den Widerständen ab, welche sich der Bewegung entgegensetzen und welche die kinetische Energie des schwingenden Körpers aufzehren. Je größer diese Widerstände sind, um so rascher wird das geschehen, um so größer wird die Dämpfung sein. So wird ein im Wasser schwingendes Pendel rascher zur Ruhe kommen als ein in Luft schwingendes.

Würde eine Dämpfung überhaupt nicht vorhanden sein, dann müßten die Elongationen des Pendels sich immer gleich bleiben und die Transformation zwischen kinetischer und potentieller Energie müßte in alle Ewigkeit andauern. Es würde dann die Bewegung einer Wellenlinie entsprechen, deren Amplituden konstant sind (Abb. 4). Solche Schwingungen heißen ungedämpfte. Man kann sie bei einem Pendel dadurch erreichen, daß man den durch Reibung bedingten Energieverlust durch den Zug eines Gewichtes deckt, wie dies beim Uhrpendel der Fall ist. Befestigt man an dem freien Ende eines solchen Pendels einen Stift und läßt senkrecht zu seiner Schwingungsebene sich einen Papierstreifen gleichmäßig fortbewegen, so zeichnet der Stift auf diesen die in Abb. 4 wiedergegebene Linie, die unter dem Namen Sinuskurve bekannt ist.

Betrachten wir nun von diesem Gesichtspunkte aus die schwingende Entladung eines Kondensators, so werden wir erkennen, daß sich der Vergleich zwischen den mechanischen Schwingungen eines Pendels und den elektrischen, wie sie die Entladung eines Kondensators erzeugt, noch weiter führen läßt.

Der aufgeladene Kondensator besitzt eine bestimmte Menge elektrostatischer Energie (elektrische Energie in ruhender Form), die wir der potentiellen Energie des aus seiner Ruhelage gebrachten Pendels gleichstellen können. Mit dem Einsetzen der Entladung verwandelt sich die elektrostatische in elektromagnetische Energie (elektrische Energie in Bewegung), so wie sich beim Pendel die potentielle in kinetische Energie umsetzt. In dem Moment aber, wo die elektromagnetische Energie ihr

Maximum erreicht hat, wird sie wieder in elektrostatische zurückverwandelt. Der Kondensator ladet sich neuerdings auf, doch diesmal in entgegengesetztem Sinn, wobei die Polarität der Belegungen vertauscht wird. Die Folge davon ist eine Umkehrung des Vorganges usw. Auch dieser Wechsel zwischen elektrostatischer und elektromagnetischer Energie würde sich unbegrenzt lange wiederholen, wenn nicht die elektrische in andere Energieformen übergeführt und so verbraucht würde. Es tritt auch hier eine Dämpfung auf, welche die Schwingungen zum Stillstand bringt und den Kondensator endgültig entladet.

Die Ursachen dieser Dämpfung sind ähnliche wie im Falle des Pendels. Vor allem ist es auch hier der Luftwiderstand der Funkenstrecke, welcher die elektrische Energie in Wärme umformt. Diese erreicht eine solche Höhe, daß ein Teil des Elektrodenmateriales verdampft und diese Metalldämpfe gleichzeitig mit der Luft ins Glühen kommen, welche Lichterscheinung uns als Funke imponiert. Andererseits wird ein Teil der Bewegungsenergie auf den umgebenden Äther übertragen und pflanzt sich nach allen Richtungen des Raumes weiter. Dieser Vorgang wird als elektromagnetische Strahlung bezeichnet, er ist es, dessen sich die Funken-, Strahlen- oder Radiotelegraphie bzw. -telephonie als Vermittlerin an Stelle des Drahtes bedient. Also auch hier haben wir die gleichen Ursachen für die Dämpfung wie im Falle des Pendels, einerseits Wärmebildung durch Reibung, andererseits Strahlung.

Der elektrische Schwingungskreis.

Um elektrische Schwingungen zu erzeugen, bedürfen wir vor allem eines Kondensators. Diesen laden wir auf, um ihn dann in Form eines Funkens wieder zu entladen. Damit aber ein Funke entstehe, ist es notwendig, daß die Enden der Leitungen, welche zu den Kondensatorbelegungen führen, einander nicht direkt berühren, sondern durch eine entsprechend lange Luftschicht voneinander getrennt sind. Diese Luftzwischenschicht, welche die Ausbildung des Funkens ermöglicht, bezeichnen wir als Funkenstrecke. Soll die Entladung eine schwingende oder oszillierende sein, dann muß aber noch eine weitere Bedingung erfüllt sein, welche wir bisher nicht erwähnt haben. Der Leitungsweg muß das Vermögen der Selbstinduktion besitzen. Was wir darunter zu verstehen haben, werden wir gleich auseinander setzen. Fassen wir das eben Gesagte zusammen, so ergibt sich: Um elektrische Schwingungen zu erzeugen, sind drei Dinge notwendig:

1. Ein Kondensator.
2. Eine Strombahn mit dem Vermögen der Selbstinduktion.
3. Eine Funkenstrecke.

Wie wollen diese drei Bedingungen der Reihe nach besprechen.

Der Kondensator. Die älteste Form desselben ist die Leidenerflasche, eine andere die Franklinsche Tafel. Legen wir mehrere solcher Tafeln übereinander, so bekommen wir einen zusammengesetzten oder einen Plattenkondensator (Abb. 5). Das Dielektrikum eines solchen Kondensators besteht gewöhnlich aus Glas- oder Glimmerscheiben, die

Belegungen, die sich zwischen den einzelnen Scheiben befinden, in der Regel aus Stanniol. Sie werden abwechselnd zu dem einen und zu dem anderen Pol geführt. Diese zusammengesetzten Kondensatoren haben den Vorzug, daß sie, ohne besonders umfangreich zu sein, eine verhältnismäßig große Elektrizitätsmenge zu fassen vermögen, denn die aufzunehmende Elektrizitätsmenge wird unter sonst gleichen Bedingungen um so größer, je größer die Oberfläche der Belegungen ist. Das Fassungsvermögen, das ein Kondensator für Elektrizität besitzt, bezeichnet man als seine Kapazität. Man mißt diese durch die Elektrizitätsmenge, welche notwendig ist, um ihn auf die Einheit des Potentials, das ist ein Volt, zu laden.

Die Maßeinheit der Kapazität ist das Farad. Die Kapazität von 1 Farad besitzt ein Körper dann, wenn er durch die Elektrizitätsmenge von 1 Coulomb die Spannung von 1 Volt bekommt. Da diese Einheit aber für praktische Zwecke viel zu groß ist, so rechnet man gewöhnlich mit dem millionsten Teil eines Farad und nennt diesen ein Mikrofarad.

Während die alten Arsonvalapparate in der Regel Leidenerflaschen

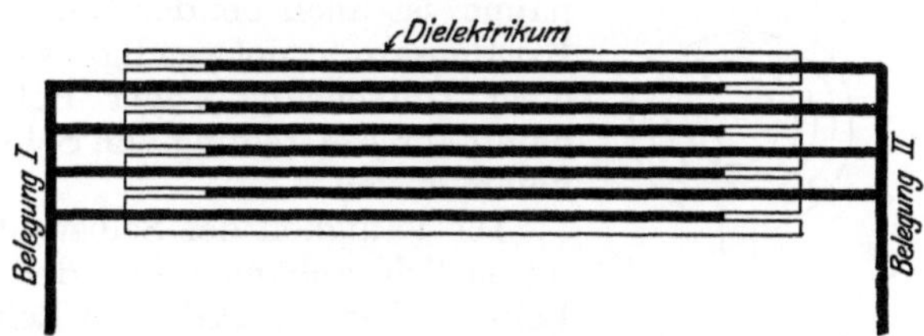

Abb. 5. Plattenkondensator.

als Kondensatoren besaßen, werden bei den Diathermieapparaten fast ausschließlich Plattenkondensatoren verwendet.

Selbstinduktion heißt das Vermögen eines Leiters, auf seiner eigenen Bahn Induktionsströme zu erzeugen. Es ist bekannt, daß ein galvanischer Strom bei seinem Entstehen und Vergehen oder ganz allgemein ein Strom, welcher seine Intensität ändert, in einem benachbarten Drahtkreis sog. Induktionsströme erregt. Ganz ebenso aber induziert er solche Ströme auch bei Intensitätsschwankungen auf seiner eigenen Bahn. Diese heißen Selbstinduktions- oder Extraströme.

Schließen wir den Stromkreis einer Gleichstromquelle, dann steigt der Strom nicht momentan zu seiner vollen Stärke an, sondern er braucht, um diese zu erreichen, eine gewisse, wenn auch ganz kurze Zeit. Die Ursache dieser Erscheinung liegt in dem Auftreten eines Extrastromes, der bei der Schließung des Kreises entsteht. Er heißt daher Schließungsextrastrom. Derselbe ist für die kurze Dauer seines Verlaufes dem Hauptstrom entgegengerichtet und verhindert so dessen momentanes Anwachsen zu seiner vollen Höhe. In gleicher Weise entsteht ein solcher Selbstinduktionsstrom, Öffnungsextrastrom genannt, bei der Unterbrechung eines Stromkreises, nur fließt dieser nunmehr in der Richtung des Hauptstromes. Er sucht gleichsam den plötzlich unterbrochenen Strom noch weiter fortzusetzen, sein momentanes Verschwinden aufzuhalten.

Die Selbstinduktion ist also die Ursache, daß ein Strom, welcher geschlossen wird, nicht urplötzlich seine volle Höhe erreicht, daß er aber auch andererseits bei Öffnung des Kreises nicht ebenso plötzlich verschwinden kann. Greifen wir auf unseren Pendelversuch wieder zurück, so können wir die Selbstinduktion in Analogie mit der Trägheit oder dem Beharrungsvermögen bei der mechanischen Bewegung setzen. Dieses ist es, welches verhindert, daß ein Körper, welcher aus dem Zustand der Ruhe in den der Bewegung übergeht, nicht augenblicklich, sondern erst nach Ablauf einer bestimmten, wenn vielleicht auch ganz kurzen Zeit, seine volle Geschwindigkeit erhält. Das Beharrungsvermögen ist es aber auch andererseits, das einen in Bewegung befindlichen Körper in dieser Bewegung zu erhalten sucht, ihn nicht sofort zur Ruhe kommen läßt. Es ist die Ursache, welche bei einem in Bewegung befindlichen Pendel die Fortsetzung dieser Bewegung über die Ruhelage hinaus erzwingt, wodurch es weiterhin zu einer Umkehr der Bewegung und somit zu Schwingungen kommt. Ein solches Beharrungsvermögen, in elektrischem Sinn Selbstinduktion genannt, ist auch bei der Entladung eines Kondensators notwendig, wenn es zu einer Umkehrung seiner Polarität und damit zur Entstehung von Schwingungen kommen soll.

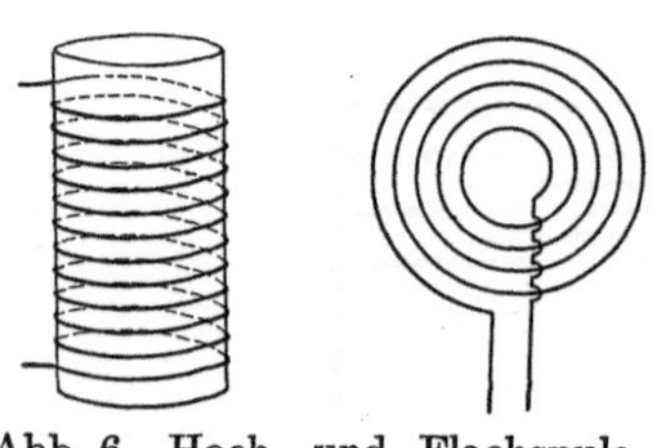

Abb. 6. Hoch- und Flachspule.

Die Fähigkeit der Selbstinduktion ist wesentlich abhängig von der Form des Leiters. Jeder metallische Leiter besitzt sie in gewissem Grade. Wir können sie erhöhen, wenn wir dem Leiter die Form einer Spule oder die einer Spirale geben, wie sie nebeneinander in Abb. 6 dargestellt sind. Je zahlreicher die Windungen dieser Spule oder Spirale sind, desto größer ist die Selbstinduktion. Wir haben es so in der Hand, diese nach Belieben abzustufen.

Wir werden im folgenden den Ausdruck Selbstinduktion, der ja nur eine Eigenschaft bestimmter Körper darstellt, häufig für diese Körper selbst setzen und z. B. einen in Spulenform gewickelten Leiter kurzweg als Selbstinduktion bezeichnen. Desgleichen wird der Ausdruck Kapazität als allgemeiner Begriff für Kondensator (Leidener Flasche, Plattenkondensator) gebraucht werden.

Die Funkenstrecke. Diese wird von den Enden der beiden Leitungen gebildet, welche zu den Kondensatorbelegungen führen und der zwischen ihnen liegenden Luftschicht. Den Leitungsenden gibt man, um den Übergang der Funken zu erleichtern, meist eine besondere Form. Bald werden sie als Spitzen, bald als Kugeln oder Platten ausgebildet und heißen in dieser Form dann auch Elektroden der Funkenstrecke. Ihr gegenseitiger Abstand ist verschieden. Je größer er ist, um so höher muß die Spannung an den Kondensatorbelegungen sein, soll sie ausreichen, den Luftwiderstand zu überwinden.

Je nach der Form der Elektroden und ihrem gegenseitigen Abstand gibt es in der Praxis sehr verschiedenartige Funkenstrecken. Wir werden im nächsten Abschnitt darüber noch ausführlich zu sprechen haben.

Ein System, das sich aus den eben beschriebenen Teilen, einem Kondensator, einer Selbstinduktion und einer Funkenstrecke zusammensetzt, hat also die Fähigkeit, elektrische Schwingungen zu erzeugen, es heißt darum elektrischer Schwingungskreis. Abb. 7 gibt in schematischer Darstellung einen solchen Kreis wieder.

Periode und Frequenz der elektrischen Schwingungen. Jede elektrische Schwingung oder Welle (Abb. 8) setzt sich aus zwei Teilen zusammen, einer positiven und einer negativen Phase, einem Wellenberg und einem Wellental. Beide zusammen ergeben erst eine volle Schwingung. Die Zeit, welche eine solche Schwingung zu ihrem Ablauf braucht, also die Zeit, welche von einem Maximum bis zur Erreichung des nächsten gleichsinnigen Maximums verfließt, heißt Schwingungsdauer oder Periode. Beträgt sie z. B. $^{1}/_{100}$ Sekunde, so erfolgen in einer Sekunde 100 Schwingungen. Die Zahl, welche angibt, wie viele Schwingungen in der Zeiteinheit stattfinden, nennen wir Schwingungszahl oder

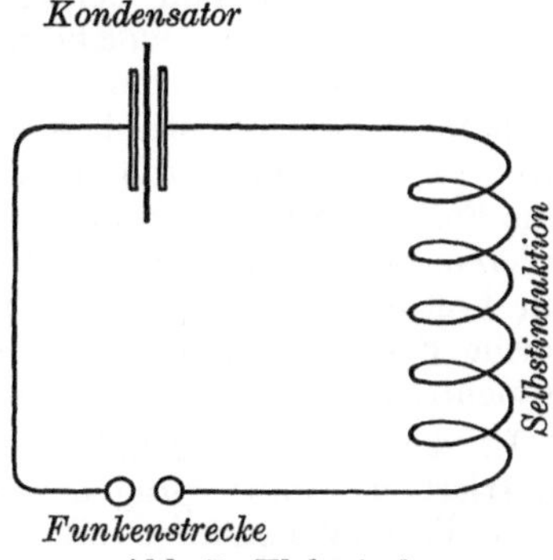

Abb. 7. Elektrischer Schwingungskreis.

Frequenz. Wie aus dem angeführten Beispiel ohne weiteres ersehen werden kann, ist die Schwingungszahl stets der reziproke Wert der Periode. Bezeichnen wir, wie dies gewöhnlich geschieht, die Frequenz

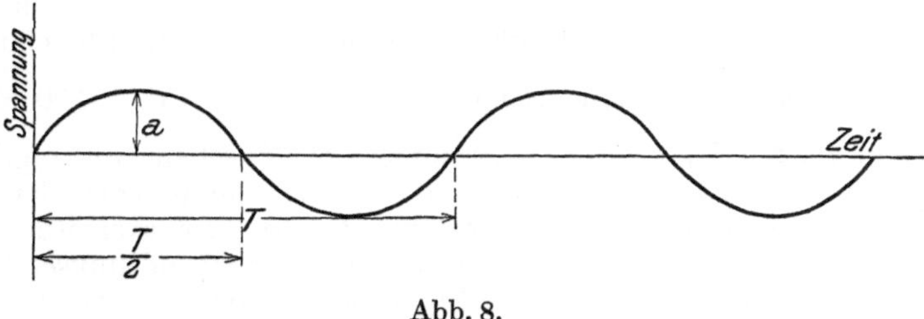

Abb. 8.

mit n, die Periode mit T, so können wir allgemein sagen: n = 1 : T oder n T = 1.

Die Periode T bzw. die Frequenz n der Schwingungen, welche ein elektrischer Schwingungskreis erzeugt, ist abhängig von dessen Kapazität (C) und dessen Selbstinduktion (L). Nach W. Thomson und Kirchhoff läßt sich die Periode aus diesen beiden Größen nach folgender Formel berechnen:

$$T = 2\,\pi\,\sqrt{LC}.$$

Daraus ist ersichtlich, daß einzig und allein die zwei Faktoren L (Selbstinduktion) und C (Kapazität) für die Frequenz maßgebend sind. Je kleiner die beiden, besser gesagt ihr Produkt ist, desto kürzer ist die Dauer der Schwingungen (T), desto mehr Schwingungen finden in einer Sekunde statt, desto größer ist also die Frequenz (n). Durch eine weitgehende Verkleinerung von L und C lassen sich außerordentlich rasche Oszillationen erzeugen. Bei den Diathermieapparaten müssen die Selbstinduktion und die Kapazität des schwingungserregenden Kreises so bemessen sein, daß eine Frequenz von mehreren Hunderttausend erreicht wird, um den Strom als solchen vollkommen unfühlbar zu machen.

Jedem elektrischen Schwingungskreis kommt somit eine ganz bestimmte Frequenz zu, welche durch seine Selbstinduktion und Kapazität festgelegt wird. Sie heißt seine Eigenfrequenz. Auch jeder andere mechanisch oder akustisch schwingungsfähige Körper besitzt eine solche Eigenfrequenz, die durch seine physikalische Beschaffenheit bedingt ist. Eine Saite von bestimmter Länge und Spannung wird bei sonst gleichen äußeren Bedingungen einen Ton von gewisser Höhe geben, ein Pendel von bestimmter Länge wird an Orten gleicher Schwerkraft stets die gleiche Schwingungsdauer haben. Darauf beruht ja bekanntlich seine Brauchbarkeit zur Zeitmessung.

In der Radiotelegraphie und -telephonie charakterisiert man die elektrischen Schwingungen statt durch die Frequenz noch häufiger durch ihre Wellenlänge (λ). Man versteht darunter jene Wegstrecke in Metern gemessen, über die sich eine Welle während einer Periode (Schwingungszeit) fortpflanzt. Da sich elektrische Wellen bekanntlich mit der gleichen Geschwindigkeit wie Lichtwellen ausbreiten, so erhält man die Weglänge einer Welle dadurch, daß man die Lichtgeschwindigkeit, das ist 300 000 000 Meter in der Sekunde durch die Anzahl der Schwingungen in dieser Zeit, das ist die Frequenz, dividiert. $\lambda = \dfrac{300\ 000\ 000}{n}$.

Beträgt die Frequenz eines Hochfrequenzstromes z. B. 1 000 000, so hat die zugehörige Welle eine Länge von $\dfrac{300\ 000\ 000}{1\ 000\ 000}$, d. i. 300 Meter.

Die Längen der zur Diathermie verwendeten elektrischen Schwingungen liegen durchschnittlich zwischen 300—600 Meter, entsprechen demnach einer Frequenz von 500 000 — 1 000 000. Es ist bemerkenswert, daß die Wellenlängen der meisten mitteleuropäischen Rundfunksender in dem gleichen Wellenbereich liegen. Im übrigen haben die von Diathermieapparaten mit Funkenstrecke erzeugten Schwingungen keine ganz bestimmt definierte Länge, wie man nach der Kapazität und Selbstinduktion ihres Erregerkreises annehmen würde, sondern stellen vielmehr ein Gemenge von Wellen verschiedener Länge dar. Funkenapparate erzeugen ein ziemlich breites Wellenband, wie man das nennt. Schwingungsströme, die durch eine abgestimmte Wellenlänge charakterisiert sind, können nur durch Röhrenapparate erhalten werden.

Primärer und sekundärer Schwingungskreis. Die Schwingungen, die in einem Kreis erregt werden, können auch auf einen zweiten schwingungsfähigen Kreis übertragen werden. Da dieser die Schwingungen von dem ersten Kreis nur übernimmt, sie also selbst nicht erzeugt, kann er der Funkenstrecke entbehren, es genügt, wenn er eine Kapazität (Kondensator) und eine Selbstinduktion besitzt. Zwei Kreise, welche derart aufeinander einzuwirken imstande sind, daß einer die Schwingungen auf den anderen überträgt, nennen wir gekoppelt. Wir unterscheiden zwei Arten von Koppelung.

1. **Die induktive oder magnetische Koppelung,** wie sie in Abb. 9 dargestellt ist. Wir sehen zwei Schwingungskreise, der eine bestehend aus Kondensator, Selbstinduktion und Funkenstrecke (I), in welchem die Schwingungen erregt werden, wir wollen ihn als primären oder Erregerkreis bezeichnen, der zweite bestehend aus Kondensator und Selbstinduktion (II), der durch den ersten zum Mitschwingen gebracht wird. Er heiße sekundärer oder Resonanzkreis. Die Übertragung der Schwingungen erfolgt hier durch Induktion oder magnetische Strahlung, wobei wir dem Äther die vermittelnde Rolle zuschreiben. Es ist dies das gleiche Prinzip, das wir bereits vom faradischen Schlittenapparat und vom Ruhmkorff-Induktor her kennen. Der erste oder primäre Kreis erzeugt in dem zweiten oder sekundären Kreis einen Induktionsstrom, ohne daß beide irgendeine leitende Verbindung miteinander

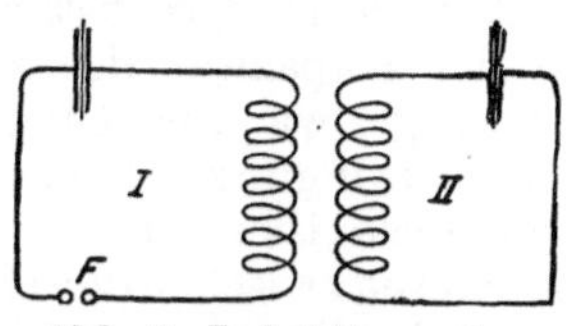

Abb. 9. Induktive oder
magnetische Koppelung.

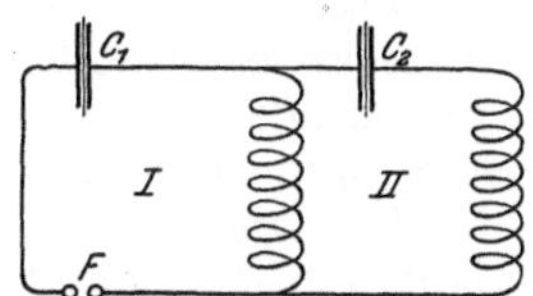

Abb. 10. Direkte oder
galvanische Koppelung.

hätten. Die Kraftübertragung erfolgt durch das Magnetfeld des primären Stromes. Das gleiche Gesetz der Induktion gilt auch für Hochfrequenzströme und wir bedienen uns der Induktion, wenn wir elektrische Schwingungen von einem Kreis auf einen zweiten übertragen wollen.

Der Sekundärkreis wird auf den Primärkreis um so besser ansprechen, je vollkommener seine Eigenfrequenz mit der des letzteren übereinstimmt. Sind beide Kreise derart aufeinander abgestimmt, daß sie dieselbe Eigenfrequenz haben, so stehen sie, wie man zu sagen pflegt, miteinander in Resonanz. Dies ist nach unseren obigen Auseinandersetzungen dann der Fall, wenn nach der Formel von Thomson und Kirchhoff das Produkt C L (Kapazität mal Selbstinduktion) in beiden Kreisen das gleiche ist. Der Begriff der Resonanz ist aus der Akustik übernommen. Zwei Stimmgabeln stehen dann miteinander in Resonanz, wenn sie beide die gleiche Schwingungszahl, oder, was dasselbe ist, die gleiche Tonhöhe haben. Sie sind dann aufeinander abgestimmt. Wir wissen, daß beim Anschlagen der einen Gabel die zweite, wenn sie sich in der Nähe befindet, zum Mitschwingen veranlaßt wird. In diesem Fall ist es die Luft, welche die Kraftübertragung besorgt.

2. **Die direkte oder galvanische Koppelung.** Ein schwingungsfähiges System kann aber durch ein anderes auch dann zum Mitschwingen gebracht werden, wenn sie beide einen Teil des Leitungsweges gemeinsam haben. Hier reden wir von direkter oder galvanischer Koppelung (Abb. 10). Die Elektronen, welche in dem ersten Kreis in Schwingungen versetzt werden, übertragen ihre kinetische Energie unmittelbar, also durch direkte Fortleitung auf die Elektronen des angeschlossenen Kreises, so daß diese gleichfalls in eine oszillierende Bewegung geraten. Ihr Mitschwingen wird auch hier ein

um so vollkommeneres sein, je mehr beide Kreise bezüglich ihrer Frequenz miteinander übereinstimmen, je vollkommener ihre Resonanz ist.

III. Die Erzeugung von Hochfrequenzströmen.

Die Erzeugung von gedämpften Hochfrequenzströmen.

In diesem Abschnitt wollen wir nunmehr die technischen Einrichtungen kennen lernen, die zur Erzeugung von elektrischen Schwingungen oder von Hochfrequenzströmen erforderlich sind, nachdem wir uns das Prinzip ihrer Entstehung bereits klar gemacht haben. Wir wissen, daß hierzu ein Schwingungskreis, bestehend aus Kondensator, Selbstinduktion und Funkenstrecke erforderlich ist. Von der Kapazität des Kondensators und der Größe der Selbstinduktion hängt, wie wir schon gehört haben, die Schwingungszeit (Periode) und die Schwingungszahl (Frequenz) der erregten Schwingungen ab. Die Funkenstrecke ist es, die hauptsächlich den Verlauf, d. h. die Dämpfung und die Pausen zwischen den einzelnen Schwingungsgruppen bestimmt. Sie ist es auch, die den wesentlichsten Unterschied zwischen den alten Arsonvalapparaten und den neueren Diathermieapparaten ausmacht. Auf diesen Unterschied wollen wir im folgenden etwas näher eingehen.

Die Funkenstrecke der alten Arsonvalapparate. Wie wir bereits wissen, erzeugt der elektrische Funke, der bei der Entladung eines Kondensators entsteht, eine Reihe von gedämpften Schwingungen, deren Zahl etwa 10—20 beträgt. Dieser „Wechselstrom" dauert aber, wie wir gehört haben, nicht länger als durchschnittlich $^1/_{50000}$ Sekunde. Damit ist uns nun keineswegs gedient. Das, was wir anstreben, sind nicht ein paar Schwingungen, die in dem Bruchteil einer Sekunde wieder erlöschen, sondern hochfrequente Wechselströme von beliebig langer Dauer und möglichst kontinuierlichem oder ungedämpftem Verlauf.

Das Nächstliegende, um dieses Ziel zu erreichen, wäre es, den Kondensator nach seiner Entladung so rasch als möglich wieder aufzuladen, um neuerlich einen Funken und damit neuerlich Schwingungen zu erhalten. Man könnte so hoffen, indem man Funken an Funken reiht, wenn auch keine ungedämpften Schwingungen, so doch Schwingungsgruppen zu erhalten, die einander in dichter Reihe folgen. Aber auch das ist nicht ohne weiteres erreichbar, und zwar hauptsächlich darum nicht, weil ein Kondensator, der sich eben entladen hat, nicht sofort wieder aufgeladen werden kann.

Durch den Übergang des Funkens werden die Elektroden der Funkenstrecke wie die zwischen ihnen gelegene Luft ganz bedeutend erhitzt. Die erhitzte, von Metalldämpfen erfüllte (ionisierte) Luft ist aber im Gegensatz zur gewöhnlichen Luft, die bekanntlich ein Isolator ist, für Elektrizität sehr gut leitend und sie bleibt es so lange, bis sie sich wieder abgekühlt hat. Dies erfordert jedoch eine verhältnismäßig sehr lange Zeit. Während dieser Frist sind also die Pole der Funkenstrecke durch einen Leiter von sehr geringem Widerstand miteinander verbunden,

oder, was das gleiche ist, sie sind kurzgeschlossen. In diesem Zustand
ist an eine Neuladung des Kondensators nicht zu denken. Jede auftretende Potentialdifferenz an den Belegungen, wie sie ja die Ladung
vorstellt, würde sich im Moment über die gut leitende ionisierte Funkenstrecke ausgleichen. Erst nach dem Erkalten dieser wird die notwendige
Isolation hergestellt.

So bekommen wir nach je 10—20 Schwingungen in der Dauer von
$^1/_{50000}$ Sekunde ein schwingungsfreies Intervall, das zur Abkühlung der
Funkenstrecke erforderlich ist und sich über eine Zeit erstreckt, die
500mal (!) so lang ist als die Schwingungszeit, demnach etwa $500 \times ^1/_{50000}$
Sekunde dauert.

Abb. 11. Funkenentladungen eines Kondensators.

Periodische Kondensatorentladungen mittels Funken ergeben also
einen Schwingungsstrom, der aus einzelnen stark gedämpften Schwingungsgruppen besteht, die voneinander durch lange Pausen der Ruhe

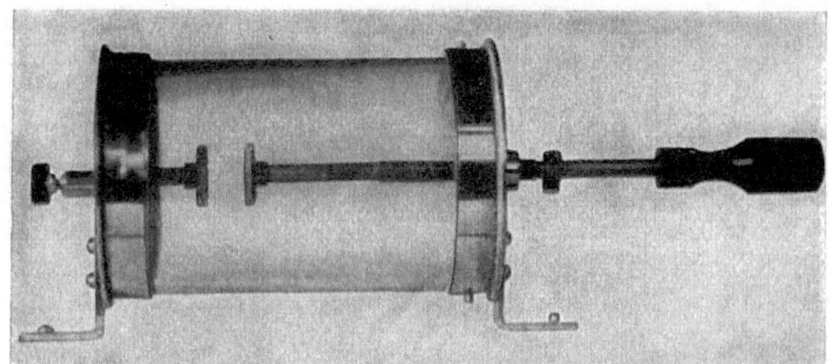

Abb. 12. Funkenstrecke eines Arsonvalapparates.

getrennt sind (Abb. 11). Dabei stellt sich das Verhältnis der schwingungserfüllten zur schwingungsfreien Zeit wie 1 : 500.

Mit Rücksicht auf den am Papier zur Verfügung stehenden Raum ist in Abb. 11
das Verhältnis der schwingungserfüllten zur schwingungsfreien Zeit nicht entsprechend den tatsächlichen Zeitverhältnissen wiedergegeben. Während in der
Figur die schwingungsfreie Zeit nur ungefähr dreimal so lang erscheint als die
Schwingungszeit, ist sie in Wirklichkeit 500 mal so lang. Wollten wir maßstäblich
zeichnen und für die Schwingungszeit selbst nur einen einzigen Millimeter auf-
tragen, dann müßte die Schwingungspause bereits eine Länge von 50 cm haben.

Schwingungsströme der eben beschriebenen Verlaufsform wurden zuerst von Hertz und Tesla dargestellt und von Arsonval für therapeutische Zwecke empfohlen. Ihre Anwendung in der Medizin heißt
darum Arsonvalisation. Die Arsonvalapparate benützen als Kondensatoren meist Leidenerflaschen, als Selbstinduktion eine Spirale aus
dickem Kupferdraht, die als kleines Solenoid bezeichnet wird. Die
Funkenstrecke eines solchen Apparates ist für sich allein in Abb. 12

wiedergegeben. Sie besteht aus zwei kleinen Metallplatten, von denen die eine fix, die andere mittels eines Handgriffes verschiebbar ist, so daß der gegenseitige Elektrodenabstand und damit die Funkenlänge verändert werden kann. Diese beträgt einen bis mehrere Zentimeter. Mit einem derartigen Instrumentarium lassen sich im besten Fall 100 Funken, mit anderen Worten 100 Schwingungsgruppen in der Sekunde erzielen. Derartige Ströme sind, wenn sie auch zu den Hochfrequenzströmen zählen, für die Diathermie ungeeignet, denn infolge der langen Pausen zwischen den einzelnen Schwingungsgruppen ist ihre durchschnittliche Energiemenge zu gering, um eine für die Therapie hinreichende Wärmewirkung zu erzielen. Auch sind sie aus dem gleichen Grunde nicht völlig frei von sensiblen und motorischen Reizerscheinungen.

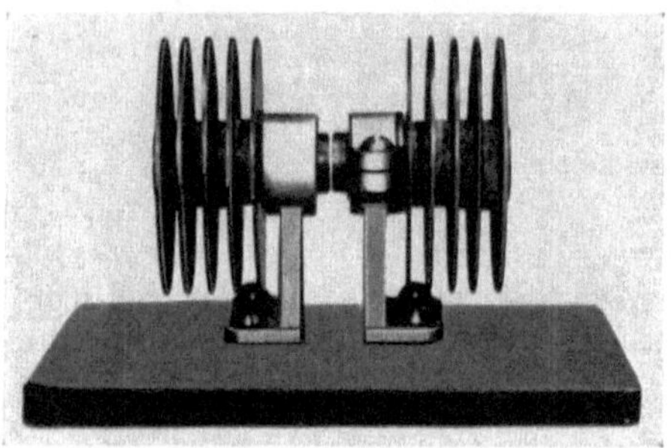

Abb. 13.
Funkenstrecke eines Diathermieapparates.

Die Funkenstrecke der Diathermieapparate. Die Löschfunkenstrecke. Das angestrebte Ziel, Hochfrequenzströme möglichst großer Leistung zu erreichen, ist nur dadurch möglich, daß man die Zahl der sekundlichen Impulse, alse die Zahl der Funken vermehrt und damit die Pausen zwischen den einzelnen Schwingungsgruppen verkleinert. Dieser Fortschritt wurde durch die Einführung der sogenannten Zisch- oder Löschfunkenstrecke erreicht. Ihr wesentlicher Unterschied gegenüber der alten Funkenstrecke besteht darin, daß an Stelle der früher üblichen Funkenelektroden in Form von kleinen Platten oder Kugeln Metallscheiben traten und daß gleichzeitig der Abstand dieser, der früher mehrere Zentimeter betrug, auf Bruchteile eines Millimeters herabgesetzt wurde. So konnte die Zahl der übergehenden Funken wesentlich gesteigert werden. Abb. 13 zeigt eine solche Löschfunkenstrecke. Wir sehen die beiden Pole derselben nur durch einen ganz dünnen Luftspalt voneinander getrennt. Die beiderseits angebrachten Radiatoren haben nur den Zweck, die Elektroden, die sich durch den Funkenübergang stark erhitzen, durch Ableitung der Wärme zu kühlen. (Näheres darüber folgt auf S. 29.)

Um die schmale Luftschicht, welche die beiden Metallplatten voneinander trennt, zu durchschlagen, reicht eine viel geringere Spannung aus als sie früher nötig war. Laden wir einen Kondensator mit Wechselstrom auf, so erreichen seine Belegungen in dem Moment das Maximum ihrer Spannung, wo der Ladestrom in seinem Verlauf auf dem Gipfelpunkt einer Halbwelle ankommt. In diesem Augenblick durchbricht die Spannung des Kondensators die Luftbrücke in Form eines Funkens (Abb. 14). Da der zur Ladung verwendete Wechselstrom der Zentralen fast nie mehr als 50 Perioden, d. h. 100 Halbwellen in der Sekunde hat, so ergab das bei den Arsonvalapparaten im besten Fall 100 Funken in der Sekunde.

Anders bei der Löschfunkenstrecke. Bei dem geringen Abstand ihrer Elektroden reichen schon Bruchteile jener Spannung hin, die früher zur Auslösung eines Funkens notwendig war. Es kommt bereits zur Explosion, bevor noch die Ladewelle das Maximum ihrer Spannung, also den Scheitelpunkt, erreicht hat. Die Sinuslinie des Ladungsstromes ist eben erst im Ansteigen, als schon ein Fünkchen überschlägt, nach kurzer Zeit ein zweites, ein drittes usw. in kontinuierlicher Folge. Der Entladungsvorgang, der früher in einem einzigen großen Funken konzentriert war, ist aufgeteilt in zahlreiche Partialentladungen oder Mikrofunken (Abb. 15). Damit wird die Zahl der Funken, und da jeder von ihnen der Impuls für eine Gruppe von Schwingungen ist, also auch die Zahl der Schwingungsgruppen beträchtlich vermehrt. „Statt des

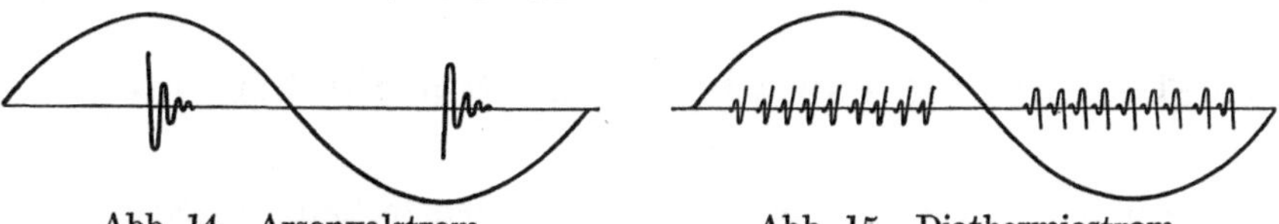

Abb. 14. Arsonvalstrom.   Abb. 15. Diathermiestrom.

Donners einer Kanone, die nur in Pausen die Luft erschüttert, haben wir das ununterbrochene Knarren der Maschinengewehre" (A. Slaby).

Der wichtigste Unterschied der Hochfrequenzströme, wie sie von der Löschfunkenstrecke erzeugt werden, gegenüber den Strömen der alten Arsonvalapparate ist ihre hohe Impulszahl (nicht zu verwechseln mit Periodenzahl!). Hatten wir früher im Höchstmaß 100 Funken, so haben wir jetzt deren 10000 bis 50000 in der Sekunde. Jeder dieser Funken ist der Erreger für einige stark gedämpfte Schwingungen. Diese Schwingungen, die früher einander in langen Zwischenräumen folgten, reihen sich jetzt dichtgedrängt aneinander. Dadurch ist das Verhältnis zwischen schwingungserfüllter und schwingungsfreier Zeit wesentlich zugunsten der ersteren verschoben.

Die erhöhte Zahl der Schwingungsgruppen bewirkt nun zweierlei: Physikalisch, daß die effektive Stärke oder Intensität der von den Diathermieapparaten gelieferten Ströme eine wesentlich größere ist als die der Arsonvalapparate und physiologisch, daß infolge der Verkürzung der Funkenintervalle die Reizwirkung, welche den Arsonvalströmen noch in geringem Grade eigen war, den Diathermieströmen vollkommen fehlt. Diese Ströme werden von den motorischen wie sensiblen Nerven so gut wie gar nicht mehr perzipiert. Ihre Dosierung kann daher beliebig hoch gesteigert werden und wird einzig und allein durch die bei höheren Stromstärken manifest werdende Wärmewirkung begrenzt. Charakteristisch für die Diathermieströme im Vergleich zu den Arsonvalströmen ist demnach die sehr hohe Stromstärke oder Intensität, in der sie verwendet werden können.

Ein weiterer Unterschied, der aber schon nicht mehr so wesentlich ist, liegt in ihrer Spannung. Während wir bei der Diathermie mit einer Spannung von wenigen Hundert Volt für alle Fälle ausreichen, brauchen wir für die Methoden der Arsonvalisation, bei denen wir mit Funken oder Effluvien arbeiten, bis zu 100000 Volt und darüber.

Fassen wir diese Unterschiede zwischen Arsonval- und Diathermieströmen zusammen, so ergibt sich:

<table>
<tr><td>Arsonvalisation:</td><td>Diathermie:</td></tr>
<tr><td>1. 20—100 Funken in der Sekunde, ebenso viele stark gedämpfte Schwingungsgruppen mit sehr langen Pausen.</td><td>1. 10000—50000 Funken in der Sekunde, ebenso viele stark gedämpfte Schwingungsgruppen mit entsprechend kürzeren Pausen.</td></tr>
<tr><td>2. Kleine Stromstärke (etliche 100 Milliampere).</td><td>2. Große Stromstärke (bis zu 3000 Milliampere).</td></tr>
<tr><td>3. Hohe Spannung (einige 1000 oder auch einige 100000 Volt).</td><td>3. Niedrige Spannung (einige 100 Volt).</td></tr>
</table>

Die Erzeugung von ungedämpften Hochfrequenzströmen.

Es war von jeher das Ziel der Hochfrequenztechnik, an Stelle der Hochfrequenzströme, bestehend aus einzelnen Schwingungsgruppen, kontinuierliche oder pausenlose, mit anderen Worten ungedämpfte Schwingungen zu erzeugen. Dies ist aber erst in den letzten Jahren in technisch brauchbarer Weise gelungen und zwar dadurch, daß man an Stelle der Funkenstrecke die Elektronenröhre als Schwingungserreger setzte. In der Radiotelegraphie und -telephonie hat bekanntlich die Elektronenröhre die Funkenstrecke fast vollkommen verdrängt, nur wenige ältere Stationen arbeiten noch mit der früher allgemein gebräuchlichen Löschfunkenstrecke. Zwar haben Christen, Hertenstein und Bergter [1]) schon im Jahre 1919 den Vorschlag gemacht, auch für die Zwecke der Diathermie die Elektronenröhre zu verwenden. Man ist jedoch bisher bei der Funkenstrecke geblieben. Doch hat es den Anschein, als ob auch hier sich eine Änderung vorbereiten würde. Wenigstens haben schon einige amerikanische und französische Firmen Diathermieapparate mit Elektronenröhren auf den Markt gebracht und ich selbst arbeite mit einem solchen Apparat seit längerer Zeit. Es ist darum nötig, auf dieses neue Prinzip einzugehen und zunächst die Frage zu beantworten: Was ist eine Elektronenröhre?

Die Elektronenröhre. Wenn man an eine mit verdünnter Luft gefüllte Röhre, in die zwei Elektroden eingeschmolzen sind, das ist eine sogenannte Crookesche oder Hittorfsche Röhre, eine Spannung legt, so fließt ein Strom durch dieselbe, wobei die Röhre gleichzeitig verschiedene Lichtphänomene zeigt. Wenn man nun die Röhre mit Hife einer Pumpe immer mehr luftleer macht, so kommt man schließlich zu einem Punkt, wo keine auch noch so große Spannung einen Strom in der Röhre auszulösen vermag, was dadurch erklärlich wird, daß keine Stromträger, d. h. keine Gasionen mehr vorhanden sind. Wenn man aber die Kathode der Röhre erhitzt, indem man ihr z. B. die Form eines Drahtes gibt,

---

[1]) Münch. med. Wschr. **1919**, Nr 50.

den man durch einen elektrischen Strom zum Glühen bringt, dann tritt plötzlich wieder ein Strom in der Röhre auf. Durch Erhitzung des Kathodenmetalles werden aus diesem Elektronen frei, sie verdampfen gleichsam unter der Hitzeeinwirkung, und diese in das Innere der Röhre austretenden Elektronen werden unter dem Antrieb der elektromotorischen Kraft, da sie ja alle negativ geladen sind, von der Kathode zum positiven Pol, der Anode, getrieben. Der in der Röhre fließende Strom ist ein reiner Elektronenstrom. Eine solche Röhre heißt daher Elektronen- oder Glühkathodenröhre. Je stärker die Erhitzung der Kathode ist, je mehr Elektronen also aus ihr zum Verdampfen gebracht werden, und je größer andererseits die angelegte Spannung ist, desto stärker ist der durch die Röhre fließende Strom. Solche Röhren finden bekanntlich in der Röntgentechnik unter dem Namen Coolidge- oder Lilienfeldröhren eine ausgedehnte Verwendung.

Durch eine Modifikation, das ist die Anbringung einer dritten Elektrode, haben diese Röhren nun weitere überraschende Anwendungsmöglichkeiten gefunden, ja sie haben in dieser Form gerade zu umwälzend auf dem Gebiete der Radiotelegraphie und -telephonie gewirkt. Bringt man zwischen Anode und Kathode ein feines Metallgitter an,

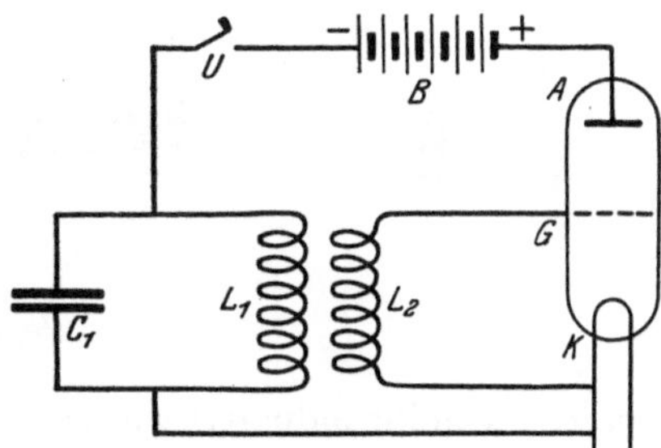

Abb. 16.
Schaltbild einer Elektronenröhre.

so fliegen die von der Kathode zur Anode getriebenen Elektronen durch die Maschen dieses Gitters hindurch. Der Strom wird durch das Gitter in keiner Weise beeinflußt. Wenn man aber das Gitter in irgendeiner Weise positiv aufladet, also in demselben Sinne wie die Anode, dann wird die Anziehung, welche die von der Kathode ausgehenden Elektronen durch die Anode erfahren, vergrößert: der Strom wird verstärkt. Umgekehrt, wenn das Gitter negativ geladen ist. Die negative Ladung wirkt der positiven Ladung entgegen, schwächt sie ab: der Strom wird verkleinert, ja er kann, wenn die Ladung des Gitters genügend groß ist, sogar völlig aufgehoben werden. Schwankt die Ladung des Gitters in rascher Folge zwischen positiv und negativ, dann ändert sich in gleichem Rhythmus auch die Stromstärke, es entstehen Stromschwingungen. Die Frequenz dieser Schwingungen kann eine sehr hohe werden, da die Elektronen infolge ihrer verschwindend kleinen Masse den Spannungsänderungen augenblicklich Folge leisten. Solche Röhren sind in bestimmter Schaltung auch als Schwingungserreger an Stelle der Funkenstrecke verwendbar.

Nehmen wir an, wir hätten eine solche Elektronenröhre, die von einer Hochspannungsbatterie (Anodenbatterie), in der Abb. 16 mit B bezeichnet, gespeist würde. Die Kathode K wird dabei durch eine besondere Heizbatterie zum Glühen gebracht. In den Kreis der Anodenbatterie, der in der Röhre von A nach K geschlossen ist und der Anodenkreis heißt, sind nun weiter eine Drahtspule L_1 (Selbstinduktion) und ein Kondensator C_1 (Kapazität) eingebaut. Dadurch erhält der ganze Kreis die Fähigkeit zu elektrischen Schwingungen. Schließe ich nun dieses System mit Hilfe des Unterbrechers U, dann wird der Schwingungskreis durch den plötzlichen Stromstoß in Schwingungen geraten in gleicher Weise wie ein Pendel, dem ich einen Stoß versetze oder eine Saite, die ich anschlage. Diese Schwingungen werden aber rasch abklingen, sie werden gedämpft sein genau so wie die Schwingungen des Pendels oder der Saite oder die elektrischen Schwingungen, die durch einen Funken erregt werden. Durch eine eigenartige Verbindung des Gitters, die zuerst von A. Meißner angegeben wurde, hat man es nun in der Hand, diese Schwingungen zu ungedämpften zu machen. Ich verbinde das Gitter über eine Drahtspule L_2, die ich der Spule L_1 gegenüberstelle

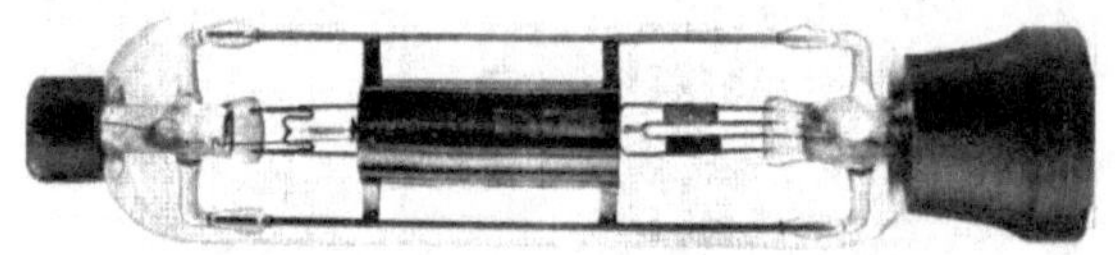

Abb. 17. Elektronenröhre.

so, daß sie von ihr induziert werden kann. Auf diese Weise habe ich einen zweiten Stromkreis geschaffen, der in der Röhre von G nach K verläuft und Gitterkreis heißt. Entstehen nun, wie oben ausgeführt, in dem Anodenkreis zwischen A und K Schwingungen, so wirken diese durch Vermittlung der Spule L_1 auf die Spule L_2 induzierend, wodurch auch der Gitterkreis zwischen G und K in Schwingungen gerät. Diese Schwingungen verstärken die Schwingungen im Anodenkreis, wodurch wieder die Induktion auf den Gitterkreis erhöht und auch die Schwingungen in diesem verstärkt werden. Durch den Gitterkreis wird so dem Anodenkreis andauernd neue Schwingungsenergie zugeführt, werden die Schwingungen in diesem dauernd erhalten, wobei die verbrauchte Energie von der Anodenbatterie kontinuierlich ersetzt wird.

Die angegebene Gitterschaltung, die das Wesentliche an der Sache ist und die als Rückkoppelung bezeichnet wird, ermöglicht es, die Elektronenröhre als Schwingungserreger zu benutzen. Sie hat in dieser Eigenschaft, wie bereits erwähnt, die Funkenstrecke in der Radiotechnik so gut wie vollkommen verdrängt. Ihre Überlegenheit besteht vor allem darin, daß sie ungedämpfte Schwingungen erzeugt und somit das seit langem angestrebte Ziel der Hochfrequenztechnik praktisch verwirklicht hat. Abb. 17 gibt eine Elektronenröhre wieder, wie sie als Schwingungsgenerator auch für die Zwecke der Diathermie geeignet ist.

Die Poulsenlampe. Es ist die Pflicht historischer Gerechtigkeit, daran zu erinnern, daß bereits lange bevor die Elektronenröhre gefunden wurde, im Jahre 1906 der dänische Ingenieur W. Poulsen mit Hilfe eines Lichtbogens, wie er zwischen den Elektroden einer Bogenlampe zustande kommt, ungedämpfte elektrische Schwingungen erzeugte. Poulsen fußte dabei auf einer schon vor ihm bekannten Erscheinung, die von dem Engländer W. Duddell durch Zufall gefunden worden war. Schaltet man zu einem Kondensator (Kapazität) und einer Drahtspule (Selbstinduktion) einen Lichtbogen parallel (Abb. 18), den man mit Gleichstrom, sagen wir mit dem Strom einer Akkumulatorenbatterie speist, so ergibt die experimentelle Untersuchung die im ersten Augenblick überraschende Tatsache, daß in dem aus Kondensator, Drahtspule und Lichtbogen gebildeten Kreis ein Wechselstrom fließt, dessen Frequenz nach der Formel von Thomson und Kirchhoff (S. 17) von der Größe der verwendeten Kapazität und der Größe der Selbstinduktion abhängig ist. Verkleinert man diese beiden Faktoren, so kann man die Schwingungszahl des ganzen Systems erhöhen. Die Hoffnung aber, auf diesem Wege durch fortgesetzte Verkleinerung von Kapazität und Selbstinduktion zu einer Hochfrequenz in der Größenordnung von einigen Hunderttausend zu gelangen, wurde getäuscht. Denn es stellte sich heraus, daß bei einer Periodenzahl von ungefähr 30 000—40 000 in der Sekunde das Schwingungsvermögen des Lichtbogens erlischt.

Erst W. Poulsen glückte es im Jahre 1906, dieses Hindernis zu überwinden, indem er den Lichtbogen statt in gewöhnlicher Luft in einer Wasserstoffatmosphäre brennen ließ und überdies die Kohle des positiven Poles durch einen Kupferstab ersetzte. Dadurch wurde es möglich, Wechselströme bis zu einer Frequenz von etwa 300 000 zu erzeugen, die gleichzeitig kontinuierlich, also ungedämpft waren. Die Erfindung Poulsens erregte seinerzeit ungeheures Aufsehen, da sie zum erstenmal die Möglichkeit bot, ungedämpfte Schwingungsströme von solch hoher Periodenzahl zu erzeugen. Wie bereits erwähnt, war es Bernd, der mit Hilfe des Poulsenschen Lichtbogens den ersten Diathermieapparat konstruierte. Später wurden solche Lichtbogenapparate auch fabrikmäßig von einigen Firmen hergestellt. Wie sich jedoch bald zeigte, hafteten dem Lichtbogen gewisse Mängel an, die ihn für die Zwecke der Diathermie nicht geeignet er-

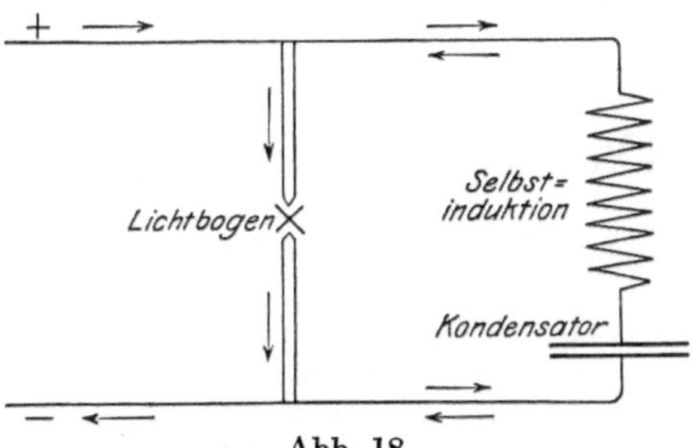

Abb. 18.

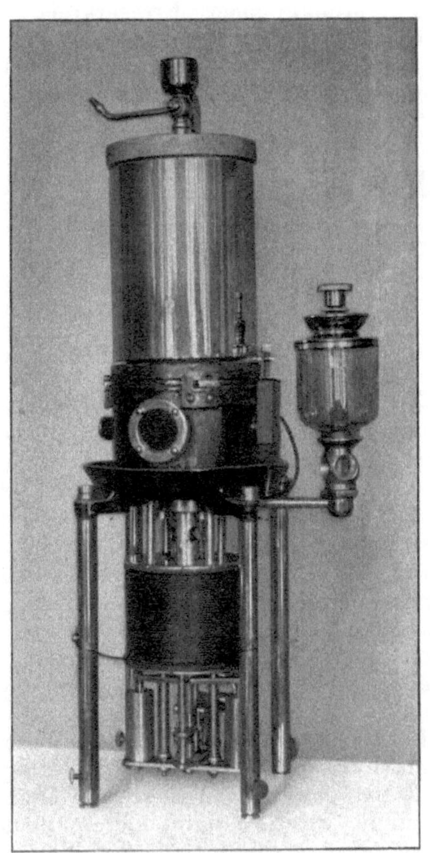
Abb. 19. Poulsenlampe.

scheinen ließen. Es erübrigt sich, darauf näher einzugehen, da die Poulsenlampe zur Herstellung von Diathermieapparaten heute nicht mehr verwendet wird. Es hat darum auch nur historisches Interesse, wenn wir in Abb. 19 eine früher zur Diathermie benützte Poulsenlampe wiedergeben.

Zweiter Teil.

Das Instrumentarium der Diathermie.

I. Der Diathermieapparat und seine Bestandteile.

Der Diathermieapparat dient dazu, eine der gebräuchlichen Stromarten, wie sie zur Beleuchtung oder für andere technische Zwecke verwendet werden, also Gleichstrom oder niederfrequenten Wechselstrom, in hochfrequenten Wechselstrom umzuformen. Der Diathermieapparat ist demnach ein Umformer im weitesten Sinne.

Der primäre oder Erregerkreis. Um Hochfrequenzströme oder elektrische Schwingungen zu erzeugen, bedarf jeder Diathermieapparat zunächst eines Schwingungskreises, der, wie bereits auf S. 14 auseinandergesetzt wurde, aus Kondensator, Selbstinduktion und Funkenstrecke besteht. Dieser Kreis, in welchem die Schwingungen erregt werden, heißt primärer oder Erregerkreis. Über die einzelnen Teile desselben wäre noch folgendes zu sagen.

Die Kondensatoren, die wir zur Diathermie verwenden, sind Plattenkondensatoren, deren Dielektrikum

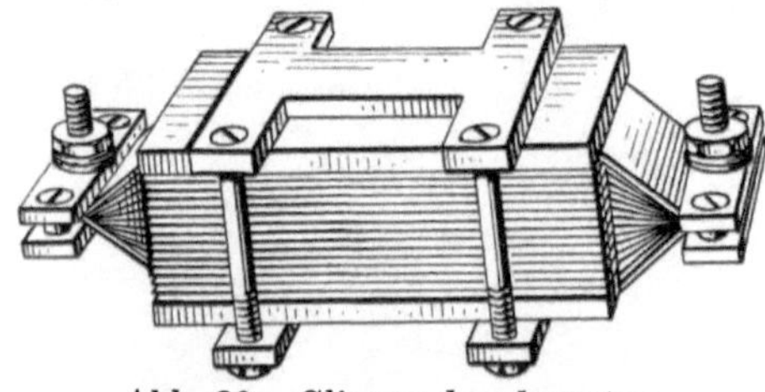

Abb. 20.   Glimmerkondensator.

meist aus Glimmer besteht, welches Material ein hohes elektrisches Isoliervermögen besitzt (Abb. 20). Die früher gebräuchlichen Glasplattenkondensatoren werden heute nur mehr selten verwendet. Dagegen haben sich Ölkondensatoren, d. h. Metallplatten, die in ein Ölbad tauchen, das hier die Stelle des Dielektrikums vertritt, gleichfalls als zweckmäßig erwiesen.

Um die Kondensatoren aufzuladen, benötigt man einen hochgespannten Strom. Aus technischen Gründen verwenden wir hierzu ausschließlich hochgespannten Wechselstrom. Diesen erzeugen wir uns durch einen Transformator, der den von einer elektrischen Zentrale gelieferten Wechselstrom auf eine Spannung von 2000—3000 Volt bringt.

Der Wechselstromtransformator ist seinem Wesen nach ein Induktionsapparat, der nach dem gleichen Prinzip gebaut ist wie ein faradischer Schlittenapparat. Er besitzt zwei Drahtspulen, eine primäre und eine sekundäre, welche miteinander in keiner leitenden Verbindung stehen. In die primäre Spule fließt der Strom der Zentrale, der in der Regel eine Spannung von 110 oder 220 Volt besitzt, also ein niedergespannter, gleichzeitig auch niederfrequenter Wechselstrom. Er induziert in der Sekundärspule des Transformators einen hochgespannten, im übrigen aber gleichartigen, also niederfrequenten Wechselstrom. Die Erhöhung der Spannung wird einfach dadurch erreicht, daß die sekundäre Spule entsprechend mehr Windungen hat als die primäre. Wie die Abb. 21 zeigt, sitzen die beiden Spulen nicht übereinander, sondern sind über die beiden einander gegenüberliegenden Seiten eines Rahmens gewickelt, der aus geschichteten Eisenblechen besteht. Der geschlossene Eisenrahmen, der für die Magnetlinien einen sehr guten Leitungsweg darstellt, verhindert ihr Auseinanderweichen, ihre Streuung, wie sie an den beiden freien Enden des Eisenkerns eines Ruhmkorff-Induktors oder eines Schlittenapparates eintritt, und damit den dadurch bedingten

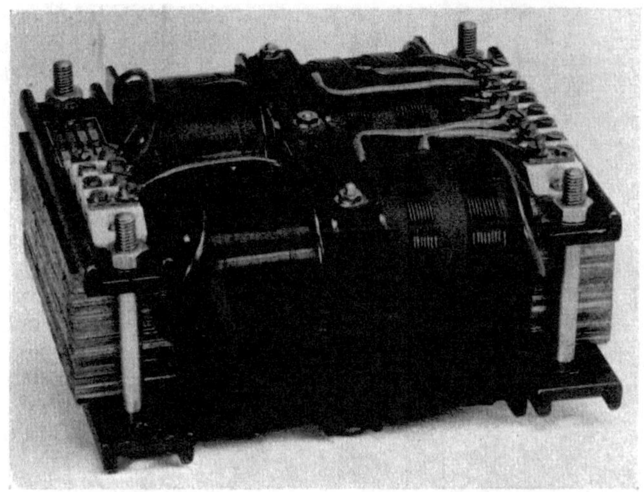

Abb. 21. Transformator eines Diathermieapparates.

Energieverlust. Der Nutzeffekt dieser „eisengeschlossenen" Transformatoren wird dadurch ein wesentlich höherer.

Des Transformators wegen können die Diathermieapparate nur an Wechselstrom angeschlossen werden. Führt die zur Verfügung stehende zentrale Leitung nicht Wechselstrom, sondern Gleichstrom, so wird ein Gleichstrom-Wechselstromumformer nötig, wie ihn Abb. 22 in Gestalt einer sog. Einankertype darstellt. Eine solche Maschine verteuert natürlich das Instrumentarium und ist im Betrieb auch deshalb nicht angenehm, weil sie Lärm verursacht und einer besonderen Wartung bedarf. Sie soll, wenn möglich, außerhalb des Behandlungszimmers zur Aufstellung kommen.

Der in der Sekundärwicklung des Transformators induzierte hochgespannte (aber noch niederfrequente) Wechselstrom ladet die Kondensatoren des Primärkreises, die sich bei Erreichung einer gewissen Spannung über die Funkenstrecke entladen.

Die Funkenstrecke, deren Funktion wir schon früher beschrieben haben, besteht im wesentlichen aus zwei Wolframscheiben, deren Durchmesser etwa 1,5 cm beträgt. Sie sind auf zwei Metallblöcke aufgeschweißt, die als Träger dienen, die aber gleichzeitig den Zweck haben, durch angesetzte Kühlrippen, die beim Funkübergang entstehende Wärme abzuleiten. Die Wolframscheiben stehen einander in einem Abstand von 0,1—0,2 Millimeter flächenparallel gegenüber. In der Regel ist die eine der beiden Scheiben feststehend, die andere durch eine Mikrometerschraube verschiebbar, so daß der nötige Abstand jeweils eingestellt werden kann.

Früher benützte man an Stelle des Wolframs Silber. Da dieses aber einen viel niedrigeren Schmelzpunkt hat, so wird es durch die Funken auch viel rascher zerstört. Infolgedessen war ein wiederholtes Abschliefen, bzw Auswechseln der Funkenelektroden notwendig. Wenngleich auch das Wolfram mit der Zeit einen gewissen Abbrand zeigt, so ist es doch ungleich widerstandsfähiger, infolgedessen Betriebsstörungen viel seltener geworden sind. Da mit der Zahl der Funken auch die von dem Apparat gelieferten Energiemengen steigen, so haben die meisten Apparate zwei oder mehrere Funkenstrecken hintereinander geschaltet, was man als Serienfunkenstrecke bezeichnet (Abb. 23).

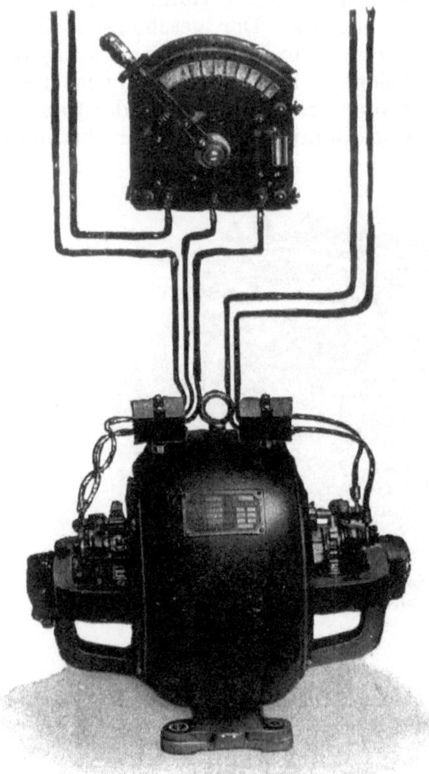

Abb. 22. Gleichstrom-Wechselstromumformer (Siemens-Reiniger-Veifa).

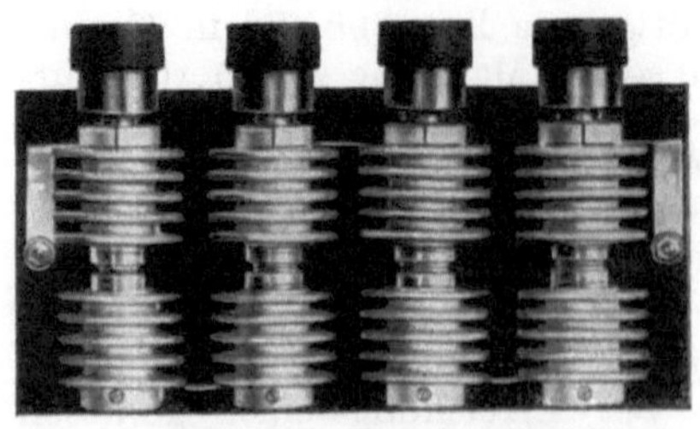

Abb. 23. Vierfache Funkenstrecke von C. Erbe (Tübingen).

Im Gegensatz zu früher, wo die Funkenstrecke auf der Tischplatte des Apparates saß, ist sie jetzt in das Innere desselben eingebaut. In diesem Fall muß jedoch verlangt werden, daß die Funkenstrecke trotzdem leicht zugänglich ist, damit sie bei einer auftretenden Störung rasch wieder in Ordnung gebracht werden kann.

Der sekundäre oder Therapiekreis. Die im Primärkreis entstehenden

Schwingungen werden therapeutisch nicht unmittelbar benützt, sondern
auf einen zweiten Kreis übertragen, der den Strom durch den Körper
des Kranken führt. Dieser heißt sekundärer, auch Therapie- oder
Patientenkreis. In der Regel haben beide Kreise, der primäre und
sekundäre keine leitende Verbindung miteinander. Die Übertragung
der Energie erfolgt auf dem Wege der Induktion durch Vermittlung
von zwei Drahtspulen, von denen eine dem Primärkreis, die andere dem

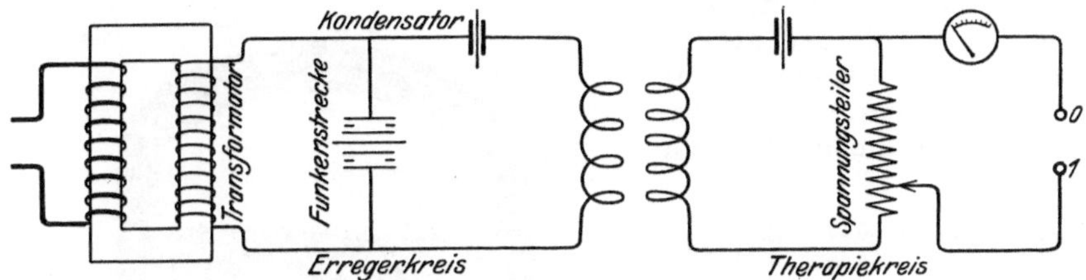

Abb 24. Schaltbild eines Diathermieapparates.

Sekundärkreis angehört (Abb. 24). Während früher die eine der beiden
Spulen meist beweglich war und der anderen mehr oder weniger genähert werden konnte, sind heute beide in der Regel unverrückbar
eingestellt. Wickelt man sie in zweckmäßiger Weise über oder ineinander,
so kann ein Optimum der Energieübertragung erreicht werden. Bei
manchen ausländischen Apparaten ge-
schieht die Übertragung der Schwingungen vom primären auf den sekundären Kreis durch einen unmittelbaren
metallischen Anschluß. Die Koppelung
ist hier also eine galvanische.

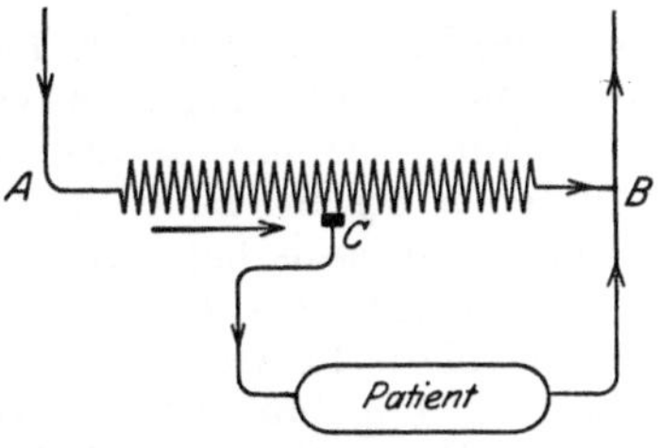

Abb. 25. Spannungsteiler.

Der Sekundärkreis besitzt, um schwin-
gungsfähig zu sein, gleichfalls eine Kapazität (Kondensator) und eine Selbstinduktion (Drahtspule), die so bemessen
sein müssen, daß er mit dem Erreger-
kreis in Resonanz steht, um die bestmögliche Leistung zu erhalten.

Die Abnahme des Therapiestromes erfolgt von zwei Polklemmen,
die keine bestimmte Polarität besitzen, da es sich ja um einen Wechselstrom handelt. Manchmal ist der Therapiekreis auch geteilt, so daß
er zwei oder mehrere Klemmenpaare besitzt, um so zwei oder mehrere
Objekte gleichzeitig behandeln zu können.

Die Reguliereinrichtung, die jeder Apparat besitzen muß, hat den
Zweck, den zur Behandlung benützten Strom nach Wunsch stärker oder
schwächer machen zu können. Dies geschieht mit Hilfe eines sogenannten
Spannungsteilers, einer Einrichtung, wie sie in gleicher Weise auch bei
den Anschlußapparaten für Galvanisation und Faradisation üblich
ist (Abb. 25). Der primäre Stromkreis wird zuerst über einen Drahtwiderstand geschlossen, durch den der gesamte Strom des Apparates
fließt. Hat dieser in einem bestimmten Zeitmoment die Richtung von
A nach B, so ist das nur unter der Voraussetzung möglich, daß zwischen

diesen beiden Punkten eine Potentialdifferenz besteht. Das Potential
in A muß größer sein als das in B und muß auf dem Wege nach B andauernd sinken, wenn in dieser Richtung ein Strom fließen soll. Von
dem einen Ende des Widerstandes (B) geht nun eine Verbindung zum
Patienten. Die zweite Verbindung wird durch einen Kontakt (C) hergestellt, der auf dem Widerstand verschieblich ist. Befindet sich dieser
Kontakt am äußersten rechten Ende (B), so daß er mit der fixen Ab-
zweigung zusammenfällt, dann
haben beide Pole das gleiche
Potential, es besteht keine
Potentialdifferenz, keine Spannung zwischen ihnen. Es fließt

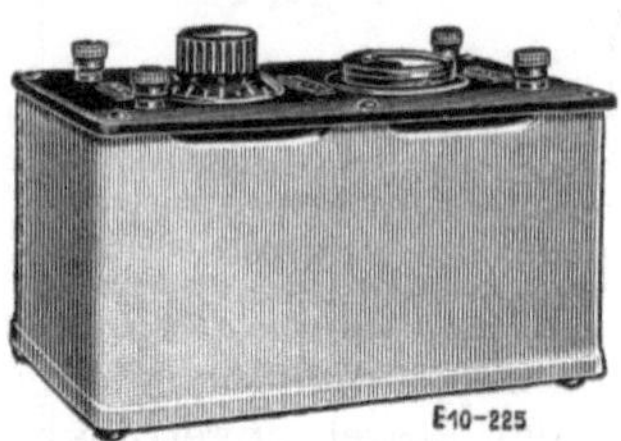

Abb. 26. Feinregulator
(Koch und Sterzel).

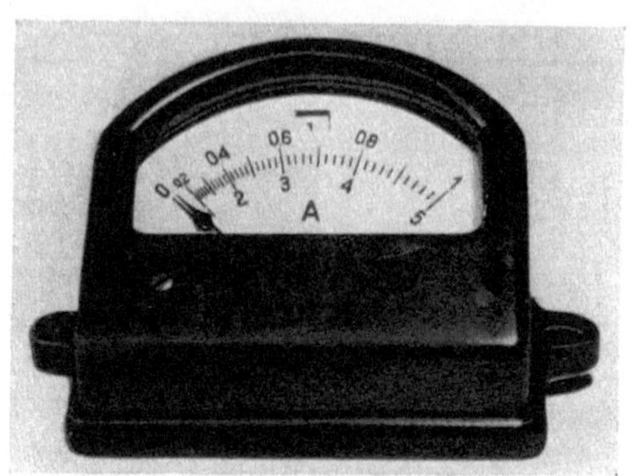

Abb. 27. Hitzdrahtampreemeter.

daher kein Strom durch den Patienten. Je mehr dagegen der Schiebe-
kontakt nach links gegen A verschoben wird, um so größer wird die
Potentialdifferenz, um so stärker der durch den Patienten fließende Strom.

Die eben beschriebene Stromregulierung mit einem Spannungsteiler
ist heute wenigstens bei den deutschen Apparaten die allgemein übliche.
Dabei sind Erreger- und Patientenkreis fest miteinander gekoppelt.
Früher erfolgte die Dosierung des Stromes meist dadurch, daß die eine
der beiden Koppelungsspulen, welche die Verbindung zwischen primärem
und sekundärem Kreis herstellen, beweglich war und gegen die andere
verschoben werden konnte. Je mehr beide Spulen einander genähert
werden, je enger also ihre Koppelung ist, desto größer ist die Induktionswirkung, desto größer der durch den Kranken fließende Strom.
Es ist das gleiche Prinzip der Stromregulierung, welches wir bei den
faradischen Schlittenapparaten anwenden.

Der Feinregulator. Für jene Fälle, bei denen es auf eine besonders feine Regulierung kleiner Stromstärken ankommt, wie sie z. B. zur Behandlung eines
Auges, eines Ohres, zur Epilation usw. benötigt werden, haben einzelne Firmen
Zusatzapparate gebaut, die in Verbindung mit jedem Diathermieapparat gebraucht
werden können (Abb. 26). Sie bestehen im wesentlichen aus einem Regulierwider-
stand und einem Amperemeter, das kleine Stromstärken genau zu messen gestattet.

Die Meßeinrichtung. Um den therapeutisch verwendeten Strom
messen zu können, brauchen wir eine Einrichtung in Form eines Strom-
messers, eines Amperemeters. Da wir es bei der Diathermie mit hochfrequenten Strömen zu tun haben, so ist zur Messung nicht jedes gewöhnliche Amperemeter brauchbar. Wir verwenden in der Hochfrequenztherapie sog. Hitzdrahtamperemeter (Abb. 27), deren Konstruktion

auf folgendem Prinzip beruht. Der Strom durchfließt einen dünnen Draht, der sich infolge der in ihm entstehenden Jouleschen Wärme ausdehnt und dadurch verlängert. Da die Verlängerung um so größer wird, je stärker der durchfließende Strom ist, so kann sie als Maß für

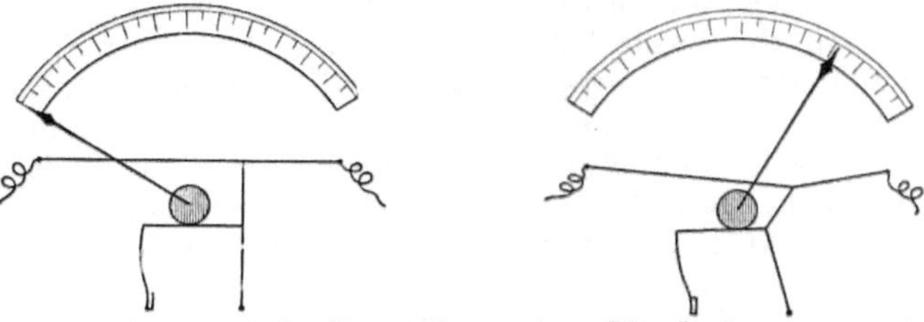

Abb. 28. Schematische Darstellung eines Hitzdrahtamperemeters.

dessen Stärke benützt werden. Die Ausdehnung des Drahtes wird durch eine geeignete Übersetzung auf einen Zeiger übertragen, der über einer empirisch geeichten Skala spielt (Abb. 28). Diese ist in Ampere geeicht. Das Meßbereich des Instrumentes ist je nach der Leistungsfähigkeit des Apparates verschieden. Viele Strommesser haben auch zwei Meßbereiche, ein kleines und ein größeres, die durch eine Umschaltvorrichtung nach Bedarf abwechselnd eingestellt werden können.

II. Diathermieapparate verschiedener Art.

Die beschriebenen Einzelteile des Diathermieapparates sind meist in einem Kasten vereinigt, der tragbar oder fahrbar ist. Auf der Deckplatte dieses befindet sich der Hauptschalter, die Reguliervorrichtung mit den zugehörigen Abnehmeklemmen und das Meßinstrument. Alle übrigen Teile wie Transformator, Kondensatoren und Funkenstrecke sind in das Innere des Kastens verlegt (Abb. 29).

Der Bau der Diathermieapparate hat sich im Verlaufe der Zeit wesentlich vervollkommt, nichtsdestoweniger lassen auch die heute auf dem Markt befindlichen Apparate vom ärztlichen Standpunkt noch manches zu wünschen übrig. Das hat wohl hauptsächlich seinen Grund darin, daß die Konstrukteure von Diathermieapparaten fast nie in die Lage kommen, einen lebendigen Diathermiebetrieb und seine Bedürfnisse

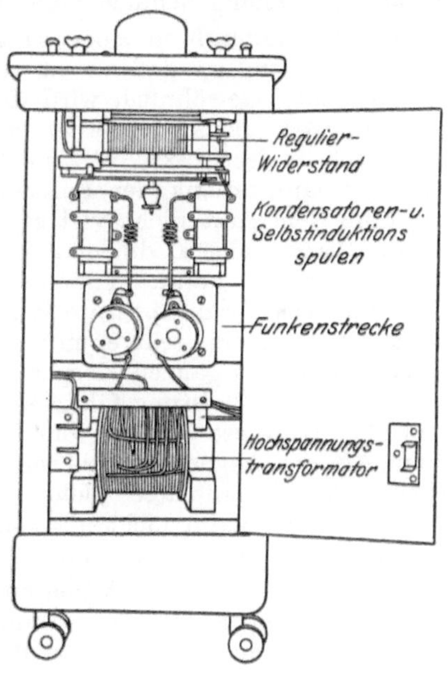

Abb. 29.
Das Innere eines Diathemieapparates (Sanitas).

aus eigener Anschauung kennenzulernen. Diese Betriebsfremdheit hat zur Folge, daß die Apparate oft ziellos umgebaut werden, was häufig gar keinen Fortschritt, sondern nur eine Veränderung, ja bisweilen sogar einen Rückschritt bedeutet. Dieses andauernde Umkonstruieren ist auch der Grund dafür, daß die Apparate, deren Beschreibung ich in die letzten Auflagen meines Buches aufnahm, bei dem Erscheinen desselben bereits veraltet waren. Das hat mich veranlaßt, von einer Beschreibung bestimmter Apparatformen überhaupt abzusehen und in folgendem nur die Forderungen zusammenzustellen, die der Arzt an einen guten Diathermieapparat stellen muß. Der Leser möge nach diesen Auseinandersetzungen selbst beurteilen, welches der für ihn geeignetste Apparat ist.

Die Bedingungen, die ein guter Diathermieapparat erfüllen soll, lassen sich in folgenden Punkten zusammenfassen:

1. Der Apparat soll einen qualitativ vollkommen einwandfreien Hochfrequenzstrom liefern, d. h. einen Strom, der neben einer reinen angenehmen Wärmeempfindung auch nicht die Spur eines „faradischen" oder sonstigen unangenehmen Gefühles auslöst.

2. Der Strom muß in einer quantitativ genügenden Menge zur Verfügung stehen, so daß er für alle therapeutisch vorkommenden Fälle ausreicht. Gewöhnlich wird die Leistung der Apparate in Watt angegeben, wozu bemerkt werden muß, daß Apparate gleicher Wattleistung sich in der Praxis oft als durchaus verschiedenwertig erweisen. Auch die Charakteristik der Leistung durch eine sogenannte „Kennlinie" kann dem Arzt nicht viel sagen. Entscheidend sind einzig und allein die Strommengen, die man bei der praktischen Anwendung des Apparates erzielen kann. Für die Behandlung einzelner Körperteile reichen die Diathermieapparate mittlerer Leistung (200—300 Watt) fast alle aus. Anders steht es mit der allgemeinen Diathermie, das ist der Erwärmung des ganzen Körpers. Da diese naturgemäß die größten Ansprüche an die Leistungsfähigkeit der Apparatur stellt, so kann sie als ein Maß für diese dienen. Ein Instrumentarium, das bei der meist geübten Art der Allgemeindiathermie mit vier Extremitäten- und einer Rücken- oder Gesäßplatte nicht mindestens eine Stromstärke von 2 Ampere liefert, kann nicht als vollwertig angesehen werden.

3. Die Handhabung des Apparates soll möglichst einfach sein und die größte Sicherheit des Patienten verbürgen. Diesbezüglich lassen viele Apparate noch manchen Wunsch offen. Insbesondere in zwei Punkten wäre eine Verbesserung dringend erwünscht. Zunächst soll die Funkenstrecke, auch wenn sie in das Innere des Kastens eingebaut ist, leicht zugänglich und ihre Funktion jederzeit gut kontrollierbar sein. Man soll den Funkenübergang sehen, damit bei dem Aussetzen einer oder der anderen Funkenstrecke die schadhafte sofort erkannt und wieder instand gesetzt werden kann. Das ist sehr erschwert, ja fast unmöglich bei jenen Apparaten, deren Funkenstrecken völlig abgekapselt sind. Der bekannte Einwand der Verkäufer, daß der Arzt mit der Funkenstrecke überhaupt nichts zu tun habe, zeigt nur von ihrer völligen Unkenntnis der wirklichen Verhältnisse.

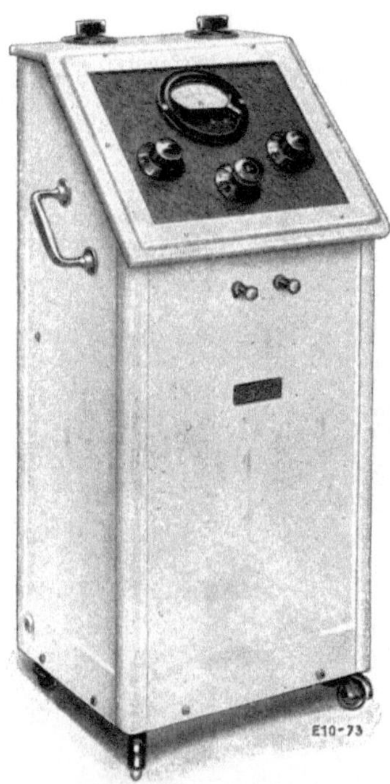

Abb. 30. Diathermieapparat mit einem Behandlungskreis (Koch & Sterzel).

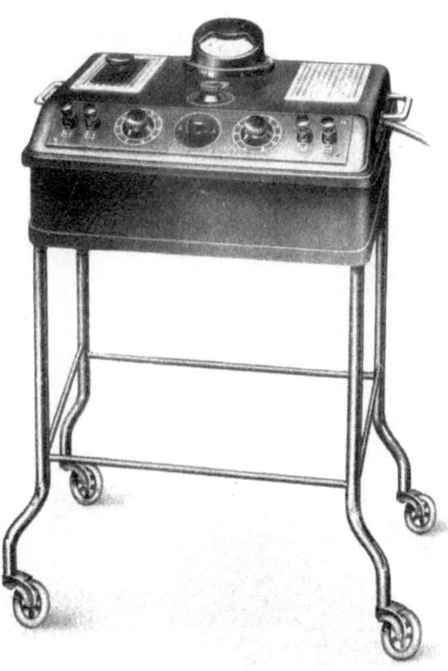

Abb. 31. Diathermieapparat mit 2 Behandlungskreisen. (Siemens-Reiniger-Veifa.)

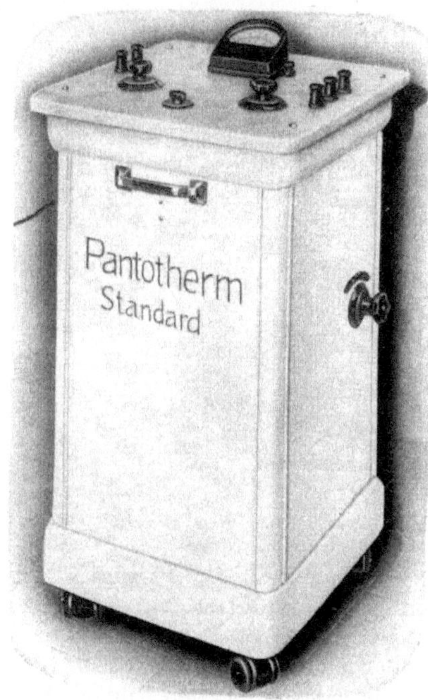

Abb. 32. Diathermieapparat mit 2 Behandlungskreisen (Sanitas).

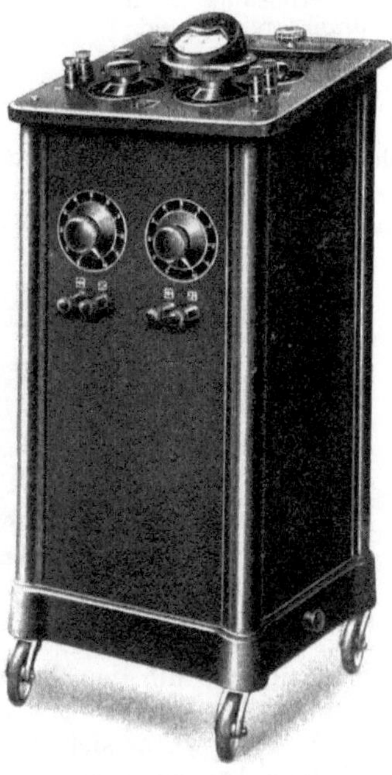

Abb. 33. Diathermieapparat mit 4 Behandlungskreisen und 1 Amperemeter. (Siemens-Reiniger-Veifa.)

Die zweite ärztlich ebenso dringende Forderung aber ist die, daß bei dem Vorhandensein mehrerer Stromkreise jeder derselben ein eigenes Amperemeter besitze. Das gilt vor allem für die großen Apparate, die

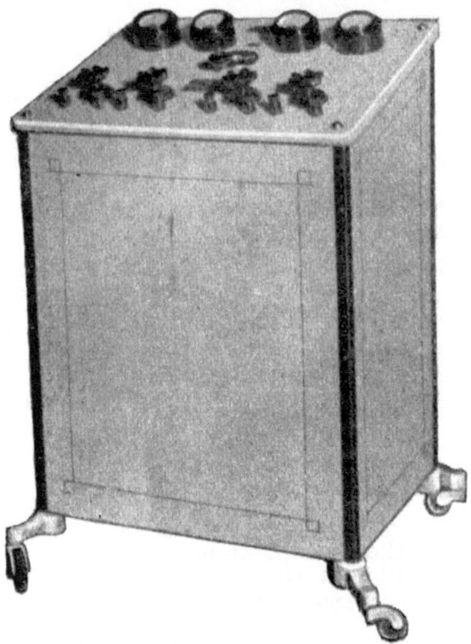

Abb. 34. Diathermieapparat mit 4 Behandlungskreisen und 4 Amperemetern. (L. Schulmeister.)

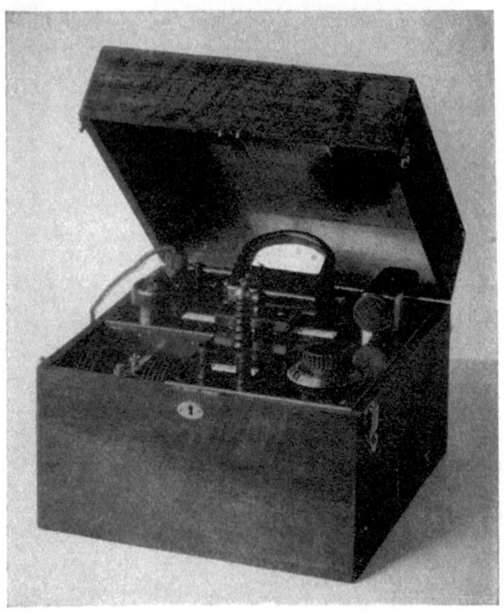

Abb. 36. Kleiner Diathermieapparat von L. Schulmeister (Wien).

zur Behandlung mehrerer Patienten dienen und die vielfach nur mit einem einzigen Meßinstrument, das auf die einzelnen Teilkreise umschaltbar ist, ausgerüstet sind. Das ist eine Art der Sparsamkeit aus

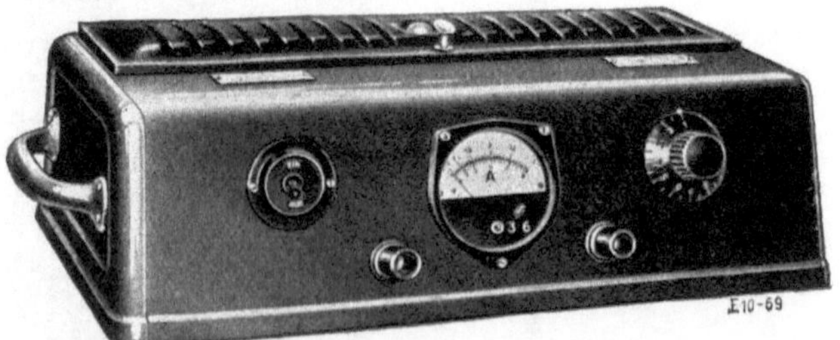

Abb. 35. Kleiner Diathermieapparat von Koch & Sterzel.

Konkurrenzgründen, die den Betrieb ungeheuer behindert und gleichzeitig den Patienten gefährdet. Nirgends ist eine Sparsamkeit weniger am Platze als dort, wo es sich um die Sicherheit des Kranken handelt.

Verschiedene Apparattypen. Die im Handel vorkommenden Apparate lassen sich nach ihrer Leistungsfähigkeit in drei Gruppen einreihen.

Die Normaltype mit einer durchschnittlichen Leistung von 200—300 Watt ist für die Behandlung eines, im Notfall auch zweier Patienten bestimmt und eignet sich dementsprechend für die Ordination des

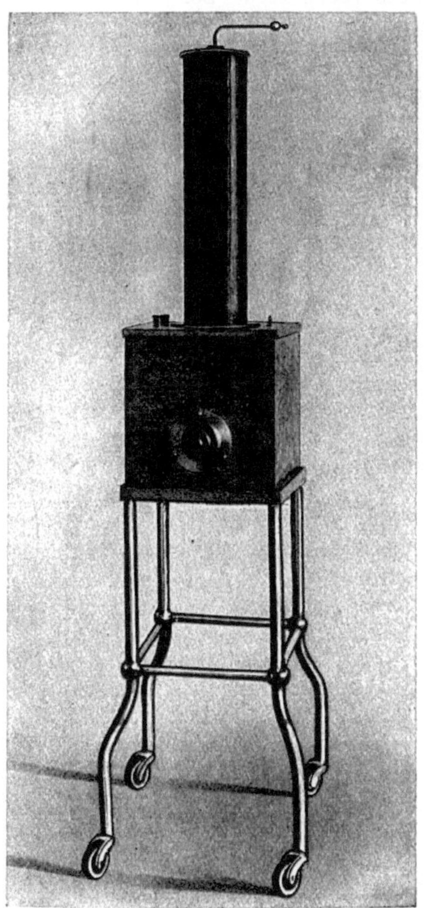

Abb. 37. Zusatzapparat zur Arsonvalisation. (Koch & Sterzel.)

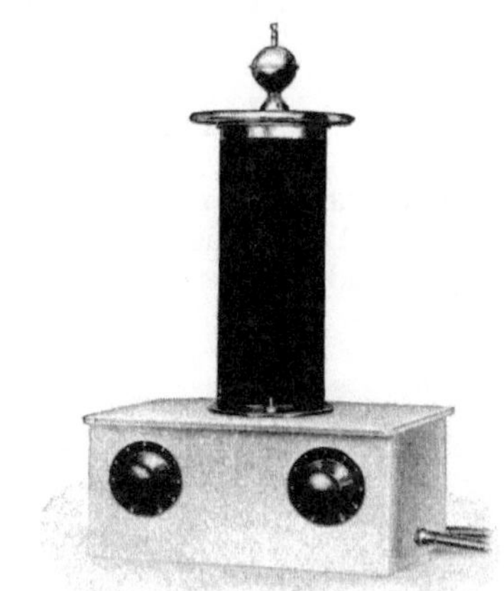

Abb. 38. Zusatzapparat zur Arsonvalisation. (Siemens-Reiniger-Veifa.)

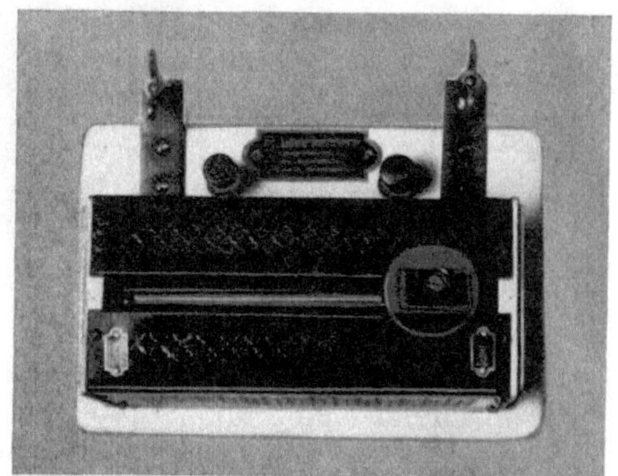

Abb. 39. Verteilerwiderstand. (L. Schulmeister.)

praktischen Arztes (Abb. 30—32).   Ihr Stromverbrauch beträgt etwa 1000 Watt.

Für größere Ansprüche, wie sie in Ambulatorien von Krankenhäusern oder Krankenkassen gestellt werden, sind stärkere Apparate mit einer Durchschnittsleistung von 500—600 Watt vorgesehen, mit denen man zwei oder auch drei Kranke gleichzeitig behandeln kann (Abb. 33 u. 34). Ihre Stromaufnahme aus dem Netz beträgt etwa 2000 Watt.

Schließlich gibt es auch ganz kleine, tragbare Diathermieapparate, die wegen ihres geringen Stromverbrauches an jeden Lichtkontakt angeschlossen werden können, die aber natürlich auch dementsprechend weniger leisten (Abb. 35 u. 36). Sie dienen vornehmlich zur Koagulation, wie sie für kosmetische und urologische Zwecke in Frage kommt. Günstigenfalls lassen sich mit ihnen kleinere Körperteile behandeln.

III. Die Hilfsapparate.

Der Zusatzapparat zur Arsonvalisation. Um die Diathermieapparate auch für die Arsonvalisation, also für die älteren Methoden der Hochfrequenzbehandlung verwenden zu können, haben einige Firmen zu ihren Apparaten Zusatzinstrumentarien gebaut (Abb. 37 u. 38). Diese haben den Zweck, die von dem Diathermieapparat gelieferten elektrischen Schwingungen, die eine Spannung von einigen Hundert Volt haben, auf eine Spannung von einigen Hunderttausend Volt zu bringen, um sie in dieser Form auch zur Funken- und Effluvienbehandlung geeignet zu machen. Der Zusatzapparat ist also nichts anderes als ein Hochspannungstransformator nach dem System Tesla oder Oudin. Sehr viele französische und amerikanische Firmen statten ihre Diathermieapparate grundsätzlich mit solchen Hochspannungstransformatoren aus, so daß sie für beide Formen der Hochfrequenztherapie brauchbar sind.

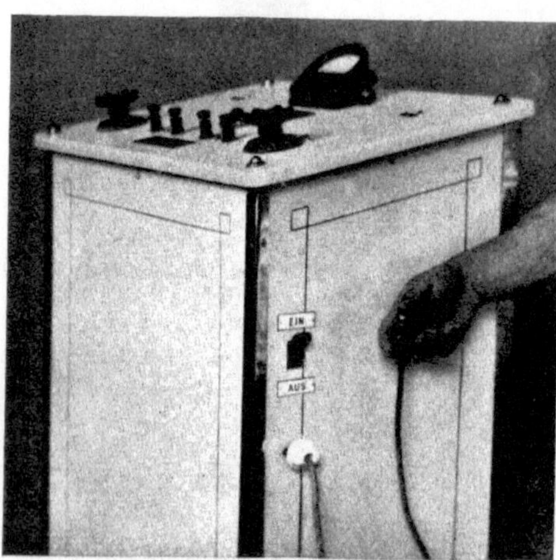
Abb. 40. Relaisschalter in einem Diathermieapparat eingebaut.

Der Verteilerwiderstand ist ein gewöhnlicher Drahtwiderstand mit verschiebbarem Kontakt (Abb. 39). Er ermöglicht es, wenn man von einem Klemmenpaar eines Diathermieapparates zwei Kreise abzweigt, die Stromstärke in diesen nach Wunsch zu regulieren und zwar dadurch, daß man in jenem Kreis, in dem die Stromstärke zu hoch ansteigen würde, Widerstand vorlegt (s. S. 61). Bei jenen Diathermieapparaten, welche zwei oder mehr regulierbare Kreise haben, ist das natürlich auch ohne besonderen Zusatzwiderstand möglich.

Der Relaisschalter von Kowarschik. Auf meine Veranlassung haben verschiedene Firmen Schalter konstruiert, die es dem Patienten ermöglichen, im Moment der Gefahr den Strom des Diathermieapparates selbst abzustellen (Abb. 40). Da die Unterbrechung des Stromes, wenn es nicht zu starken faradischen Reizerscheinungen kommen soll, nur im Primärkreis erfolgen darf, der Strom aber, der in diesem fließt, eine solche Stärke hat, daß er mit einem gewöhnlichen Lichtschalter nicht gefahrlos unterbrochen werden kann, so war hiezu ein besonderer Relaisschalter notwendig, der folgendermaßen konstruiert ist. Die Primärleitung geht einpolig zu einem Kontakt, der durch einen kleinen Elektromagneten geöffnet werden kann. Dieser Elektromagnet wird nun durch einen Schwachstrom betätigt, der durch einen Klingeltransformator aus dem Netz gewonnen wird und dessen Spannung nicht mehr als 6 Volt beträgt. Dieser Schwachstrom geht durch eine Schnurleitung zu einem kleinen Birntaster, den man dem Kranken in die Hand gibt. Drückt dieser auf den Taster, so tritt der Elektromagnet in Funktion und unterbricht den Strom. Der Strom kann erst wieder durch Niederdrücken eines besonderen Hebels geschlossen werden, nicht aber dadurch,

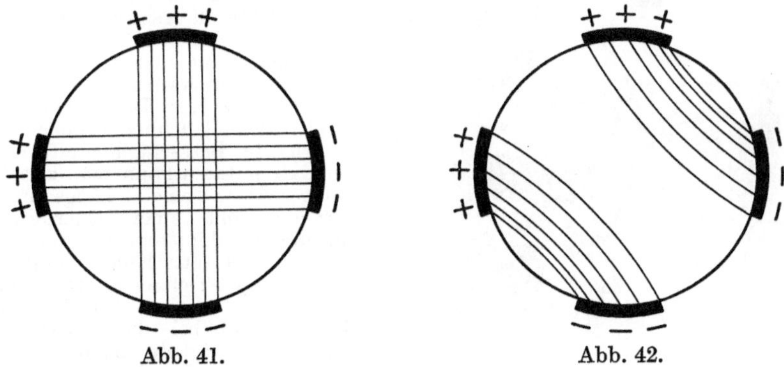

Abb. 41.   Abb. 42.

daß der Kranke ein zweites Mal auf den Taster drückt, was er ja in der Aufregung möglicherweise tun könnte. Mit dem Relaisschalter läßt sich auch ein optisches oder akustisches Signal verbinden, das in dem Augenblicke ausgelöst wird, wo der Strom durch den Schalter abgestellt wird. Der Schalter ist in Verbindung mit jedem Diathermieapparat verwendbar oder kann auch in diesen eingebaut werden.

Der Alternator von Bucky. Um eine möglichst intensive Wärmeentwicklung in der Tiefe einer Gewebsmasse zu erzielen, kann man sich auch einer Technik bedienen, die der Kreuzfeuerbestrahlung in der Röntgen- und Radiumtherapie nachgeahmt ist und die darum als Kreuzfeuerdiathermie oder mit Rücksicht darauf, daß die Erwärmung hierbei vorzüglich im Zentrum eines Körperteiles auftritt, auch als zentrale Diathermie bezeichnet wird. Man führt sie in der Weise aus, daß man durch das zu behandelnde Gebilde zwei Ströme schickt, deren Stromlinien sich in der Tiefe kreuzen. Dadurch wird hier die Erwärmung am stärksten.

Das Nächstliegende wäre es, dieses Ziel in der Weise anzustreben, daß man an den zu behandelnden Körperteil zwei Elektrodenpaare derart anlegt, daß ihre Verbindungslinien senkrecht aufeinander stehen (Abb. 41). Verbindet man dann diese vier Elektroden so mit dem Apparat, daß die einander gegenüberliegenden Platten entgegengesetzte Polarität haben, so könnte man hoffen, daß zwei Teilströme durch den Körper fließen, die sich in der Mitte desselben kreuzen. Leider aber ist dies nicht der Fall. Warum? Da wir vier Elektroden aber nur zwei Pole haben, so läßt es sich in gar keiner Weise vermeiden, daß bei der beschriebenen Anordnung nicht nur zwei gegenüberliegende, sondern auch zwei benachbarte Elektroden entgegengesetzte Polarität besitzen. Der Strom hat dadurch zwei Möglichkeiten, einerseits die, diametral den Körper zu durchsetzen, andererseits auch die, von einer Elektrode zur Nachbarelektrode zu gehen. Da der letztere Weg der kürzere ist und daher den geringeren Widerstand bietet, wird er ihn vorzugsweise wählen und es wird also gerade das Gegenteil von dem zustande kommen, was wir wollten, nämlich eine stärkere Erwärmung der peripheren Teile (Abb. 42).

Schlußfolgerung: Wollen wir die beiden Ströme zwingen, die Körpermasse quer zu durchsetzen, dann brauchen wir entweder zwei Diathermieapparate, die zwei voneinander unabhängige Stromkreise liefern, oder wir müssen, wenn wir uns eines einzigen Apparates bedienen, die Spannung desselben hintereinander, nicht gleichzeitig, an die beiden Elektrodenpaare legen, so daß abwechselnd das eine, dann das andere in den Stromkreis eingeschaltet wird. Das bezweckt der Alternator von Bucky (Abb. 43). Es ist dies eine Vorrichtung, welche den Strom mittels eines kleinen Motors in rascher Folge automatisch von dem einen Elektrodenpaar auf das andere umschaltet.

Mit Hilfe dieses Apparates hat man die Möglichkeit, Körperteile in zwei aufeinander senkrechten Richtungen zu durchwärmen, was insbesondere bei der Diathermie der Brust-, der Bauchhöhle oder des Beckens in Betracht kommt. An den Extremitäten kann man zweckmäßigerweise eine Längsdurchwärmung mit einer Querdurchwärmung kombinieren, um so, sagen wir z. B. bei einer Kniebehandlung eine intensive Tiefenwirkung zu erzielen. Man vergesse jedoch dabei niemals, daß bei dieser Art der Technik die stärkste Erwärmung in der Tiefe des Gewebes und nicht wie gewöhnlich in der unter der Elektrode liegenden Haut auftritt, so daß die Temperatur dieser nicht mehr als ein Sicherheitsfaktor gegen etwaige Tiefenschädigungen verwertet werden kann.

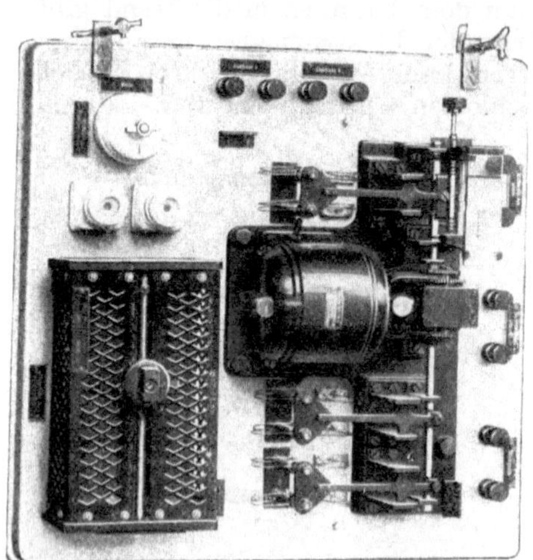

Abb. 43. Alternator von Bucky.
(Siemens-Reiniger-Veifa.)

IV. Die Elektroden.

Feuchte oder trockene Elektroden? Ursprünglich verwendete man zur Diathermie sowie zur Galvanisation und Faradisation nur feuchte Elektroden. Man benützte Platten oder Netze aus Metall, die man mit feuchtem Stoff umhüllte oder wenigstens unterlegte, daneben Polster aus natürlichen oder solche aus Gummischwämmen, Mooskissen, die man mit Kochsalzlösung durchtränkte, oder auch Lederbeutel, die mit feinem Bleischrott oder Quecksilber gefüllt waren und die in gleicher Weise angefeuchtet wurden. Zimmern empfahl plastisch knetbare Elektroden aus Tonerde, Belot schlug eine pneumatische Elektrode vor, ein flaches Luftkissen, das auf einer Seite eine metallische Belegung hat, welche beim Gebrauch noch mit einer mehrfachen Lage feuchten Stoffes unterschichtet wird. Diese und manch andere Elektroden standen in Verwendung. Wir können sie heute alle als unbrauchbar ablehnen.

Man scheute sich lange Zeit, metallisch blanke Elektroden direkt auf die Haut zu legen in der Besorgnis, dadurch eine Verbrennung zu erzeugen. Man hatte dabei stets die „Verbrennungen" vor Augen, welche bei der Galvanisation durch Benützung nackter Metallplatten entstehen. Nun ist diese Analogie aber ganz und gar unzutreffend. Die Verbrennung, besser gesagt die Verätzung bei der Galvanisation, ist durch Elektrolyse bedingt, durch die Alkalien, die an der Kathode durch die Säuren, die an der Anode zur Abscheidung gelangen, und ist natürlich etwas ganz anderes als die Verbrennung, die bei der Diathermie durch übermäßige Erwärmung zustande kommt. Diese ist durch einen thermischen, jene durch einen chemischen Vorgang verursacht. Die Angst vor der Verbrennung beruhte also auf einer falschen Voraussetzung, und es ist darum als ein großer Fortschritt anzusehen, als zuerst von Bergonié und Kowarschik in richtiger Erkenntnis dieser Tatsache metallisch blanke Elektroden für die Diathermie in Vorschlag gebracht wurden. Bergonié empfahl Folien aus Zinn (Stanniol), Kowarschik dünne Platten aus Blei. Die praktische Erfahrung zeigte bald, daß die Verbrennungsgefahr bei diesen Metallelektroden ungleich geringer ist als bei den früher gebräuchlichen feuchten Elektroden.

Wenn die Metallelektroden vielleicht auch nicht ganz die Anpassungsfähigkeit feuchter Stoffelektroden besitzen, so haben sie doch so große Vorzüge, daß sie jeder anderen Elektrodenform überlegen sind. Zunächst ist es die Einfachheit, die Reinlichkeit und die Sauberkeit, welche sie auszeichnen. Da dieselben Elektroden meist abwechselnd für verschiedene Kranke Verwendung finden, so ist die Möglichkeit einer genauen Reinigung eine dringende Forderung der Hygiene. Im Zusammenhang mit der Einfachheit steht auch die Billigkeit nackter Metallplatten gegenüber anderen Elektrodenformen. Der größte Vorzug der Metallelektroden ist aber ihr gutes Leitvermögen für den elektrischen Strom. Alle feuchten Elektroden haben einen hohen elektrischen Widerstand, einen Widerstand, der fast stets größer ist als der der Haut. Sie erhitzen sich infolgedessen bald so sehr, daß ihre eigene Temperatur die der Haut übersteigt. Sie wirken dann wie ein heißer Umschlag und führen der Haut, die sich an und für sich stark erwärmt, noch von außen Wärme zu. Die Folge davon ist, daß das Hitzegefühl, das der Patient an der Auflagestelle der Elektroden verspürt, bald unerträglich wird und den Arzt zwingt, die Stromstärke zu vermindern.

Ganz anders bei den Metallelektroden. Diese erwärmen sich selbst infolge ihres ausgezeichneten Leitvermögens so gut wie gar nicht. Wenn sie trotzdem warm werden, so geschieht das nur dadurch, daß sie der Haut Wärme entziehen, diese also gleichsam kühlen. Dadurch wird die Gefahr einer Verbrennung aber wesentlich vermindert. Da es in der Praxis fast stets die Erwärmung der Haut ist, welche die Größe der anwendbaren Stromstärke bestimmt, so wird durch eine solche Kühlung gleichzeitig die Möglichkeit gegeben, größere Stromstärken anzuwenden und so eine ausgiebigere Erwärmung in der Tiefe zu erzielen.

Ich habe seiner Zeit auf die Bedeutung hingewiesen, welche das gute Leitvermögen einfacher Metallelektroden für die Kühlung der Haut und damit für eine gleichmäßige Tiefenwirkung besitzt. Ich konnte dies auch experimentell erweisen. Man kann sich leicht einen homogenen elektrolytischen Leiter

erzeugen, wenn man Tonerde (Bolus alba) mit Kochsalzlösung zu einer plasti-
schen Masse anrührt. Preßt man diese Masse dann zwischen zwei Glasscheiben,
so bekommt man je nach der Größe der Scheiben und der Dicke der Tonerd-
schicht prismatische Körper, an die man seitlich kleine Elektroden anlegen kann.
Durch dünne Thermometer, welche man an verschiedenen Punkten in die Masse
einsenkt, kann man sich über die fortschreitende Erwärmung im Innern derselben unterrichten. Abb. 44 zeigt eine solche Anordnung.

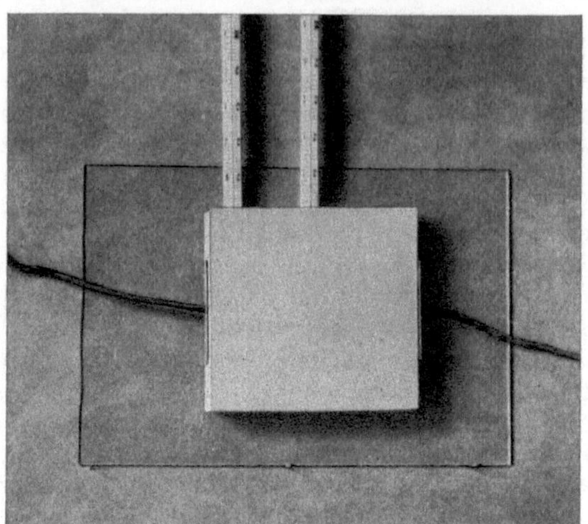

Abb. 44. Durchwärmung eines Tonerdemodells.

Ich gebe nun im folgenden die Resultate zweier Versuche wieder, welche gemacht
wurden, um den Unterschied der Erwärmung bei Verwendung blanker und feuchter
Elektroden zu zeigen. Im ersten Fall bestanden die Elektroden aus Bleiplättchen,
welche direkt an die Tonerde angedrückt wurden, im zweiten Fall wurden die
gleichen Plättchen benützt, doch unterlegt mit einer zehnfachen Schicht von
Filtrierpapier, das mit gewöhnlichem Wasser angefeuchtet worden war. Im übrigen
waren die Bedingungen bei beiden Versuchen ganz die gleichen: Größe der Elektroden 40 × 15 mm, Abstand derselben 80 mm, also das Doppelte der Elektroden-
länge, Stromstärke 0,6 Ampere. Die beiden nachstehenden Tabellen geben die
Erwärmung der Masse, in Intervallen von je einer Minute gemessen, einerseits
unmittelbar unter der Elektrode, andererseits in der Mitte der Strombahn.

<table>
<tr><th colspan="4">Versuch I:
Metallelektroden blank.</th><th colspan="4">Versuch II:
Metallelektroden mit feuchter Unterlage.</th></tr>
<tr><th rowspan="3">Zeit
in Mi-
nuten</th><th colspan="2">Temperatur</th><th rowspan="3">Unter-
schied</th><th rowspan="3">Zeit
in Mi-
nuten</th><th colspan="2">Temperatur</th><th rowspan="3">Unter-
schied</th></tr>
<tr><th>unter der
Elektrode</th><th>in der
Mitte</th><th>unter der
Elektrode</th><th>in der
Mitte</th></tr>
<tr><td>0</td><td>22°</td><td>22°</td><td>0°</td><td>0</td><td>21°</td><td>21°</td><td>0°</td></tr>
<tr><td>1</td><td>23°</td><td>22°</td><td>1°</td><td>1</td><td>25°</td><td>21,5°</td><td>3,5°</td></tr>
<tr><td>2</td><td>24°</td><td>23°</td><td>1°</td><td>2</td><td>31,5°</td><td>22°</td><td>9,5°</td></tr>
<tr><td>3</td><td>25°</td><td>24°</td><td>1°</td><td>3</td><td>37°</td><td>23°</td><td>14°</td></tr>
<tr><td>4</td><td>26°</td><td>24,5°</td><td>1,5°</td><td>4</td><td>41°</td><td>24°</td><td>17°</td></tr>
<tr><td>5</td><td>26,5°</td><td>25°</td><td>1,5°</td><td>5</td><td>43°</td><td>25,5°</td><td>17,5°</td></tr>
<tr><td>6</td><td>27°</td><td>25,5°</td><td>1,5°</td><td>6</td><td>45°</td><td>27°</td><td>18°</td></tr>
<tr><td>7</td><td>28°</td><td>26°</td><td>2°</td><td>7</td><td>46°</td><td>28°</td><td>18°</td></tr>
<tr><td>8</td><td>28,5°</td><td>27°</td><td>1,5°</td><td>8</td><td>47°</td><td>29°</td><td>18°</td></tr>
<tr><td>9</td><td>29°</td><td>27°</td><td>2°</td><td>9</td><td>48°</td><td>30°</td><td>18°</td></tr>
<tr><td>10</td><td>29,5°</td><td>28°</td><td>1,5°</td><td>10</td><td>48,5°</td><td>31°</td><td>17,5°</td></tr>
</table>

Im ersten Versuch ist die Durchwärmung der Masse eine fast gleichmäßige. Im Innern des Leiters ist die Temperatur infolge der Streuung der Stromlinien zwar um ein Geringes niedriger als unter der Elektrode, der Unterschied beträgt aber nie mehr als 1,5—2° C. Im zweiten Versuch dagegen, bei dem feuchte Elektroden verwendet wurden, ist die Differenz bereits nach der ersten Minute 3,5° C und erreicht am Ende des Versuches 17,5° C. Die Ungleichmäßigkeit der Durchwärmung wird durch die Überhitzung der peripheren Zone bedingt. Während die Temperaturen im Innern des Leiters in beiden Fällen nur wenig voneinander abweichen (28° gegen 31° C), sind die Randtemperaturen (29,5° gegen 48° C) um nicht weniger als 18,5° voneinander verschieden. Diese Unterschiede sind in die Augen springend und zeigen zur Genüge die Überlegenheit der blanken Elektroden.

Jeder, der die eminenten Vorzüge der Metallelektroden aus eigener Anschauung kennen lernt, nachdem er sich früher so wie ich selbst mit feuchten Elektroden herumgeplagt hat, wird es darum kaum mehr verständlich finden, daß es heute noch Firmen gibt, welche Elektroden mit Stoffüberzügen empfehlen, oder Ärzte, welche sie verwenden.

Die Bleielektroden von Kowarschik bestehen aus Bleiplatten, welche eine Dicke von 0,5 mm haben (Abb. 45). Ihre Ecken sind abgerundet, weil erfahrungsgemäß an ihnen am häufigsten Stechen oder Brennen auftritt. Als Formate empfehlen sich nachstehende Größen:

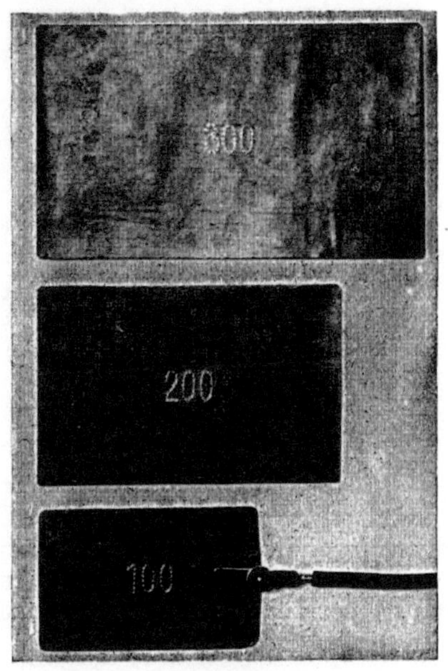

Abb. 45. Bleielektroden von Kowarschik.

Breite	Länge	Flächeninhalt in cm²
6	8	50 (genau 48)
8	12	100 (genau 96)
10	15	150
12	17	200 (genau 204)
12	21	250 (genau 252)
14	22	300 (genau 308)
16	25	400
18	28	500 (genau 504)
20	30	600

Diese Elektrodengrößen sind so gewählt, daß ihre Oberfläche in Quadratzentimetern genau oder wenigstens stark angenähert einer runden Zahl entspricht. Der Flächeninhalt kann auf der Platte mittels durchstochener Zahlen vermerkt werden. Die Verwendung von Elektroden ganz bestimmter Größe entspringt nicht einem pedantischen Ordnungssinn, sondern hat einen großen praktischen Vorteil. Dadurch allein wird eine exakte objektive Dosierung ermöglicht, d. h. eine genaue Angabe der Stromstärke, die im Einzelfall zur Anwendung kommen soll (s. S. 63). Die Benützung bestimmter Elektrodengrößen hat aber auch

weiterhin den Vorteil, daß man sich mit dem Hilfspersonal in rascher
und unzweideutiger Weise darüber verständigen kann, welche Elektroden
man gegebenenfalls angewendet wissen will. Es ist zweckmäßig, wenn
man namentlich von den kleineren Größen je zwei oder vier Stück

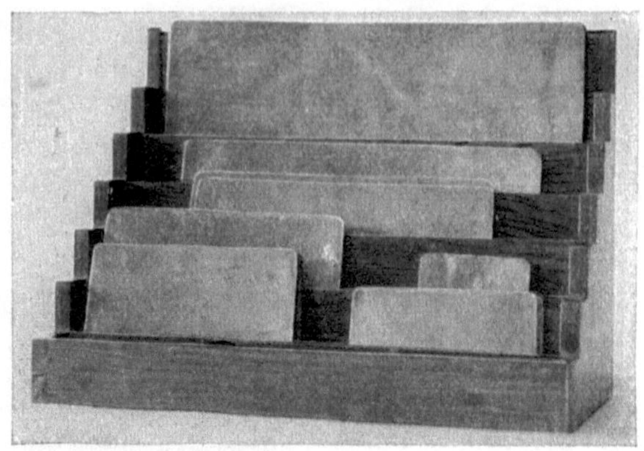

Abb. 46. Ständer für Bleielektroden.

vorrätig hält. Diese Elektroden werden in dem angegebenen Format
von allen Firmen geliefert, man kann sich dieselben aber auch selbst
aus einer für diesen Zweck vorrätig gehaltenen Bleifolie ausschneiden.

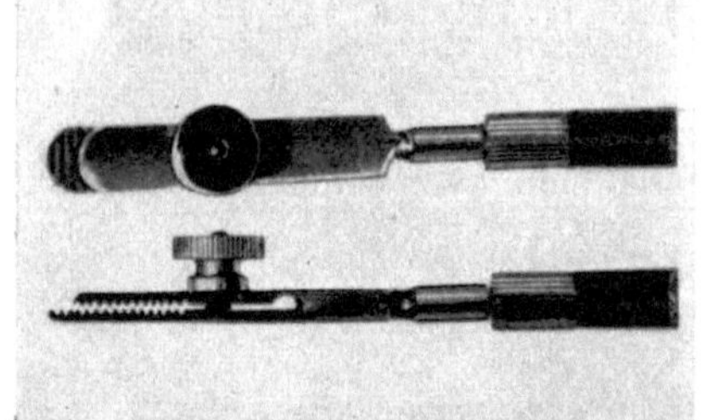

Abb. 47. Elektrodenklemme
von Kowarschik.

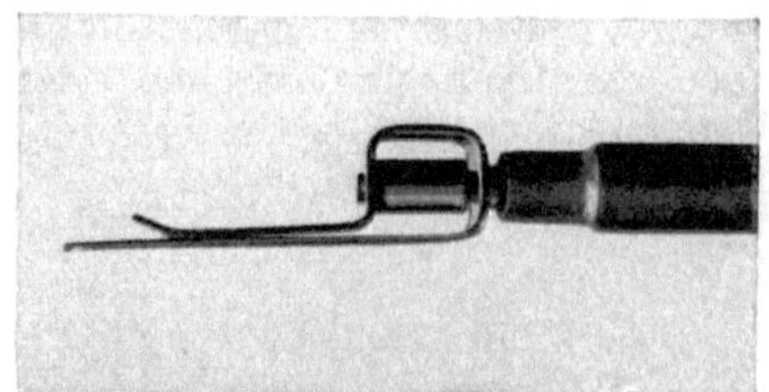

Abb. 48. Beispiel einer unzweckmäßigen
und gefährlichen Elektrodenklemme.

Die Bleiplatten lassen sich leicht mit Wasser und Seife reinigen,
was nach jeder Verwendung geschehen soll. Wenn nötig, können sie
auch ausgekocht werden. Sind sie verbogen oder verknittert, so werden
sie mit einem Lineal, einer Holzrolle oder einer Rolle, wie man sie zur
Faradisation verwendet und die man ihres Stoffüberzuges entkleidet
hat, geglättet. Zur Aufbewahrung dient am besten ein mehrfächeriger
Ständer, in welchem die Elektroden der Größe nach geordnet werden
(Abb. 46).

Christen, Bucky u. a. haben gegen die Bleielektroden den Einwand erhoben,
daß bei ihrer Anwendung durch Iontophorese Bleiionen in die Blutbahn gelangen

und zu einer Bleivergiftung Veranlassung geben könnten. Eine Iontophorese durch Diathermiestrom ist bisher durch nichts erwiesen. Trotzdem seit vielen Jahren die Bleielektroden ganz allgemein gebraucht werden, ist nicht ein einziger Fall von Bleivergiftung durch die therapeutische Anwendung dieser Elektroden bekannt geworden, so daß die erwähnten Bedenken wohl als unbegründet angesehen werden müssen.

Zum Anschluß der Elektroden an den Diathermieapparat benützt man Kabel, die genügend stark isoliert sein müssen, um einen Funkenübergang bei einer Berührung auszuschließen. Diese Kabel tragen an dem einen Ende eine Klemme, welche die Elektrodenplatten zangenartig faßt. Ich benütze seit Jahren die in Abb. 47 wiedergegebene

Abb. 49. Zinnelektrode mit Gummischwammauflage (Gummischwamm mit Metallkontakt, mit aufgelegter Zinnfolie, Gummischwamm von der Rückseite mit Kabelanschluß).

Klemme. Ihre Branchen tragen an der Innenseite ein Gebiß gleich den bekannten Gefäßklemmen, so daß ein zufälliges Abgleiten von der Elektrode ganz ausgeschlossen ist. Darauf aber ist das allergrößte Gewicht zu legen. Denn in keiner anderen Weise entstehen so leicht Verbrennungen als dadurch, daß durch einen zufälligen Zug am Kabel oder durch irgendeine Bewegung des Patienten die Elektrodenklemme während des Stromdurchganges sich von der Platte löst und mit der Haut in Berührung bleibt (Abb. 48).

Die Zinnelektroden von Bergonié. Bergonié empfahl als Elektrodenmaterial Zinn, das er in 0,1—0,2 Millimeter dicken Lamellen verwendet. Diese dünnen Metallblätter, auch Stanniol genannt, werden ohne Zwischenschaltung eines feuchten Mediums direkt der Haut aufgelegt. Da sie sich wie Papier falten lassen, so passen sie sich der Hautoberfläche sehr gut an, besonders dann, wenn man diese früher mit Seifenwasser angefeuchtet hat. Die Zinnelektroden werden überall dort am Platz sein, wo die stärkeren Bleiplatten nicht mehr die genügende Anpassungsfähigkeit besitzen, die für einen gleichmäßigen schmerzlosen Stromübergang erforderlich ist.

Auch für die Zinnelektroden können die oben beschriebenen Elektrodenklemmen unter der Voraussetzung, daß sie gut fassen, benützt werden. Um sich gegen ein mögliches Ausreißen der Stanniolfolien zu sichern, empfehle ich, nicht nur die Elektroden samt den Klemmen, sondern auch einen Teil des Kabels mit in den Verband einzuschließen. Das Anliegen der Elektroden kann man auch dadurch verbessern, daß man sie mit einer Schichte von feinem, weichem Filz oder einer Gummischwammplatte belegt, die mit in den Verband eingeschlossen werden und so einen gleichmäßigen Druck auf die Folie ausüben. In neuerer Zeit benütze ich auch 1 cm dicke Lagen aus Gummischwamm, die in der Mitte einen Metallkontakt tragen, der sich in eine den Schwamm perforierende Metallasche fortsetzt, die zum Anschluß der Elektrodenklemme dient (Abb. 49). Legt man eine solche Gummiplatte mit der

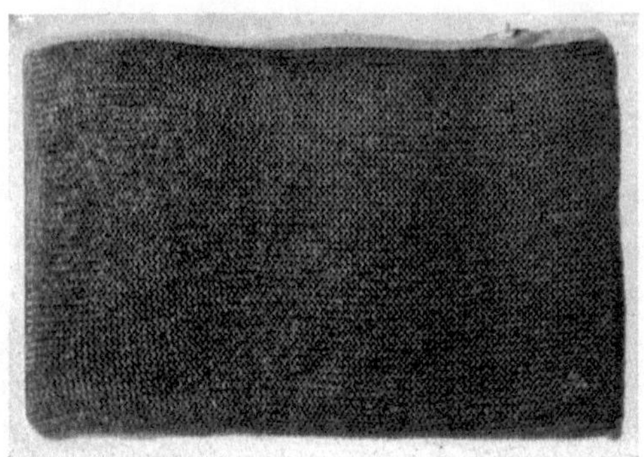

Abb. 50.   Metallnetzelektrode über eine Gummischwammplatte gespannt.

Metallscheibe auf ein Stanniolblatt, so stellt sie nicht nur eine sichere Verbindung mit dem Kabel her, sondern wirkt gleichzeitig als elastisches Kompressorium.

Es ist nicht zu leugnen, daß die Verwendung der Zinnelektroden etwas umständlicher ist als die der Bleiplatten. Ich halte es daher in der Regel so, daß ich für alle gewöhnlichen Fälle, besonders dort, wo große Elektroden notwendig sind, mich der Bleiplatten bediene und die Zinnelektroden für die Durchwärmung jener Körperteile reserviere, an denen sich Bleiplatten, wie z. B. an der Schulterwölbung, an den Zehen und dergleichen nicht gut anlegen lassen.

Metallnetz- und Metallgitterelektroden. In den letzten Jahren hat eine förmliche Hausse in der Erfindung neuer Elektrodenformen eingesetzt, offenbar bedingt durch die Erfahrung, daß viele Ärzte nicht imstande sind, mit Hilfe der gewöhnlichen Blei- oder Zinnplatten eine Diathermie klaglos durchzuführen. Man ist in dem Bestreben, Neues zu finden, zum Teil wieder auf ganz Altes, längst Vergessenes zurückgekommen. Dazu gehören die verschiedenen Metallnetz- und Metallgitterelektroden. Alle derartigen Metallgewebe haben einen grundsätzlichen Nachteil, der darin liegt, daß infolge der Durchsetzung mit Luftlücken die eigentlich wirksame metallische Kontaktfläche wesentlich reduziert wird. Dadurch wird einerseits die anwendbare Stromstärke im Vergleich zu der bei gleich großen Metallplatten vermindert, anderer-

seits kommt es infolge der ungenügenden Kontaktfläche auch leichter
zu Stechen und Brennen und das um so mehr, je feiner das Metallgewebe
ist. Man hat diesen Nachteil dadurch zu beheben versucht, daß man die
Metallnetze mit einer Stoff- oder Gummischwammlage, die angefeuchtet
wird, überdeckte oder mit diesen überhaupt zu einem Ganzen vereinigte.
Durch das in die Luftlücken des Metallgeflechtes eindringende Wasser
wird die Leitfähigkeit der Elek-
troden gebessert. So entstand
eine besonders in Amerika ge-

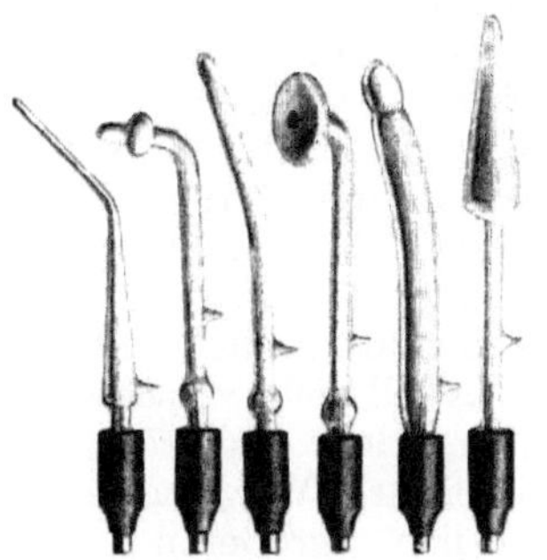

Abb. 51. Vakuumelektroden.

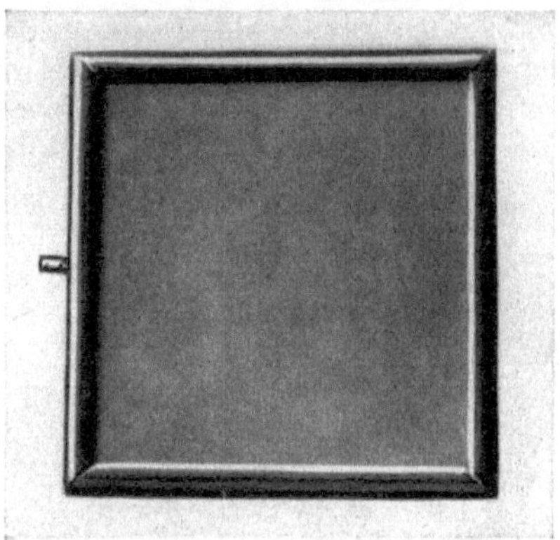

Abb. 52. Kondensatorelektrode.

brauchte Elektrodenform, die in Abb. 50 wiedergegeben ist. Eine Gummischwammplatte überzogen mit einem Metallnetz, wie es auch für Handtäschchen Verwendung findet. Es ist klar, daß solche Elektroden, die
sich mit dem Schweiß der Patienten vollsaugen und nicht entsprechend
gereinigt werden können, hygienisch nicht einwandfrei sind. Außerdem
sind sie teuer, zumal das Metallgewebe leicht einreißt und nicht mehr
repariert werden kann.

Plastische Elektroden. Auf einen alten französischen Vorschlag
greifen alle jene Therapeuten zurück, die Elektroden nach persönlicher
Abformung mit Hilfe von Gips, Plastilin, Negocoll, Modellierton usw.
herstellen. Das so gewonnene Negativ wird an der Innenseite mit einer
leitenden Schichte überzogen, indem man es entweder galvanisiert
oder mit Stanniol auslegt. Derartige Elektroden werden besonders für
die Diathermie des Gesichtes verwendet. Ob eine solche immerhin
umständliche Elektrodenherstellung sich lohnt, ist sehr fraglich. Ich
bin der Anschauung, daß ein technisch geschulter Arzt den gleichen
therapeutischen Effekt mit viel einfacheren Mitteln erreichen kann.

Vakuum- und Kondensatorelektroden. Eine Elektrodenform, wie
sie schon lange in der Hochfrequenztherapie (Arsonvalisation) Verwendung findet, sind die Vakuumelektroden (Abb. 51). Sie sind im
Grund nichts anderes als Geißlerröhren verschiedener Form, die an
einem isolierenden Handgriff aus Hartgummi befestigt werden. Man
kann sie auch in Verbindung mit einem Diathermieapparat verwenden,
wenn man den Patienten gleichzeitig mit Hilfe einer Bleiplatte oder
einer Handelektrode an den zweiten Pol des Apparates anschließt.

Streicht man mit einer Vakuumelektrode über die Haut, so kommt es zu einem leichten, jedoch ganz ungefährlichen Funkenübergang, wobei der Behandelte gleichzeitig ein mäßiges Wärmegefühl hat.

Auch eine andere seit alters her bekannte Elektrodenform, die Kondensatorelektrode (s. Kondensatorbett S. 69) kann zur Diathermie Verwendung finden. So benütze ich bisweilen eine in einem Holzrahmen eingeschlossene und von einer Glasscheibe gedeckte Bleiplatte (Abb. 52), auf die sich der Patient, und zwar bekleidet (!), setzt. Legt man nun z. B. am Unterschenkel eine Bleiplatte in der gewöhnlichen Weise an und verbindet beide Elektroden mit einem Diathermieapparat, so fließt ein Strom der Länge nach durch das Bein. Die Kondensatorsitzelektrode (Kondensatorstuhl) ersetzt also öfters eine indifferente Elektrode in bequemer Weise, weil man dabei das Auskleiden des Patienten erspart. Sie hat jedoch, und das soll nicht verschwiegen werden, den Nachteil, daß man bei ihrer Verwendung mit wesentlich größeren Spannungen arbeiten muß. Im allgemeinen haben Vakuum- und Kondensatorelektroden auf dem Gebiet der Diathermie

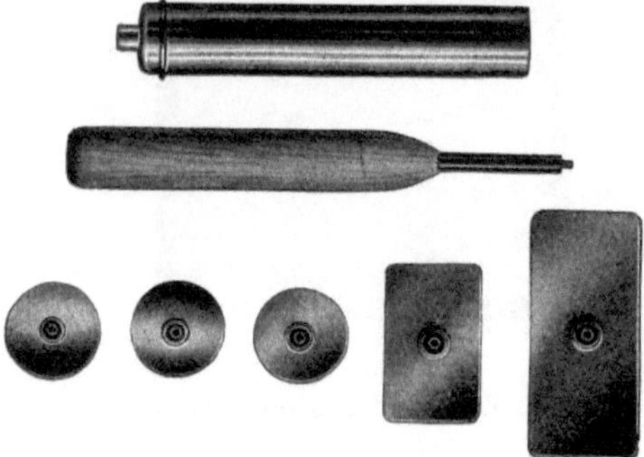

Abb. 53. Starre Metallelektroden mit Hälter.

nur sehr beschränkte Anwendungsmöglichkeiten.

Elektroden für besondere Zwecke. Mit den Blei- und Stanniolelektroden wird man in den meisten Fällen sein Auslangen finden. Für die Durchwärmung kleinster, 4 cm² nicht überschreitender Flächen kann man auch starre runde oder eckige Metallplatten verwenden, die dann an einem Elektrodenhälter von dem Arzt oder Patienten selbst gehalten werden (Abb. 53).

Zur Behandlung der weiblichen Geschlechtsorgane, der Harnröhre, Prostata u. dgl., sowie für chirurgische Zwecke sind Elektroden besonderer Form nötig, welche wir im therapeutischen Teil bei Besprechung der betreffenden Erkrankungen näher beschreiben wollen. Wie auf jedem anderen Gebiet der Elektrotherapie hat man auch für die Diathermie eine große Zahl höchst überflüssiger Elektroden konstruiert, da es von jeher der Ehrgeiz vieler Autoren war, neue Elektroden zu erfinden und sie mit ihrem Namen zu belegen. Die Abbildungen solcher Elektroden schmücken die Preislisten der verschiedenen Firmen. Je größer die Geschicklichkeit des Therapeuten, desto weniger Elektrodenformen, desto weniger Hilfsapparate wird er benötigen. Eine kleine Modifikation der vorhandenen Mittel, ein kleiner selbst gefertigter Behelf wird in vielen Fällen die Dienste kostspieliger und umständlicher Instrumentarien ersetzen. Wie anderswo gilt auch hier der Grundsatz: In der Beschränkung zeigt sich erst der Meister.

Dritter Teil.

Die Technik der Diathermie.

Einleitung.

Die Diathermieströme können therapeutisch in verschiedener Weise
verwertet werden. Einmal zur Durchwärmung des Körpers oder einzelner Teile desselben im Sinn einer Wärmebehandlung, was wir als
medizinische Anwendung bezeichnen wollen. Ein anderes Mal, um
pathologische Gebilde durch die bis zur Verbrennung gesteigerte Hitze
zu zerstören oder mit Hilfe des Hochfrequenzfunkens aus ihrem Zusammenhang zu trennen, zu exstirpieren. Hier stehen die Hochfrequenzströme im Dienste der Chirurgie.

1. Die medizinische Anwendung der Hochfrequenzströme. Als solche
hat die Diathermie die Absicht, den Körpergeweben einen gewissen
Wärmeüberschuß zuzuführen, um auf ihren Stoffwechsel anregend zu
wirken, ihre Reaktion gegen krankhafte Vorgänge zu steigern und so
die Heilung zu fördern. Soll die Diathermie diese Aufgabe erfüllen,
dann darf die Wärmezufuhr natürlich nicht jene Grenze überschreiten,
bei der die Schädigung der tierischen Zelle beginnt.

Man kann mittels der Diathermie einzelne Organe oder Körperteile
behandeln, wir sprechen dann von einer örtlichen oder lokalen Diathermie,
man kann mit ihr aber auch den Körper als Ganzes derart durchwärmen,
daß es zu einer allgemeinen Temperaturerhöhung ohne merkliche lokale
Übererwärmung an jenen Stellen, wo die Elektroden aufliegen, kommt.
Das ist das Ziel der allgemeinen Diathermie.

2. Die chirurgische Anwendung der Hochfrequenzströme. Im Gegensatz zur konservativen medizinischen Diathermie geht man hier darauf
aus, die Gewebe durch Hitze zu zerstören. Man erreicht dies dadurch,
daß man den Strom auf eine verhältnismäßig kleine Elektrodenfläche
zusammendrängt, wodurch die Stromdichte so groß wird, daß es in
kurzer Zeit zu einer Koagulation des Eiweißes in den Zellen und damit
zu einem Absterben dieser kommt. Man hat diese Anwendungsart
der Diathermie daher als Elektrokoagulation bezeichnet.

Die Hochfrequenzströme bieten aber für chirurgische Zwecke noch
eine zweite Anwendungsmöglichkeit. Läßt man aus einer feinen Nadel
Funken auf das Gewebe überspringen, so üben diese weniger eine thermische als eine mechanische Wirkung aus. Sie durchtrennen das Gewebe
wie die Schneide eines scharfen Messers, wobei die Schnittfläche eine
kaum merkbare Verschorfung zeigt. Die Verwendung des Diathermiestromes an Stelle eines Schneidewerkzeuges hat man früher Lichtbogenoperation genannt. Ich möchte dafür in Analogie zur Elektrokoagulation
den Namen Elektrotomie vorschlagen.

Die chirurgische Anwendung der Hochfrequenzströme, die sich von
derjenigen der medizinischen Diathermie wesentlich unterscheidet, wird
im Zusammenhang mit ihren Indikationen in einem eigenen Absatz
am Schluß des Buches behandelt werden. Hier soll uns nur die örtliche
und die allgemeine Diathermie als Wärmetherapie beschäftigen.

Die im folgenden gegebenen Ratschläge für das Anlegen und Befestigen der Elektroden, für die Lokalisierung und Dosierung des Diathermiestromes können natürlich nur einige der wichtigsten Richtlinien darstellen. Erlernen kann man die Technik der Diathermie niemals aus einem Buch, auch wenn dieses noch so ausführlich wäre, das ist nur durch persönlichen praktischen Unterricht möglich.

Die vollkommene Beherrschung der Technik ist allerdings die unerläßliche Voraussetzung für jeden Erfolg und es ist daher die Pflicht eines jeden, der daran gehen will, mit Diathermie zu behandeln, sich erst über die Technik des Verfahrens eingehend zu unterrichten. Es ist kein Zweifel, daß ein großer Teil der Mißerfolge nur auf die technische Unkenntnis des behandelnden Arztes zurückzuführen ist. Aber es ist auch gar kein Zweifel, und das ist noch weit schlimmer, daß fast alle Verbrennungen und sonstigen Schäden, welche durch die Diathermie erzeugt werden, ganz der gleichen Ursache entspringen.

I. Die örtliche Diathermie.

Das Anlegen, Befestigen der Elektroden u. a.

Das Anlegen der Elektroden. Die Kunst der Diathermie beruht im wesentlichen auf dem richtigen Anlegen der Elektroden. Dieses Anlegen muß einerseits so geschehen, daß der Strom auch wirklich durch das erkrankte Organ und nicht durch irgendeinen anderen Körperteil fließt, andererseits aber auch so, daß die ganze Behandlung vom Anfang bis zum Ende von dem Kranken angenehm empfunden wird. Jedes Stechen oder Brennen, jedes irgendwie unangenehme Gefühl hat stets seinen Grund in einer mangelhaften Technik. Nicht die Elektroden sind es, denen man in einem solchen Fall häufig die Schuld zuschreibt, sondern der Arzt, der sie nicht anlegen kann.

Die Elektroden sollen der Haut so genau als möglich angepaßt werden, damit der Stromübergang an allen Teilen ihrer Oberfläche ein gleichmäßiger sei. Liegt die Elektrode der Haut nicht gut auf, befindet sich zwischen ihr und der Haut an irgendeiner Stelle eine dünne Luftschichte, dann wird hier der Strom nicht kontinuierlich, sondern in Form kleinster Fünkchen übergehen, die das Gefühl des Stechens oder Brennens erzeugen. Es muß also unsere ganze Sorge darauf gerichtet sein, solche Luftzwischenräume, die gleichsam eine sekundäre Funkenstrecke darstellen, zu vermeiden. Man kann den Kontakt zwischen Elektrode und Haut dadurch verbessern, daß man die Haut mit warmem Wasser anfeuchtet. Auf ein gutes Anfeuchten wird man besonders dort achten, wo die Haut behaart ist, weil die Haare als Nichtleiter den unmittelbaren Kontakt zwischen Haut und Elektrode verhindern. In solchen Fällen erweist es sich zweckmäßig, an Stelle gewöhnlichen Wassers Seifenwasser zu verwenden und die Haare etwas einzuseifen, wodurch das Anliegen der Elektrode an der Haut wesentlich verbessert wird. Es ist nicht Bedingung, daß es gerade eine leitende Substanz sein muß, wie Wasser, welche die Bindung zwischen Haut und Elektrode herstellt. Ich habe mich überzeugt, daß man dazu ebensogut ein nichtleitendes Mittel wie Vaselin oder Öl verwenden kann, ohne den Übergangswiderstand dadurch merklich zu erhöhen (s. S. 84).

Je kleiner die Elektrodenoberfläche, um so genauer muß für eine gute Adaptierung gesorgt werden. Bei großen Elektroden wird es nicht viel ausmachen, wenn die eine oder andere Stelle nicht gut anliegt. Ist die kontaktgebende Fläche nur genügend groß, so wird trotzdem kein unangenehmes Gefühl wahrnehmbar werden.

So wie durch eine unvollkommene Anpassung kann andererseits auch dadurch, daß eine Elektrode irgendwo zu stark gegen die Haut drückt, das Gefühl von Brennen erzeugt werden. Es kommt an dieser Stelle dann zu einer übermäßigen Konzentration der Stromlinien und dadurch zu einer Überhitzung. Besondere Sorgfalt ist diesbezüglich den Elektrodenecken und Elektrodenrändern zuzuwenden, worauf wir noch später bei Besprechung der sog. Randwirkung zurückkommen werden.

Eine Metallplatte, die sich der Körperoberfläche gut anpassen soll, muß vor jedem Gebrauch auf das genaueste geglättet werden. Obwohl das außerordentlich wichtig ist, wird meiner Erfahrung nach gerade darauf sowohl von den Ärzten wie von dem Hilfspersonal wenig geachtet. Eine von vornherein zerknüllte und zerknitterte Elektrode kann sich der Haut unmöglich so anschmiegen, wie das für einen gleichmäßigen Stromübergang notwendig ist.

Ob eine Elektrode gut anliegt oder nicht, läßt sich häufig erst nach dem Einschalten des Stromes entscheiden. Klagt der Kranke über Prickeln oder Brennen, so schalte man den Strom sofort ohne jede weitere Diskussion aus. Erst dann ist es Zeit, den Kranken zu fragen, wo es brennt. In der Regel ist es eine Elektrodenecke oder -kante, an der das Brennen gefühlt wird. Vermutet man einen ungenügenden Kontakt, so genügt bisweilen ein Druck mit der flachen Hand, um den Fehler zu beheben. Tritt nach dem Einschalten des Stromes die unangenehme Empfindung neuerlich auf, so bleibt nichts übrig, als die Elektroden abzunehmen, sie frisch zu glätten und nochmals aufzulegen. Ist das unangenehme Hitzegefühl nicht lokalisiert, sondern über die ganze Fläche der Elektrode verbreitet, so bedeutet dies, daß die angewendete Stromstärke zu groß ist. Eine Verminderung derselben ist die geeignete Abhilfe.

Man vermeide es, womöglich die Elektroden an einer Stelle aufzulegen, wo sich unmittelbar unter der Haut Knochen befindet wie über der Kniescheibe, der Schienbeinkante, dem Schlüsselbein. Der Knochen bietet dem Strom einen so hohen Widerstand, daß es an solchen Stellen sehr bald zu einem unangenehmen Brennen kommt.

Das Befestigen der Elektroden. Die Elektroden bleiben in der Regel während der ganzen Zeit der Behandlung an der gleichen Stelle liegen. Um sich einerseits das Halten der Elektroden zu ersparen und andererseits ein zufälliges Abheben oder Abgleiten derselben während der Durchwärmung zu verhindern, ist es zweckmäßig, sie an dem betreffenden Körperteil anzubinden. Am geeignetsten für diesen Zweck sind Binden aus Trikot- oder Gummigewebe. Bei dem Anlegen der Binden ist darauf zu achten, daß nicht nur die ganze Elektrodenplatte, sondern auch die Elektrodenklemme mit in den Verband eingeschlossen wird, damit sie der Haut gut anliegt[1]). Denn gerade an der Stelle, wo die Elektrode mit der Klemme verbunden ist, kommt es erfahrungsgemäß sehr oft infolge ungenügenden Kontaktes zu einem unangenehmen Gefühl von Brennen. Bei Benützung von Bleiplatten wird es in vielen Fällen genügen, wenn der Kranke sich auf die Elektrode setzt oder legt, in anderen wieder wird das Auflegen eines Sandsackes diese in ihrer Lage erhalten. Besondere Federn oder Klammern, wie man sie zum Halten der Elektroden konstruiert hat, sind nicht nur überflüssig, sondern unzweckmäßig, weil ein richtig angelegter Verband eine Elektrode unter allen Umständen besser fixiert als eine Tischlerklemme oder ähnliche Hilfsmittel.

Das Verschieben der Elektroden während der Behandlung, das mit den früher gebräuchlichen Elektroden vielfach geübt wurde, ist mit den nackten Metallelektroden nicht gut ausführbar, weil diese auf der Haut nicht genügend gleiten und es bei ihrem Verschieben leicht zu einem Funkenübergang kommt. Diese Technik wird daher heute kaum mehr angewendet. Will man größere Muskelpartien erwärmen, so kann es bisweilen empfehlenswert sein, die aktive Elektrode unter kurzem Ausschalten des Stromes etappenweise zu verlagern.

Das Ein- und Ausschalten des Stromes. Bevor man den Strom einschaltet, überzeuge man sich durch einen Blick auf die Reguliervorrichtung, ob diese auf „Schwach" steht. Es könnte bei der letzten Behandlung vergessen worden sein, den Regulierhebel zurückzustellen, es könnte auch jemand denselben ohne Wissen des Arztes auf „Stark" eingestellt haben. Würde man nun in Unkenntnis dessen den Primärkreis schließen, so wäre es möglich, daß plötzlich durch den Patienten ein Strom von einer Stärke geht, der imstande ist, in wenigen Augenblicken Schaden anzurichten. Eine technische Sicherung gegen einen solchen Zufall, wie z. B. die zwangsläufige Verbindung von Schalter und Reguliervorrichtung, die es unmöglich macht den Strom abzuschalten, ehe die Regulierung auf „Schwach" gestellt wurde, wäre dringend wünschenswert. Zum mindesten aber muß gefordert werden, daß die Nullstellung der Regulierung klar und deutlich, schon von weitem erkennbar ist, was leider bei vielen Apparaten nicht der Fall ist.

Es gilt als Regel bei der Diathermie, den Strom erst dann einzuschalten, wenn die Elektroden aufliegen, andererseits die Elektroden nur dann abzuheben, wenn der Strom bereits ausgeschaltet ist. Beobachtet man diese Vorschrift nicht und hebt die Elektroden während des Stromdurchganges ab oder setzt sie erst auf, wenn sie schon unter Spannung stehen, dann kommt es in der Regel zu einer Verbrennung (s. S. 74).

Der Strom darf nach dem Einschalten nie rasch und unvermittelt, sondern nur ganz langsam auf die gewünschte Höhe gebracht werden, wobei man seinen Anstieg an der Bewegung des Amperemeterzeigers

---

[1]) Wenn in den später folgenden Abbildungen die Elektroden am Körper nur durch ein oder zwei Bindentouren gehalten erscheinen, so hat dies einen rein didaktischen Grund. Es würde sonst unmöglich sein, die richtige Lage und Form der Elektroden zu erkennen.

verfolgt. Nur so kann man einen etwaigen Defekt im Stromkreis oder ein unvollkommenes Anliegen der Elektroden erkennen, ehe daraus ein weiterer Schaden erwächst. Es ist auch unbedingt notwendig, den Kranken rechtzeitig darüber aufzuklären, daß er bei der Behandlung nichts anderes als eine angenehme Wärme empfinden dürfe und daß er jedes unangenehme Gefühl von Prickeln, Stechen oder Brennen sowie jede übermäßige Hitzeempfindung dem Arzt sofort mitzuteilen habe. Sagt man das dem Patienten nicht, so wird er diese unangenehmen Sensationen vielleicht mit in Kauf nehmen in dem Glauben, daß sie zu den unvermeidlichen Beigaben einer elektrischen Behandlung gehören, und sich möglicherweise ohne Widerspruch eine Verbrennung zufügen lassen.

Folgt der Zeiger des Amperemeters nicht alsbald der Bewegung des Regulierhebels, dann ist der Patientenstromkreis meist an irgendeiner Stelle unterbrochen und man wird gut tun, sofort wieder auszuschalten und nach der Ursache dieses Verhaltens zu forschen, wenn man nicht durch einen plötzlich auftretenden Funkenübergang an der Unterbrechungsstelle des Kreises überrascht werden will. Die Unterbrechung hat am häufigsten darin ihren Grund, daß man vergessen hat, ein oder auch beide Kabel an den Apparat anzuschließen, oder daß eine Elektrodenklemme sich gelöst oder daß ein Kabel gebrochen ist. Im Gegensatz zum Einschalten kann das Ausschalten des Stromes jederzeit auch plötzlich erfolgen, ohne daß der Patient dabei irgendein unangenehmes Gefühl oder einen elektrischen Schlag verspüren würde, wie das z. B. beim plötzlichen Ausschalten eines galvanischen Stromes der Fall ist.

Die Lokalisierung der Wärme.

Allgemeines. Es ist eine Grundbedingung, die Elektroden so anzulegen, daß der Körperteil, welcher erwärmt werden soll, in den Weg der Stromlinien fällt. Das erscheint ziemlich selbstverständlich und keiner besonderen Betonung wert, denn ein Gewebe, das vom Strom nicht durchflossen wird, kann auch nicht erwärmt werden. Wenn ich trotzdem diesen Satz an die Spitze der folgenden Ausführungen stelle und noch besonders unterstreiche, so geschieht es deshalb, weil die Erfahrung lehrt, daß gegen diese so selbstverständliche Forderung immer wieder und in geradezu unglaublicher Weise gefehlt wird. Wollen wir wissen, wie der Strom im Körperinnern fließt, dann müssen wir uns vor Augen halten, daß er stets den kürzesten gangbaren Weg von einer Elektrode zur anderen nimmt, d. h. denjenigen, welcher ihm den geringsten Widerstand bietet. Der Strom ist, wenn ich mich so ausdrücken darf, außerordentlich faul, er wählt daher stets den bequemsten Weg, er ist aber ebenso schlau und weiß diesen Weg unfehlbar zu finden. Da der Widerstand eines Leiters mit der Länge desselben wächst, so ist in einem homogenen Leiter der Weg des geringsten Widerstandes identisch mit der geradlinigen Verbindung von Elektrode zu Elektrode. Etwas verwickelter gestalten sich die Verhältnisse, wenn wir einen inhomogenen Leiter vor uns haben, einen solchen, der sich aus Widerständen verschiedener Art zusammensetzt wie der menschliche Körper.

Die dadurch bedingten Komplikationen des Stromverlaufes werden wir später besprechen, vorerst aber wollen wir uns die Grundgesetze des Stromverlaufes in einem homogenen Leiter klar machen.

Um uns den Verlauf des elektrischen Stromes graphisch zu veranschaulichen, bedienen wir uns der Stromlinien, welche beide Elektroden miteinander verbinden. Sie geben uns gleichzeitig ein Maß für die Erwärmung, denn je gedrängter sie verlaufen, desto stärker wird die Erwärmung sein und umgekehrt.

Die fortschreitende Erwärmung eines Leiters durch Diathermie können wir uns auch experimentell mit Hilfe sog. thermoskopischer Substanzen sichtbar machen. Es sind das chemische Verbindungen wie z. B. die beiden Quecksilberdoppelsalze Jodkupfer-Jodquecksilber ($Cu_2J_2 + 2\,HgJ_2$) und Jodsilber-Jodquecksilber ($2\,AgJ + 2\,HgJ_2$), welche die Eigenschaft haben, bei ihrer Erwärmung die Farbe zu verändern. Das erste der beiden Salze ist rot und wird bei einer Temperatur von etwa 70° C schwarz, das zweite Salz hat eine gelbe Farbe, die bei etwa

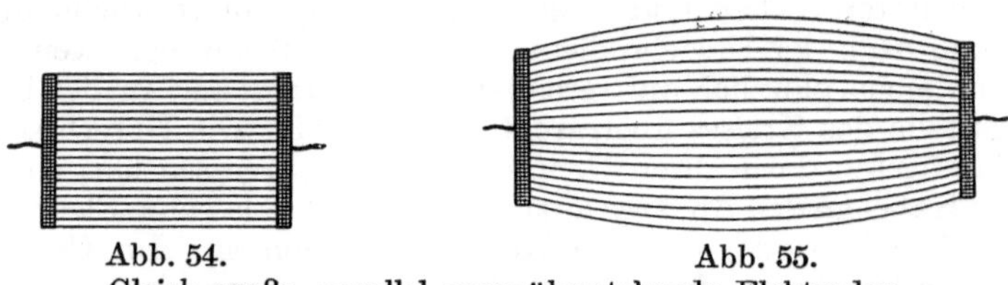

Abb. 54.   Abb. 55.

Gleich große, parallel gegenüberstehende Elektroden.

50° C in ein Orangerot umschlägt. Bucky machte den Vorschlag, 4 Teile Agar-Agar in 100 Teilen heißem Wasser zu lösen und dieser Lösung je 1 % Glyzerin und 1 % Jodsilber-Jodquecksilber zuzusetzen. Nach dem Erkalten lassen sich aus der erstarrten Masse würfelförmige oder andersgestaltete Körper herausschneiden, die man mit Hilfe kleiner angelegter Elektroden durchwärmen kann. Man macht aber dabei die unangenehme Beobachtung, daß das Versuchsobjekt bei einer Temperatur, die kaum um 10° höher ist als die der Verfärbungstemperatur des Quecksilbersalzes, sich auflöst und zerrinnt, womit der Versuch natürlich sein Ende erreicht hat. Ich habe daher zur Durchwärmung eine plastische Masse benützt, die ich mir aus Tonerde und Wasser, in welchem das Quecksilbersalz emulgiert war, herstellte. Diese Masse ist gleichfalls gelb, zeigt denselben Farbenumschlag bei der Erwärmung, verändert aber ihre Konsistenz auch bei höherer Temperatur nicht. Um ihr eine bestimmte Form zu geben, habe ich sie zwischen zwei Glasplatten gepreßt, wie dies bereits auf S. 42 beschrieben und abgebildet wurde. Diese Anordnung hat gleichzeitig den Vorteil, daß man auf der Glasplatte mit einem Hautstift die von Minute zu Minute fortschreitende Verfärbung mit einer Linie umgrenzen kann.

Stromverlauf bei gleichgroßen, parallel gegenüberstehenden Elektroden. Am einfachsten liegt die Sache, wenn wir den zu behandelnden Körperteil zwischen zwei gleichgroße Elektroden fassen können, und zwar so, daß diese einander direkt und flächenparallel gegenüberstehen. Würde der Leitungsweg überall denselben Querschnitt haben wie die Elektroden, ein Fall, der in der therapeutischen Praxis nicht vorkommt, dann müßten die Stromlinien vollkommen parallel zueinander verlaufen, die Erwärmung müßte infolgedessen überall die gleiche sein (Abb. 54). Für gewöhnlich ist der Querschnitt des Leiters größer als die Oberfläche der Elektroden. Dadurch kommt es auf dem Stromweg zu einem Auseinanderweichen, zu einer Streuung der Stromlinien (Abb. 55). Diese verlaufen unmittelbar unter den Elektroden enger beisammen als auf der Mitte der Bahn. Die Erwärmung ist daher auch unter den Elektroden eine größere.

Die Streuung ist um so stärker, je weiter der Abstand der Elektroden bei gegebener Größe derselben ist oder auch, je kleiner die Elektroden bei einem gegebenen Abstand sind. Ist der Abstand im Verhältnis zur Elektrodengröße sehr bedeutend, dann wird die Erwärmung häufig nur mehr unter den Elektroden selbst zum Ausdruck kommen, während sie auf der übrigen Strombahn kaum nachweisbar ist. Umgekehrt wird die Erwärmung um so homogener, um so gleichmäßiger sein, je kleiner der Abstand der Elektroden im Verhältnis zu ihrer Oberfläche ist.

Drei Beispiele aus einer von mir ausgeführten Versuchsreihe mögen das bestätigen. Als Durchwärmungsobjekt diente wieder feuchte Tonerde (s. S. 42). Die Elektrodengröße (80 × 55 mm) und die Stromstärke (600 Milliampere) waren in allen drei Versuchen gleich. Verschieden war nur der Abstand der Elektroden, der im ersten Fall 40 mm, im zweiten Fall 80 mm und im dritten Fall 120 mm betrug. Dementsprechend war auch die Streuung der Stromlinien eine verschiedene, wie sich aus dem Unterschied der Temperaturen einerseits unter der Elektrode und andererseits in der Mitte des Leiters ergibt. Während im ersten Versuch der Unterschied durchschnittlich 1° C beträgt, bewegt er sich im zweiten zwischen 2,5—3,0 und erreicht im dritten die Höhe von 3,5—4,0.

Versuch I: Elektrodenabstand 4 cm.

Zeit	Temperatur unter d. Elektrode	in der Mitte	Unterschied
0	21°	21°	0°
1	23°	22°	1°
2	25°	24°	1°
3	26,5°	25,5°	1°
4	28°	26,5°	1,5°
5	29°	28°	1°
6	30°	29°	1°
7	31,5°	30,5°	1°
8	32°	31°	1°
9	34°	33°	1°
10	34°	33°	1°
11	35°	34°	1°
12	36°	35°	1°
13	36,5°	35,5°	1°
14	37°	36°	1°
15	37,5°	36,5°	1°

Versuch II: Elektrodenabstand 8 cm.

Zeit	Temperatur unter d. Elektrode	in der Mitte	Unterschied
0	20°	20°	0°
1	22°	21°	1°
2	23,5°	22°	1,5°
3	25°	23°	2°
4	26°	23,5°	2,5°
5	27°	24°	3°
6	27,5°	25°	2,5°
7	28,5°	26,5°	2,5°
8	29°	26,5°	2°
9	30°	27°	3°
10	30,5°	28°	2,5°
11	31°	28°	3°
12	31,5°	29°	2,5°
13	32°	29,5°	2,5°
14	33°	30°	3°
15	33°	31,5°	2,5°

Versuch III: Elektrodenabstand 12 cm.

Zeit	Temperatur unter d. Elektrode	in der Mitte	Unterschied
0	19°	19°	0°
1	21°	20°	1°
2	22,5°	21°	1,5°
3	24°	21,5°	2,5°
4	25°	22°	3°
5	26°	23°	3°
6	27°	24°	3°
7	28°	24°	4°
8	28,5°	25°	3,5°
9	29,5°	25,5°	4°
10	30°	26°	4°
11	31°	27°	4°
12	31°	28°	3°
13	32°	28°	4°
14	32,5°	29°	3,5°
15	33°	29°	4°

Daraus ergibt sich für die Diathermie die Regel, daß man, um eine möglichst gleichmäßige Tiefenwirkung zu erzielen, die Elektroden um so größer wählen muß, je weiter sie voneinander abstehen. Die Streuung kann praktisch nur dort vernachlässigt werden, wo unter der Annahme quadratischer oder kreisrunder Elektroden die Entfernung derselben voneinander das $1^1/_2$fache ihres Flächendurchmessers nicht überschreitet.

Ein besonderer Fall der Wärmelokalisation ist dann gegeben, wenn der Strom auf seinem Wege einen Querschnitt passiert, der kleiner ist als die Oberfläche der Elektroden. Es werden sich dann in diesem Querschnitt die Stromlinien wie in einem Engpaß zusammendrängen und daselbst das Maximum der Erwärmung erzeugen (Abb. 56). Nimmt man z. B. zylindrische Elektroden in beide Hände, so wird beim Stromdurchgang die stärkste Erwärmung in den Handgelenken und im distalen Teil des Unterarmes auftreten, da hier der Querschnitt der Strombahn am kleinsten ist. Eine ähnliche Erscheinung beobachtet man, wenn man beide Füße auf je eine Fußplatte stellt; es wird in diesem Fall die stärkste Erwärmung in den Sprunggelenken und unmittelbar über diesen fühlbar werden.

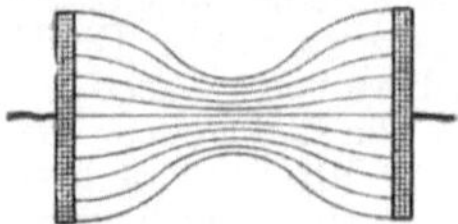 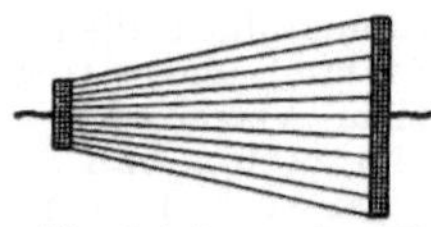

Abb. 56. Einengung der Strombahn.   Abb. 57. Ungleich große Elektroden.

Stromverlauf bei ungleich großen, parallel gegenüberstehenden Elektroden. Verwendet man zwei ungleich große Elektroden, die man einander parallel gegenüberstellt, dann wird die Erwärmung unter der kleineren Elektrode entsprechend der höheren Stromdichte eine stärkere

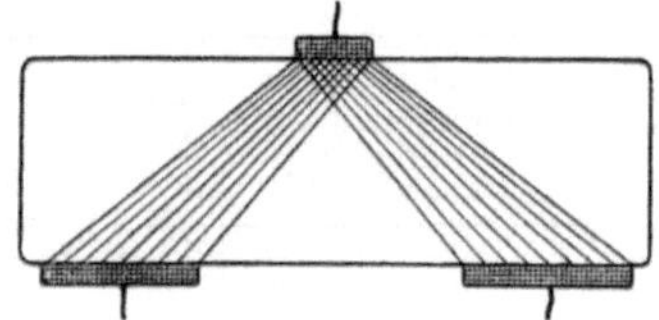

Abb. 58. Die richtende Kraft der inaktiven Elektrode bei verschiedenerLage derselben.

sein als unter der größeren (Abb. 57). Man kann das Größenverhältnis beider Elektroden so wählen, daß die Erwärmung unter der größeren kaum merkbar ist, während sie unter der kleineren bereits die gewünschte Stärke erreicht hat. Die letztere Elektrode bezeichnet man dann als aktive oder differente, die erstere als inaktive oder indifferente. Um in der therapeutischen Praxis einen deutlich merkbaren Unterschied in der Erwärmung zu erzielen, muß die inaktive Elektrode wenigstens doppelt so groß sein als die aktive. Ist sie größer, so ist natürlich nichts dagegen einzuwenden. Wenn die inaktive Elektrode sich auch nicht unmittelbar an der Erwärmung beteiligt, so ist es doch nicht gleichgültig, an welcher Körperstelle sie aufgelegt wird. Ihre Lage hat nämlich eine richtende Kraft auf die von der aktiven Elektrode ausgehenden Stromlinien, indem sie dieselben nach einer bestimmten Richtung lenkt. Man wird die inaktive Elektrode daher stets so lagern, daß das zu behandelnde Organ in den Strahlenkegel der Stromlinien fällt. Abb. 58 zeigt die Verschiebung dieses Strahlenkegels bei verschiedener Lage der inaktiven Elektrode.

Die Behandlung mit zwei ungleich großen Elektroden wird man überall dort wählen, wo es von vornherein ausgeschlossen ist, den zu behandelnden Körperteil für sich allein zwischen die Elektroden zu fassen. Man begnügt sich dann, die kleinere Elektrode so nahe als möglich an das Organ, das durchwärmt werden soll, heranzubringen, während man die größere Elektrode ihr gegenüberstellt. Das geschieht z. B. bei der Behandlung von Wirbelgelenken, wobei man eine kleinere Elektrode über die erkrankten Gelenke, eine größere ihr gegenüber auf die Vorderseite des Rumpfes legt. Die letztere Elektrode hat die Aufgabe, die von der rückwärtigen Elektrode ausgehenden Stromlinien durch die Wirbelgelenke zu führen. Diese müssen daher in der geraden Verbindungslinie der beiden Elektroden liegen. Ähnlich ist die Anordnung bei der Durchwärmung der Lumbalmuskeln wegen Lumbago oder bei der Behandlung anderer Muskelpartien am Rumpf, bei der Diathermie des Auges, des Ohres usw.

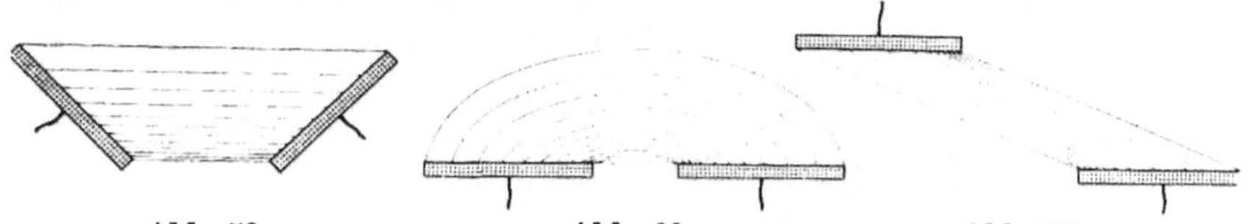

Abb. 59. Abb. 60. Abb. 61.
Gegeneinander geneigte oder verschobene Elektroden.

Stromverlauf bei gegeneinander geneigten Elektroden. Nicht immer ist es möglich, beide Elektroden einander direkt und parallel gegenüberzustellen, häufig werden sie unter einem Winkel gegeneinander geneigt oder gegeneinander verschoben angelegt werden müssen. Die sich daraus ergebenden Verhältnisse sind für die Praxis von außerordentlicher Wichtigkeit. Wenn zwei Elektroden gegeneinander eine Winkelstellung einnehmen (Abb. 59), dann ist der Weg zwischen den einander näherliegenden Kanten kürzer als zwischen den voneinander abgekehrten, und da der Strom die kürzere, weil bequemere Verbindung vorzieht, so werden sich die Stromlinien vorwiegend auf die eine Elektrodenhälfte legen. Das wird um so mehr der Fall sein, je größer der Neigungswinkel ist.

Das Extrem der Neigung ist dann erreicht, wenn beide Elektroden in derselben Ebene liegen (Abb. 60). Es kommen dann für die Stromführung ausschließlich die einander zugekehrten Elektrodenteile in Betracht, was praktisch gleichbedeutend ist mit einer Verkleinerung der Elektrodenoberfläche. Die Erwärmung wird dort am stärksten sein, wo die Stromlinien am dichtesten in den Körper übertreten. Das ist entlang der einander zugekehrten Elektrodenränder der Fall. Längs dieser kommt es leicht zu einer Überhitzung, während gleichzeitig eine Tiefenwirkung ausbleibt. Es kann eine Verbrennung in der zwischen den Elektroden liegenden Hautzone auftreten, die also nicht der Auflagestelle der Elektroden entspricht, was für denjenigen, der diese besonderen Verhältnisse des Stromverlaufes nicht beachtet, stets überraschend wirkt. Diese unerwünschte einseitige Lokalisierung der Erwärmung bezeichnet man als Randwirkung. Sie ist um so ausgesprochener, je näher die Elektroden einander liegen und tritt etwas weniger in

Erscheinung, wenn die Elektroden weiter voneinander entfernt sind. Die gleiche Randwirkung beobachten wir auch, wenn wir zwei einander gegenüberstehende Elektroden parallel zueinander verschieben, wie dies aus der Abb. 61 ohne weiteres verständlich sein dürfte.

Winkelstellungen der Elektroden lassen sich häufig bei der Behandlung, insbesondere bei der Längsdurchwärmung der Extremitäten nicht umgehen. Legt man hier die eine Elektrode manschettenförmig an, so ergibt sich leicht an jenem Rand, der der anderen Elektrode zugekehrt ist, eine Überhitzung. Wo irgend möglich, wird man daher die Kantenstellung der Elektroden zu vermeiden suchen. Es wäre z. B. ein grober Fehler, wollte man eine lumbale Myalgie in der Weise behandeln, daß man beiderseits von der Wirbelsäule je eine Platte auflegt. Da beide Elektroden in einer Ebene liegen, ergibt sich der in Abb. 60 dargestellte Fall. Der Strom hat keine Veranlassung, die dicke Schicht der Rückenmuskeln zu durchsetzen und die Wirbelsäule zu umkreisen, um zur

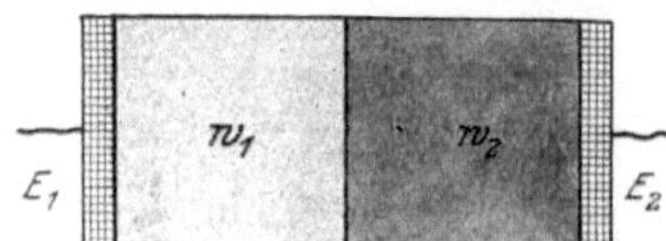

Abb. 62. Reihenschaltung zweier
Widerstände.

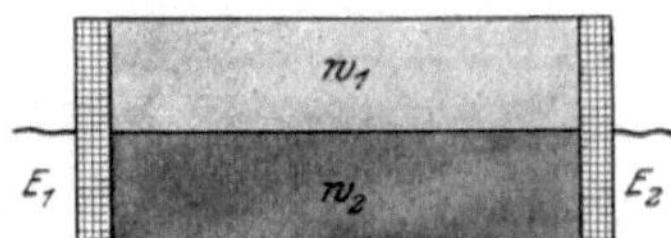

Abb. 63. Parallelschaltung zweier
Widerstände.

anderen Elektrode zu gelangen. Er geht vielmehr direkt über die zwischen den Elektroden liegende Hautbrücke und kann hier eine schwere Verbrennung erzeugen. Die Durchwärmung der Rückenmuskeln kann nur so erfolgen, daß man eine kleinere aktive Elektrode auf den Rücken und eine größere inaktive ihr gegenüber auf den Bauch legt.

Stromverlauf in zusammengesetzten (inhomogenen) Leitern. Haben wir es nicht mit einem homogenen, sondern mit einem Leiter zu tun, der sich aus verschiedenen Widerständen zusammensetzt, so wird der Stromlinienverlauf und damit die Erwärmung sowohl von der Größe dieser Widerstände wie von ihrer Anordnung im Stromkreis beeinflußt. Die Anordnung kann unter Umständen eine sehr komplizierte sein, immer aber läßt sie sich auf zwei Grundformen zurückführen. Die eine ist die, daß die Widerstände hintereinander oder in Reihe geschaltet sind, die zweite, daß sie neben oder parallel zueinander liegen. Diese zwei Möglichkeiten wollen wir nun betrachten.

1. Die Reihenschaltung. Sind die beiden Widerstände w_1 und w_2 hintereinander oder in Reihe geschaltet (Abb. 62), so müssen sie von dem Strom, und zwar von demselben Strom nacheinander durchsetzt werden. Die Stromstärke (i) ist auf dem ganzen Stromweg dieselbe, ein Fundamentalsatz der Elektrizitätslehre. Denn wäre dem nicht so, dann müßte es an irgendeiner Stelle zu einer Anhäufung von Elektrizität, zu einer statischen Aufladung kommen, was nicht der Fall ist. Wollen wir die in beiden Widerständen entwickelten Wärmemengen nach dem Jouleschen Gesetz $(W = k \cdot i^2 \cdot w \cdot t)$ berechnen, so haben wir also für die Stromstärke i, desgleichen auch für die Zeit t dieselben Werte

einzusetzen, verschieden sind nur die Widerstände w_1 und w_2. Es ist somit ohne weiteres klar, daß sich die gebildeten Wärmemengen proportional den Widerständen verhalten werden: Der Leiter von größerem Widerstand erwärmt sich stärker.

2. Die Parallelschaltung. Ganz anders gestalten sich die Verhältnisse, wenn wir die beiden Widerstände w_1 und w_2 nebeneinander oder parallel schalten (Abb. 63). Jetzt stehen dem elektrischen Strom zwei Wege offen. Er wird sich auf diese nach den Kirchhoffschen Regeln derart verteilen, daß sich die beiden Teilströme in ihrer Stärke umgekehrt verhalten wie die Widerstände ihrer Wege. Wir haben also in beiden Leitern nicht allein verschiedene Widerstände so wie im ersten Fall, wir haben außerdem noch verschiedene Stromstärken. Um die dadurch für die Rechnung sich ergebenden Schwierigkeiten zu umgehen, können wir mit Hilfe des Ohmschen Gesetzes die eine dieser Größen, d. i. die Stromstärke aus der Gleichung eliminieren und an ihre Stelle die an den Elektroden herrschende Spannung e einführen. Diese ist ja für beide Leitungswege ganz die gleiche.

$$i = \frac{e}{w} \quad \text{(Ohmsches Gesetz)}.$$

$$W = k \cdot i^2 wt = k \frac{e^2}{w^2} wt = k \frac{e^2}{w} t.$$

Wir ersehen daraus, daß bei gleicher Spannung und Zeit die gebildete Wärme sich umgekehrt zur Größe des Widerstandes verhält. Es tritt somit jetzt gerade das Gegenteil von dem ein, was wir im ersten Fall beobachteten: Der Leiter von geringerem Widerstand erwärmt sich stärker.

Die beiden hier beschriebenen Schaltungsarten sind auch für die Erwärmung der verschiedenen Körpergewebe bei der Diathermie von Bedeutung, wenn die Verhältnisse in der Praxis auch keineswegs so einfach liegen, wie dies häufig dargestellt wird. So hat man als Beispiel einer Reihenschaltung die Querdurchströmung einer Extremität angeführt, sagen wir derart, daß eine Elektrode an die Vorderseite, eine zweite an die Rückseite des Oberschenkels gelegt wird, wobei man die Haut, das Unterhautzellgewebe, die Muskeln, die Blutgefäße, Knochen usw. als hintereinander geschaltete Leiter ansah. Dieser Vergleich ist aber sehr anfechtbar. Wohl müssen Haut und Unterhautzellgewebe der Reihe nach vom Strom durchsetzt werden, dann aber stimmt die Sache nicht mehr, denn Muskeln, Blutgefäße, Nerven und Knochen sind ebensogut nebeneinander wie hintereinander geschaltet. Es ist kein Zweifel, daß der Strom die schlechtleitenden Gewebe, wie Knochen und Nerven, wenn möglich auf parallelen Wegen, insbesondere über die gut leitenden Muskelmassen, umgehen wird, statt sie hintereinander zu durchfließen. Die Erwärmung wird sich daher keineswegs proportional den Widerständen dieser Gewebe verhalten, wie wir bei einer Reihenschaltung erwarten müßten.

Ein Beispiel für die Parallelschaltung sollte die Längsdurchströmung einer Extremität sein. Auch dieser Vergleich ist sehr hinkend. Legen wir eine Elektrode an der Hand, eine zweite an der Schulter an, so wird der Strom zunächst die Haut und das Unterhautzellgewebe passieren müssen; diese sind gleichsam Vorschaltwiderstände und hintereinander geschaltet. Erst nach Überwindung dieser beiden kann er sich über den Querschnitt der Extremität parallel auf die verschiedenen Gewebe verteilen. Wir haben es also auch hier mit einer Kombination von Reihen- und Parallelschaltung zu tun. Daraus ist wohl zur Genüge ersichtlich, daß die Verhältnisse im menschlichen Körper ungeheuer kompliziert sind und daß es nicht angeht, sie einfach zu schematisieren, wie das vielfach geschehen ist, um daraus Schlüsse auf die Erwärmung der einzelnen Gewebe zu ziehen.

Stromverlauf in mehreren Stromkreisen (Stromteilung). In der Praxis haben wir bisweilen die Aufgabe zu lösen, zwei verschiedene Körperteile an demselben Kranken oder auch zwei Kranke gleichzeitig

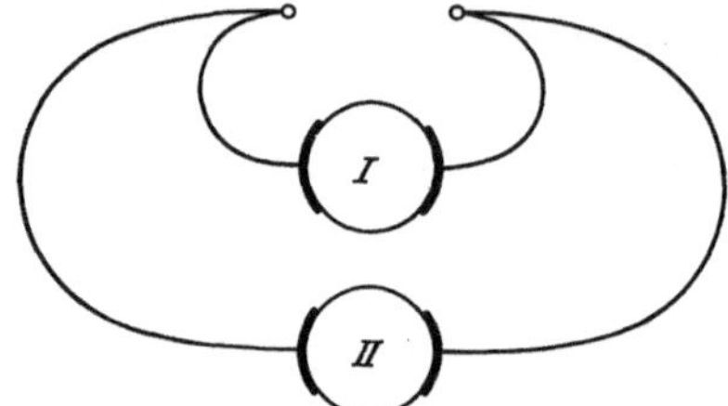

Abb. 64. Parallelschaltung ohne Verteilerwiderstand.

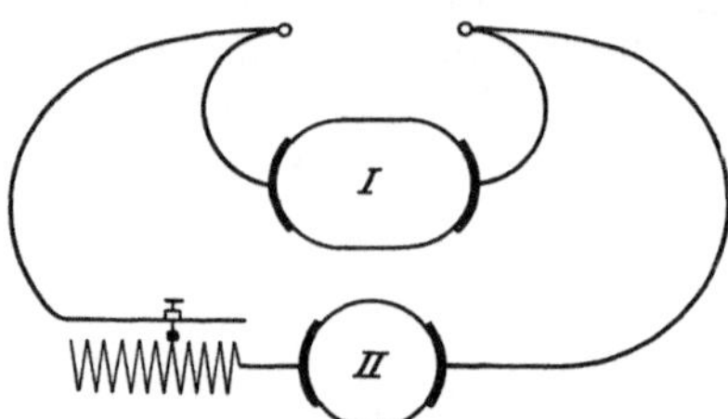

Abb. 65. Parallelschaltung mit Verteilerwiderstand.

mit demselben Apparat zu behandeln. In diesem Fall müssen wir den von dem Apparat gelieferten Strom in zwei Teilströme zerlegen, die wir einzeln den beiden Behandlungsobjekten zuführen. Das Gesetz, nach dem sich elektrische Ströme teilen, wurde von Kirchhoff festgelegt. Sein Inhalt ist im wesentlichen folgender: Teilt sich ein Strom in zwei Zweige und haben die Leitungswege dieser den gleichen Widerstand, dann werden auch die Teilströme die gleiche Größe, d. h. die gleiche Stromstärke haben. Anders, wenn die Widerstände in beiden Kreisen verschieden sind. Dann wird dort, wo der Widerstand kleiner ist, der größere Stromanteil fließen und umgekehrt. Mathematisch ausgedrückt: Die Größe der Teilströme verhält sich umgekehrt proportional zur Größe der Widerstände, was wir bereits im vorigen Absatz kurz ausgeführt haben. Wir wollen dies an zwei praktischen Beispielen näher erörtern.

Nehmen wir an, wir hätten bei einem Kranken zwei Kniegelenke mit einem Apparat zu behandeln, der nur einen einzigen therapeutischen Stromkreis besitzt. Dann würden wir das eine Gelenk in der üblichen Weise mit Elektroden versehen und diese an den Apparat anschließen. In gleicher Weise würden wir dann auch das zweite Gelenk mit Elektroden ausrüsten und deren Kabel an dasselbe Klemmenpaar legen, unbekümmert darum, daß hier bereits zwei Kabel angeschlossen sind. Es ergibt sich dann die in Abb. 64 schematisch wiedergegebene Schaltung. Der Strom teilt sich an der einen Klemme in zwei Teile, von denen jeder durch ein Kniegelenk geht, um sich an der anderen Klemme wieder zu vereinen. Da es sich hier um zwei symmetrische Körperteile handelt, die praktisch genommen den gleichen Widerstand haben, so wird auch durch jedes Kniegelenk der gleiche Stromanteil, d. h. die Hälfte des Gesamtstromes fließen. Zeigt das Amperemeter des Apparates eine Stromstärke von 2 Ampere, so dürfen wir annehmen, daß jedes Gelenk die Hälfte des Stromes, also 1 Ampere erhält.

Nicht ganz so einfach ist die Sache, wenn wir zwei verschiedenartige Körperteile, etwa ein Kniegelenk und einen Arm gleichzeitig zu durchwärmen hätten. Da wir es hier mit verschiedenen Widerständen zu tun haben, so wird eine einfache Parallelschaltung nicht mehr ausreichen, um in beiden Behandlungsobjekten ohne weiteres die gewünschte Erwärmung zu erzielen. Wir müssen, um diese zu erreichen, die Möglichkeit haben, die Stromstärke in beiden Kreisen nach Bedarf ändern zu können. Das erreichen wir z. B., wenn wir in beide Teilkreise je einen veränderbaren Widerstand einschalten. Ja, es würde sogar ein einziger Widerstand genügen, den wir in jenen Kreis legen, der in seiner Erwärmung dem anderen vorauseilt (Abb. 65). Dadurch können wir die Stromstärke hier etwas dämpfen. Diesem Zweck dienen die sogenannten Verteilerwiderstände (S. 38).

Bei vielen Diathermieapparaten ist übrigens die Möglichkeit, zwei verschiedene Körperstellen synchron zu behandeln, von vornherein dadurch gegeben, daß sie zwei Stromkreise mit gesonderter Regulierung besitzen. Bei größeren Apparaten sind selbst drei oder vier solcher Stromkreise vorgesehen. Das Arbeiten mit solchen Apparaten ist allerdings nicht so einfach, als dies im ersten Augenblick scheinen mag. Das wird dadurch bedingt, daß die einzelnen Teilkreise aus einem gemeinsamen Hauptkreis abzweigen und sich infolgedessen in einer für den Arzt sehr unangenehmen Weise gegenseitig beeinflussen. Ändert man die Stromstärke in dem einen Zweig, so verändert sie sich ungewollt auch in dem anderen. Immerhin kann man bei einiger Geschicklichkeit durch mehrmaliges Hin- und Herregulieren die entsprechende Stromstärke in zwei Kreisen ausbalancieren. Wesentlich komplizierter wird die Aufgabe bereits bei drei Stromkreisen. Bei vier Stromkreisen, wie sie manche Apparate besitzen, ist die Konfusion aber bereits eine vollendete, zumal dann, wenn nur ein einziges Amperemeter vorhanden ist.

Die Dosierung der Wärme.

Allgemeines. Wir besitzen leider zur Zeit kein Mittel, um bei therapeutischen Durchwärmungen die in der Tiefe des Gewebes durch die Diathermie erzeugte Temperaturerhöhung direkt zu messen. Wir müssen uns daher begnügen, die erzielte Wärmewirkung schätzungsweise zu beurteilen. Hierzu haben wir zwei objektive Anhaltspunkte, einerseits die verwendete Stromstärke, andererseits die Behandlungsdauer. Wie wir wissen, ist nach dem Jouleschen Gesetz $(W = 0{,}24\ i^2\ wt)$ die gebildete Wärme von drei Größen, der Stromstärke (i), der Zeitdauer (t) und dem Widerstand (w) abhängig. Während man den Widerstand als eine Größe ansehen darf, die durch die besonderen Verhältnisse gegeben ist, sind die Stromstärke und die Zeitdauer der Durchströmung unserem Belieben überlassen. Sie können uns daher als Mittel der Dosierung dienen und wir wollen im folgenden diese beiden Möglichkeiten des Näheren besprechen.

Die Stromstärke, die wir bei der Diathermie anwenden, ist wesentlich größer als die bei jeder anderen Methode der Elektrotherapie; sie schwankt zwischen 100—3000 Milliampere. Es ist das etwa das 1000fache jener Intensität, die wir bei der Behandlung mit niederfrequentem Wechselstrom, bei der Faradisation, zur Anwendung bringen.

Für die Dosierung des Stromes ist im besonderen folgendes im Auge zu behalten. Die erzielte Erwärmung steigt nicht in einem einfachen geraden, sondern in einem quadratischen Verhältnis zur Stromstärke, das will sagen, eine Stromstärke von 1 Ampere gibt nicht doppelt soviel Wärme als eine solche von 0,5 Ampere, sondern viermal soviel. Dieses eigenartige Verhältnis verdient darum besonders betont zu werden, weil wir bei jeder anderen Anwendung des elektrischen Stromes, wenn wir die Stromstärke verdoppeln, nur mit einer Verdoppelung der Stromwirkung rechnen. Das quadratische Ansteigen der Wärmewirkung erklärt es auch, daß Patienten, welche eine bestimmte Stärke des Diathermiestromes noch ganz gut vertragen, bei einer geringen Steigerung desselben schon über unangenehmes Hitzegefühl klagen, daß also die Grenze der Toleranz eine ziemlich scharfe ist.

Die Stromstärke, die wir therapeutisch verwenden, wird durch verschiedene Faktoren bestimmt. Vornehmlich sind es zwei, welche in Betracht kommen: 1. Die Elektrodengröße. 2. Die Art der Erkrankung.

1. Die Elektrodengröße. Je größer die Oberfläche der Elektrode ist, die wir zur Behandlung wählen, um so mehr Strom müssen wir verwenden, wenn wir eine bestimmte Erwärmung erzielen wollen, denn die Erwärmung hängt nicht allein von der Stromstärke ab, die uns das Amperemeter anzeigt, sondern auch von der Größe der Elektroden, die wir im gegebenen Fall benützen. Ein Ampere in Verbindung mit Elektroden von 100 cm² Oberfläche ergibt eine bestimmte in der Regel hinreichende Erwärmung. Ein Ampere mit doppelt so großen Elektroden (200 cm²) angewendet, ergibt eine ungleich geringere Wärmewirkung. Es besteht also eine enge Beziehung zwischen Stromstärke und Elektrodengröße. Das Verhältnis beider zueinander, Stromstärke (in Milliampere) zur Elektrodengröße (in Quadratzentimeter), bezeichnen wir als Stromdichte oder auch als relative Stromstärke, weil es uns die einem Quadratzentimeter entsprechende Stromstärke angibt. Angaben von Stromstärken ohne gleichzeitige Angabe der Elektrodengröße, wie man sie so häufig in der Literatur findet, sind demnach sinnlos.

Man könnte nach den obigen Ausführungen vielleicht geneigt sein, zu glauben, daß die gleiche Stromdichte auch stets die gleiche Wärmeempfindung auslöst. Unter dieser Voraussetzung wäre es möglich, eine für alle oder wenigstens die meisten Fälle geeignete Stromdichte festzulegen. Das ist leider nicht der Fall, und zwar deshalb nicht, weil die Wärmeempfindung auch bei gleicher Stromdichte verschieden ist, je nachdem man größere oder kleinere Elektroden verwendet. Wird bei einer Elektrode von 100 cm² eine Stromstärke von 1 Ampere angenehm empfunden, so wäre es ein Irrtum, anzunehmen, daß bei einer Elektrode von 200 cm² eine Stromstärke von 2 Ampere das gleiche Wärmegefühl erzeugt. Trotzdem die Stromdichte (1000 : 100 = 2000 : 200) dieselbe ist, wird in letzterem Fall die Wärmeempfindung eine ungleich stärkere, ja meist schon unerträgliche sein. Es beruht dies offenbar darauf, daß bei sensiblen und thermischen Reizen die Empfindungsgröße unter sonst gleichen Bedingungen mit der Größe der von dem Reiz getroffenen Hautoberfläche wächst. So wird ein Hand- oder Fußbad von 40° C von den meisten Menschen anstandslos vertragen, während ein Vollbad gleicher Temperatur für viele unerträglich ist.

Benützt man gewohnheitsmäßig Elektroden von ganz bestimmter Größe, z. B. jene Formate, die auf S. 43 angegeben wurden, dann wird man bald feststellen können, daß jeder Größe eine bestimmte Stromstärke zugeordnet ist. Unter der Annahme, daß man zwei gleich große, einander parallel gegenüberstehende Elektroden verwendet, gilt nachstehendes Dosierungsgesetz. Die maximale Stromstärke beträgt für Elektroden von

50 cm²	0,5 Ampere
100 cm²	1,0 Ampere
200 cm²	1,5 Ampere
300 cm²	2,0 Ampere

Wie das für die Maximaldosen stark wirkender Medikamente gilt, sollen diese Zahlen nur die obere Grenze der zulässigen Stromstärke angeben, die nicht ohne Gefahr überschritten werden darf, sie sollen aber keineswegs besagen, daß diese Stromstärken unter allen Umständen angewendet werden sollen. In vielen Fällen wird man sich mit einer geringeren Dosierung begnügen.

Der Gebrauch bestimmter Elektrodenformen von bekanntem Flächeninhalt erhöht wesentlich die Sicherheit der Dosierung und ist besonders dem Anfänger zu empfehlen, dem begreiflicherweise die Abschätzung der richtigen Stromstärke einige Schwierigkeiten macht. Benützt man, wie das viele Ärzte tun, Elektroden, die man sich irregulär bloß nach Augenmaß zurechtschneidet, so bleibt man bei der Bemessung der Stromstärke immer unsicher, und ist vorwiegend auf die subjektiven Angaben der Kranken angewiesen.

Die Ausführung einer Diathermie muß genau so exakt angeordnet werden wie die Verschreibung irgendeines Medikamentes. Etwa derart: Diathermie des linken Kniegelenkes, 2 Elektroden zu 100 cm² 0,8 A., 20 Minuten. Nie darf man die Wahl der anzuwendenden Stromstärke dem Hilfspersonal oder gar dem Kranken überlassen, wie das vielfach geschieht. Tut man dies, dann ist man auch für den Schaden verantwortlich, der aus einem solchen Vorgehen möglicherweise erwächst.

Zu den oben angeführten maximalen Stromdosen wäre noch folgendes zu bemerken. Die Angaben gelten, wie bereits erwähnt, unter der Voraussetzung, daß die Elektroden einander parallel oder wenigstens annähernd parallel gegenüberstehen. Nehmen die Elektroden eine Winkelstellung zueinander ein, wodurch die Stromlinien mehr nach der einen Seite verschoben werden, so ist das praktisch gleichbedeutend mit einer Verkleinerung der Oberfläche (s. S. 57), und drückt sich dementsprechend in einer Verminderung der anwendbaren Stromstärke aus. Verwenden wir zwei ungleich große Elektroden, eine aktive und inaktive, dann wird die Stromstärke immer durch die Oberfläche der kleineren Elektrode bestimmt.

Passiert der Strom auf seinem Wege einen Körperquerschnitt, der kleiner ist als die Elektrodenoberfläche, so ist in diesem Fall nicht die

Größe der Elektrode, sondern die Größe des passierten Querschnittes für die Dosierung maßgebend. Ein Beispiel hierfür wäre die Durchwärmung eines Handgelenkes, wobei eine Elektrode an der Hand, die zweite am Unterarm befestigt ist. Unabhängig von der Größe dieser Elektroden verträgt der Querschnitt des Handgelenkes in der Regel nicht mehr als 0,3 Ampere.

2. Die Art der Erkrankung. Neben der Elektrodengröße spielt weiterhin die Art der Erkrankung für die Dosierung eine wichtige Rolle. Es ist ein grundsätzlicher Irrtum, anzunehmen, daß man mit der Diathermie die beste Wirkung immer dann erzielt, wenn man möglichst stark durchwärmt. Es gibt wohl Erkrankungen, wie die meisten chronischen Arthritiden, traumatische Versteifungen u. dgl., bei denen eine möglichst intensive Durchwärmung in der Regel den besten Erfolg erzielt. Es gibt aber andererseits auch solche, bei denen eine maximale, bis an die Toleranzgrenze getriebene Erhitzung nur schadet. Das gilt besonders für frische, noch recht schmerzhafte Neualgien, wie Ischias und Brachialneuralgien, die durch die Diathermie nicht selten eine Verschlimmerung erfahren, das gilt weiterhin für alle Erkrankungen des Herzens und der Aorta, besonders solche mit stenokardischen Beschwerden, und das gilt gleicherweise für die Erkrankungen der Gefäße wie Endarteriitis obliterans, die häufig schon durch ganz schwache Strommengen ungünstig beeinflußt werden. Daß man bei einer Diathermie des Gehirns nur sehr gelinde durchwärmen darf, wenn man nicht Kopfschmerzen oder Schwindel auslösen will, ist gleichfalls verständlich. Im allgemeinen soll man bei der Diathermie aller inneren Organe nie maximale Stromdosen anwenden. Der Erfolg ist ein besserer, wenn man mit etwas kleineren Stromstärken, dafür aber längere Zeit durchwärmt.

Eine gewisse Ausnahme von unserem Dosierungsgesetz machen die Geschlechtsorgane, insoferne sie vom Rektum oder von der Scheide aus behandelt werden. Es ist auffallend, welch große Stromstärken im Vergleich zu der Oberfläche der angewendeten Elektrode von den Schleimhäuten vertragen werden. Das liegt einerseits darin, daß ihr elektrischer Widerstand gegenüber dem der Haut ein sehr geringer ist, und daß sie sich infolgedessen weniger erwärmen, andererseits aber auch darin, daß die Durchblutung der Schleimhäute eine bessere ist, so daß auch die Kühlung durch den Blutstrom einer Übererwärmung entgegenwirkt.

Wenn wir auch einerseits in der Elektrodengröße, andererseits in der Art der vorliegenden Erkrankung objektive Anhaltspunkte zur Bemessung der notwendigen Stromstärke besitzen, so können wir doch bei der Behandlung eines subjektiven Faktors nicht entbehren und dieser ist das Wärmegefühl des Kranken. Da auch bei richtiger Stromdosierung irgendein unbeachteter Zufall, wie das schlechte Anliegen einer Elektrode, eine Verbrennung herbeiführen kann, so werden wir auf jeden Fall auch die Angaben des Behandelnden über seine Wärmeempfindung beachten müssen. Der Kranke ist aufzufordern, daß er jedes unangenehm werdende Hitzegefühl unverzüglich melde. Nur dadurch ist man häufig in der Lage, eine Verbrennung zu verhüten.

Da bei manchen Verletzungen oder Erkrankungen der Nerven (Tabes, Neuritis, Hysterie) der Temperatursinn gestört sein kann, so ist derselbe bei solchen Patienten vor der Behandlung zu prüfen. Finden sich Störungen, so bilden diese zwar keine absolute Gegenanzeige für die Diathermie, sie fordern aber dazu auf, die Durchwärmung mit größter Vorsicht vorzunehmen. Man wird für ein möglichst gutes Anliegen der Elektroden Sorge tragen, man wird, wo es angeht, Kantenstellungen der Elektroden vermeiden, man wird vor allem nicht Stromstärken anwenden, die erfahrungsgemäß das Höchstmaß des Zulässigen darstellen usw. Es wäre ferner daran zu erinnern, daß eine Unterempfindlichkeit gegenüber hohen Temperaturen auch durch Gewöhnung an solche eintreten kann. So zeigen z. B. Kranke mit chronischer Arthritis, die bereits zahlreiche Heißluft-, Schlamm- oder andere thermische Prozeduren mitgemacht haben, eine auffallende Unterempfindlichkeit gegen Hitze. Man vergesse aber schließlich nicht, daß auch bei normaler Temperaturempfindung die langsam ansteigende Wärme selbst eine Hypästhesie, und zwar eine so weitgehende erzeugen kann, daß der Behandelte sich ohne irgendwelche Schmerzempfindung eine Verbrennung zufügen läßt. Da es Patienten gibt, welche ersichtlich ihren Ehrgeiz darein setzen, möglichst hohe Temperaturen zu ertragen, so lasse man sich bei der Bestimmung der Stromstärke nicht durch das Drängen solcher Kranker beeinflussen.

Die Dauer und Wiederholung der Behandlung. Der zweite Faktor, der uns für die Dosierung zur Verfügung steht, ist die Dauer der Behandlung. In jeder Zeiteinheit erhält das durchströmte Gewebe einen Wärmezuwachs, seine Temperatur steigt an, und zwar so lange, bis dieser Wärmezuwachs in ein Gleichgewicht gekommen ist mit dem Wärmeverlust, der durch die Ableitung der Wärme und durch die Verschleppung auf dem Blutwege bedingt ist.

Die Behandlungszeit wird in der Regel mit 20—30 Minuten bemessen, wobei jedoch zugegeben werden soll, daß unter Umständen durch eine etwas längere Behandlung der Erfolg verbessert werden könnte. Das gilt insbesondere für die Behandlung chronischer Arthritiden, gynäkologischer Erkrankungen, Prostatitis u. ä. Leider ist die Zeit, die man einem einzelnen Kranken zumessen kann, im Krankenhaus wie in der Privatpraxis vielfach durch die große Zahl der zu Behandelnden beschränkt. Es sind also auch äußere Gründe, die hier mitbestimmend sind. Behandlungen von 5—10 Minuten, wie sie manche Ärzte ausführen, betrachte ich als therapeutisch unzulänglich. Ich halte es für ausgeschlossen, in so kurzer Zeit einen nennenswerten therapeutischen Einfluß auf ein chronisch erkranktes Gewebe zu erzielen, da ja schon einige Zeit dazu nötig ist, um überhaupt eine Temperaturerhöhung zu erreichen.

Die Behandlung wird entweder täglich oder jeden zweiten Tag wiederholt, wobei einerseits die Art der Erkrankung, andererseits die sonstigen Verhältnisse des Kranken in Erwägung kommen. In manchen Fällen, sagen wir z. B. bei einer akuten Myalgie, werden einige wenige Sitzungen genügen, um einen Erfolg zu erzielen, in anderen Fällen chronischer Art werden 20—30 Sitzungen zu einer vollen Kur notwendig sein.

Ich halte es für ratsam, dem Kranken zu empfehlen, sich nach der Behandlung etwas auszuruhen, zumal manche Kranke durch die Behandlung ermüdet sind.

II. Die allgemeine Diathermie.

Bei der allgemeinen Diathermie verfolgen wir die Absicht, die Temperatur des ganzen Körpers gleichmäßig zu erhöhen, ohne daß es dabei zu einer stärker hervortretenden Erwärmung einzelner Teile kommt. Dieses Ziel ist in zweifacher Weise erreichbar.

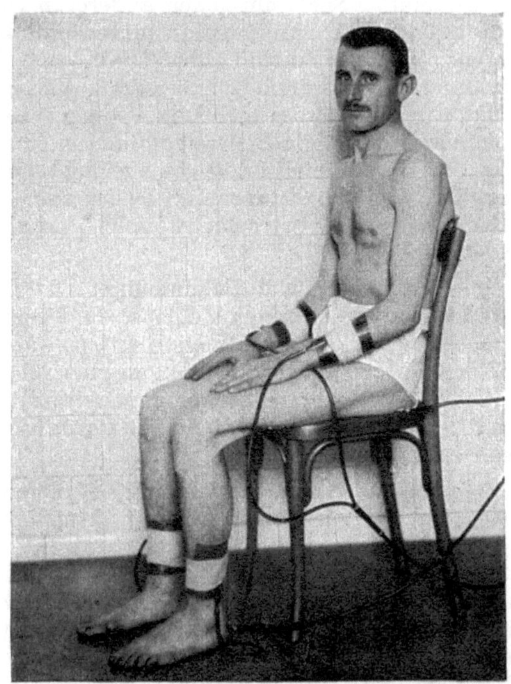

Abb. 66. Allgemeindiathermie. I. Methode.

1. Durch Kontaktelektroden, das sind Blei- oder Stanniolelektroden, die man in mehrfacher Zahl so am Körper anlegt, daß dessen gesamte Masse möglichst gleichmäßig vom Strom durchsetzt wird.

2. Durch das Kondensatorbett, das ist eine Art Ruhebett, auf das sich der Patient legt und mit Hilfe dessen man in seinem Körper Hochfrequenzströme induziert.

Die allgemeine Diathermie mittels Kontaktelektroden.

Wir beschreiben im folgenden zwei der gebräuchlichsten Methoden der allgemeinen Diathermie, die wir zur rascheren Verständigung für später kurzweg als I. Methode und II. Methode bezeichnen wollen.

I. Methode. An der Streckseite der Unterarme und ebenso an der Außenseite der Unterschenkel (nicht über der Tibia) wird je eine Blei-elektrode in der Größe von 200 cm² befestigt. Manche Therapeuten verwenden an [Stelle der Plattenelektroden 4 Stanniolbinden, die sie fesselförmig um die Extremitäten legen, was ich für weniger zweck-mäßig halte, da man an Armen und Beinen wegen der gleichmäßigeren Erwärmung die Elektroden womöglich nur auf der Streckseite anlegen soll (s. S. 88). Alle vier Elektroden werden gemein-sam mit Hilfe von zwei ge-teilten Kabeln an den einen Pol des Apparates ange-schlossen. Mit dem zweiten Pol verbindet man eine große Bleiplatte (400—600 cm²), die man unter den Rücken oder das Gesäß legt, falls die Behandlung im Liegen vor-genommen werden soll. Zieht man es vor, den Kranken sitzend zu behandeln, so kann man diese Platte auch mit Binden am Rücken befestigen oder man läßt den Kranken einfach auf der Platte Platz nehmen (Abb. 66). Eine voll-kommene Entkleidung wie in Abb. 66, welche die Anlegung der Elektroden zeigen soll, ist dabei natürlich nicht not-wendig. Die anwendbare Stromstärke schwankt zwi-schen 1,5—3,0 Ampere. Die Dauer der Behandlung be-trägt in der Regel 20—30 Minuten.

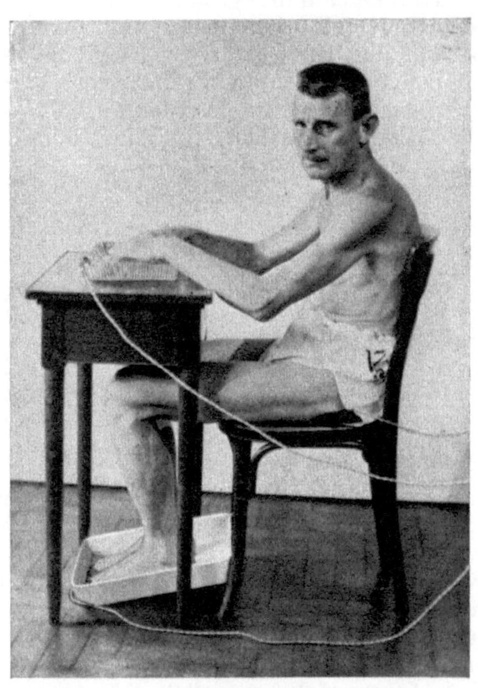

Abb. 67. Allgemeindiathermie. I. Methode (Modifikation).

Meist werden sich bei dieser Elektrodenverteilung die Arme infolge ihres kleineren Querschnittes stärker erwärmen als die Beine. Will man diesen Unterschied ausgleichen, so bedient man sich eines Ver-teilers. Es genügt jedoch ein einziger Widerstand, den man in den Stromkreis beider Arme legt, um hier die Stromstärke etwas herab-zudrücken. Verfügt man über einen Apparat mit zwei Teilkreisen, dann wird der Kreis Arme-Rücken und der Kreis Beine-Rücken an je ein eigenes Klemmenpaar gelegt.

Modifikation der I. Methode. Bei der eben beschriebenen Methode der all-gemeinen Diathermie sind die Elektroden an den Extremitäten proximal von den Hand- und Sprunggelenken angelegt, da anderenfalls in diesen wegen ihres relativ kleinen Querschnittes eine lokale Übererwärmung zustande käme, die in der Regel hier nicht erwünscht ist. Unter Umständen kann es aber zweckmäßig sein, gerade in den Händen und Füßen eine etwas stärkere Durchwärmung zu

5*

erzeugen, etwa dann, wenn es sich um eine Polyarthritis chronica progressiva handelt, bei der ja häufig gerade diese Teile von der Erkrankung im besonderen Maße ergriffen sind. Dann wird man an Stelle der Unterarmelektroden eine Handtasse verwenden, in der die Fingerspitzen auf einer mit Wasser überschichteten Metallplatte ruhen, und an Stelle der beiden Unterschenkelelektroden eine analoge Wasserelektrode für die Zehen (Abb. 67).

II. Methode (Dreiplattenmethode nach Kowarschik). Sie ist eine sehr einfache und zweckmäßige Form der Allgemeindiathermie. Man lagert den Kranken auf drei große Metallplatten aus Blei, Aluminium oder einem anderen Metall, die ein Format von 30 × 40 cm haben und auf dem Behandlungsbett derart verteilt sind, daß eine derselben unter den Rücken entsprechend den Schulterblättern, die zweite unter das Gesäß und die Oberschenkel und die dritte unter die Waden zu liegen kommt (Abb. 68). Die Abstände zwischen den Elektroden sollen gleich groß sein, denn liegen

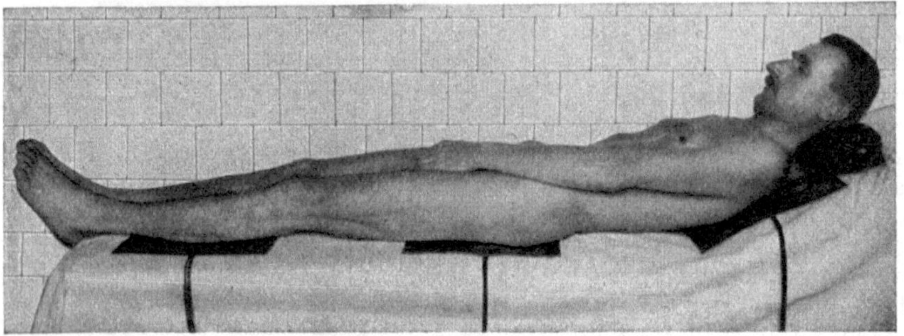

Abb. 68. Allgemeindiathermie. II. Methode (Dreiplattenmethode
nach Kowarschik).

zwei derselben einander zu nahe, so kommt es leicht zu einer Überhitzung längs der einander genäherten Ränder. Ist der Patient in der Weise gelagert, so schaltet man die mittlere Elektrode an den einen, die Rücken- und Wadenelektrode zusammen an den zweiten Pol des Apparates an. Eine Stromstärke von 2,0—2,5 Ampere genügt, um eine angenehm empfundene Durchwärmung des ganzen Körpers zu erzeugen, eine solche von 3 Ampere und darüber steigert die Erwärmung bis zum Schweißausbruch.

Diese Methode hat gegenüber der erstbeschriebenen den Vorteil, daß bei ihr das Anlegen und Befestigen der Elektroden an den Extremitäten entfällt und daß sie auch ohne Verwendung eines Verteilerwiderstandes eine gleichmäßige Erwärmung des ganzen Körpers ergibt. Sie ist also technisch einfacher. Gegenüber der weiter unten beschriebenen Behandlung auf dem Kondensatorbett hat sie den Vorzug, ohne Anwendung eines besonderen kostspieligen Apparates ausführbar zu sein.

Mit Hilfe der Allgemeindiathermie ist man imstande, die allgemeine Blutwärme um ein oder mehrere Grade Celsius zu erhöhen. Die Stärke der Erwärmung hängt einerseits von der angewendeten Stromstärke, andererseits von der Behandlungszeit ab. Man kann vom therapeutischen Standpunkt aus leichte und starke Durchwärmungen unterscheiden, deren Indikationen durchaus verschieden sind.

1. Leichte Durchwärmungen nach Methode I erfordern eine Stromstärke von 1,0 — 1,5 Ampere in der Dauer von 15 bis 20 Minuten. Sie erzeugen ein mäßiges, angenehm empfundenes Wärmegefühl, verbunden mit einer wohligen Hauthyperämie. Sie wirken beruhigend in ähnlicher Weise wie ein laues Bad und finden daher ihre Anzeige als Beruhigungsmittel bei Neurasthenie, Hysterie, bei multipler Sklerose, als blutdruckherabsetzendes Mittel bei Hypertension usw.

2. Starke Durchwärmungen nach Methode I mit einer Stromstärke von 1,5—3,0 Ampere in der Dauer von 20 — 60 Minuten. Sie führen zu leichtem bis starkem Schweißausbruch und einer Erhöhung der Körpertemperatur um 1° Celsius und darüber. Diese Reaktionen werden größer, wenn man den Patienten während der Behandlung durch Umhüllung mit Wolldecken an der Wärmeabgabe hindert. Will ich die Wirkung der Behandlung noch verstärken, so lasse ich der Diathermie eine Trockenpakkung in der Dauer von einer Stunde folgen und schließe die ganze Prozedur mit einem warmen, langsam abgekühlten Vollbad. Es ist klar, daß eine derart intensive Hyperthermiebehandlung das Herz und Gefäßsystem nicht unbeträchtlich beansprucht. Es wird sich daher empfehlen, in allen Fällen vorsichtig ampassend vorzugehen, etwa in der Weise, daß man mit einer Behandlungszeit von 20 oder 30 Minuten beginnt und dann jede folgende Sitzung um 1 oder 2 Minuten verlängert bis zu dem Höchstausmaß von einer Stunde.

Solch starke Durchwärmungen mit anschließender Packung sind ein ausgezeichnetes Mittel bei chronischer Polyarthritis, wo es nicht möglich ist, alle erkrankten Gelenke einzeln zu durchwärmen. Die Allgemeindiathermie in der beschriebenen Form hat vor anderen Formen der Hyperthermiebehandlung den Vorzug, daß sie viel genauer abstufbar ist und daher jedem Kranken individuell genauestens angepaßt werden kann.

Die allgemeine Diathermie auf dem Kondensatorbett.

Das Kondensatorbett wurde von Apostoli in die Hochfrequenztherapie eingeführt und von der Firma Reiniger, Gebbert & Schall für die Zwecke der Diathermie verbessert (Abb. 69). Es ist ein aus Holz gefertigtes Ruhebett, auf dem vier große Blechelektroden angebracht sind, die durch eine die ganze Oberfläche des Bettes einnehmende Hartgummiplatte gedeckt sind. Liegt der Patient auf dem Bett, dann bildet diese Hartgummiplatte als isolierende Zwischenschicht das Dielektrikum eines Kondensators, dessen Belegungen auf der einen Seite von den vier Blechplatten, auf der anderen Seite von der Körpermasse dargestellt werden; daher der Name Kondensatorbett.

Die vier Bleche, von denen zwei dem Rücken, zwei dem Gesäß und den Beinen entsprechen, werden paarweise an die beiden Pole des Diathermieapparates angeschlossen. Der Kranke selbst steht mit diesem in keiner leitenden Verbindung. Die im Tempo der Schwingungen wechselnde Spannung der Blechelektroden wirkt durch das Dielektrikum hindurch auf die zweite Kondensatorbelegung, das ist auf den Körper des Patienten induzierend. Dadurch entstehen in diesem gleichfalls

Wechselspannungen, welche zu einer Verschiebung der Körperionen führen, die sich nach dem Jouleschen Gesetz in Wärme umsetzt.

Diese Wirkung läßt sich leicht dadurch demonstrieren, daß man auf das Kondensatorbett zwei Metallplatten legt und diese über eine zwischengeschaltete Glühlampe miteinander verbindet. Liegen diese Platten über zwei Bettelektroden, die ungleichpolig sind, dann leuchtet die Lampe auf. Korrespondieren sie aber mit zwei gleichpoligen Elektroden, dann bleibt sie dunkel.

Zum Anschluß des Kondensatorbettes an einen Diathermieapparat, ist eine Zusatzspule (Selbstinduktion) erforderlich (Abb. 70). Die mit

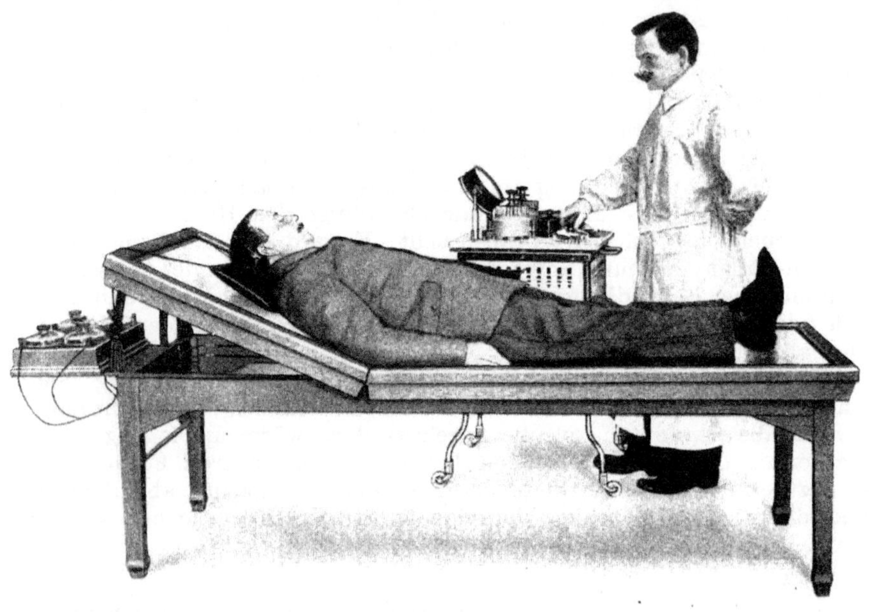

Abb. 69. Allgemeindiathermie auf dem Kondensatorbett (Siemens-Reiniger Veifa).

sehr leistungsfähigen Apparaten zu erzielende Stromstärke beträgt maximal 2,5 — 3,0 Ampere. Es ist jedoch zu bedenken, daß dieser am Meßinstrument des Apparates abgelesene Strom nicht identisch ist mit dem Strom, der durch den Patienten fließt. Dieser ist erheblich kleiner, da infolge des dem Patienten parallel geschalteten Luftkondensators ein Teil des Stromes verloren geht. Bei der Behandlung ist ein Entkleiden des Kranken nicht notwendig, doch ist die Wärmewirkung eine intensivere, wenn der Behandelte mit entblößtem Körper der Hartgummiplatte aufliegt.

Andere Methoden der allgemeinen Diathermie. Auch die Autokonduktion im Solenoid (Käfig), wie sie von Arsonval angegeben wurde, ist früher als eine Form der allgemeinen Diathermie empfohlen worden. Doch ist die Induktionswirkung der alten Arsonvalströme ebenso wie die der Diathermieströme viel zu gering, um auf diesem Wege eine meßbare Erwärmung des Körpers zu erzeugen. Die Methode, die übrigens heute kaum mehr geübt wird, kommt daher für unsere Zwecke nicht mehr in Frage.

Ein gleichfalls unzweckmäßiges Verfahren, das man für die allgemeine Diathermie propagiert hat, ist die Behandlung im Vierzellenbad. Die Wassermassen, durch welche der Strom hindurch muß, bilden ebenso bedeutende wie unnütze Ballastwiderstände, deren Überwindung überflüssigerweise Spannung verzehrt. Diese Energievergeudung, welche zur Erwärmung des Wassers benützt wird, belastet auch die besten Diathermieapparate so bedeutend, daß man nicht imstande ist, die zur allgemeinen Durchwärmung notwendige Stromstärke aufzubringen. Abgesehen davon, kommt im Vierzellenbad eine unerwünschte Überhitzung in den Ellbogen- und Kniebeugen zustande.

III. Störungen im Betrieb des Apparates.

Der Arzt muß mit seinem Apparat so weit vertraut sein, daß er kleinere Störungen, die sich im Betrieb einstellen, selbst beheben kann. Das ist insbesondere für denjenigen eine Notwendigkeit, der nicht in

Abb. 70. Zusatzspule zum Betrieb eines Kondensatorbettes (Siemens-Reiniger-Veifa).

jedem Augenblick einen fachkundigen Techniker zu Rate ziehen kann. Um dem Anfänger die Sache zu erleichtern, möchte ich im folgenden die am häufigsten vorkommenden Störungen und ihre Behebung erörtern. Ich möchte jedoch an die Spitze dieser Ausführungen die Warnung stellen, an einem Diathermieapparat, vor allem nicht in dessen Inneren eine Reparatur vorzunehmen oder auch nur einen Störungsfehler zu suchen, ehe der Apparat nicht von der Leitung abgeschaltet wurde. Es sind bereits vier Todesfälle und ein schwerer Unfall, der sich vor meinen eigenen Augen abspielte, bekannt, die sich durch unvorsichtiges Hantieren an Diathermieapparaten ereigneten, während diese noch mit dem zentralen Netz in Verbindung standen.

Die Funkenstrecke funktioniert nicht. Es ist dies wohl die häufigste Störung, welche zur Beobachtung kommt. Wir schalten ein, der Generator spricht aber nicht an und das charakteristische Geräusch des Funkenüberganges wird nicht hörbar. Wir werden uns in diesem Fall zunächst davon überzeugen, ob der Apparat überhaupt Strom hat. Eine gewöhnliche elektrische Tischlampe oder eine sog. Probelampe, eine Glühlampe mit zwei an ihren Enden blanken Leitungsdrähten, welche wir an die zentrale Leitung anstecken, klärt uns darüber auf, ob diese Strom führt oder nicht. In letzterem Fall ist gewöhnlich eine Sicherung durchgeschmolzen. Angenommen, es wäre Strom vorhanden, dann werden wir den Fehler zunächst in der Funkenstrecke suchen. Der Funkenübergang kann ausbleiben, weil die Funkenpole, die normalerweise nur ein Luftspalt von 0,1—0,2 Millimeter voneinander trennt, in leitende Verbindung miteinander kamen. Ein solcher Kurzschluß kann schon dadurch entstehen, daß Staub, durchsetzt von dem zerstäubten Elektrodenmetall eine leitende Brücke zwischen den Polen herstellt.

Die Ausschaltung einer Funkenstrecke ist, wenn deren mehrere vorhanden sind, meist schon an dem veränderten Funkengeräusch und der verminderten Leistung des Apparates zu erkennen. Das zeitweilige Aussetzen einer Funkenstrecke macht sich überdies dem Auge durch die starken Schwankungen des Amperemeterzeigers bemerkbar.

Es ist leicht, die schadhafte Funkenstrecke ausfindig zu machen, wenn man den Funkenübergang unmittelbar beobachten kann. Diese Funkenstrecke wird dann auseinandergenommen, gereinigt, wenn nötig, etwas abgeschliffen und neu eingestellt. Man bringt die Funkenpole mittels der Einstellschraube zunächst zur gegenseitigen Berührung, um sie dann durch Rückdrehen dieser so weit voneinander zu entfernen, daß ein regelmäßiges Funkenspiel einsetzt. Ist die Funkenstrecke einmal richtig in Gang und sind die Elektroden eingebrannt, dann ist jedes überflüssige Verstellen oder Auseinandernehmen derselben zu vermeiden.

Ist die Funkenstrecke in Ordnung, trotzdem aber nicht zum Ansprechen zu bringen, dann ist die Sachlage für den technisch nicht geschulten Arzt bereits schwieriger. Die Ursache des Versagens kann nur im primären Schwingungskreis liegen und erfordert eine genaue Durchsicht dieses. Es ist das Zuleitungskabel zu untersuchen, der Schalter auf guten Kontakt zu prüfen. Ist hier ein Fehler nicht zu entdecken, dann muß der Apparat geöffnet werden, wobei man zuallererst dafür zu sorgen hat, daß derselbe auch von der zentralen Leitung abgeschaltet ist, da eine Berührung der Hochspannung führenden Innenteile lebensgefährlich werden kann. Man wird dann nachsehen, ob alle Leitungen unversehrt sind, ob keine ihrer Verbindungen gelöst oder durchgebrannt ist. Auch die Kondensatoren müssen überprüft werden. Das alles setzt aber technische Kenntnisse voraus, die den meisten Ärzten mangeln und sie daher auf die Hilfe des Elektrotechnikers verweisen.

Die Funkenstrecke funktioniert, es ist aber kein Ausschlag des Amperemeters zu erzielen. Arbeitet die Funkenstrecke in normaler Weise, ist also der primäre Schwingungskreis in Ordnung, kann man aber trotzdem keinen Ausschlag des Amperemeters und keine Wärmewirkung erzielen, wenn man den Regulierhebel von „Schwach" auf „Stark" stellt, so ist der Fehler im Sekundärkreis zu suchen. Dieser ist an irgendeiner Stelle unterbrochen. Die Unterbrechung kann darin bestehen, daß man vergessen hat, ein oder auch beide Kabel anzuschließen. Auch ein Kabeldefekt, ein Bruch desselben, kann die Ursache der Störung sein. Die Kabel sind genauestens zu untersuchen, wobei man besonders auf jene Stellen zu achten hat, an der die Elektrodenklemme mit dem Kabel verbunden ist. Bei Apparaten mit zwei Stromkreisen und einem einzigen umschaltbaren Amperemeter achte man stets darauf, daß dieses in dem Behandlungskreis liegt. Anderenfalls kann es geschehen, daß bereits ein Strom durch den Kranken fließt, ohne daß das Meßinstrument einen Ausschlag gibt.

Der Apparat faradisiert. Bisweilen kommt es vor, daß der Patient statt einer angenehmen reinen Wärmeempfindung das Gefühl des Faradisierens hat. Ja selbst motorische Reizerscheinungen können auftreten, die sich in einem Vibrieren oder leichtem Zucken der Muskeln kundgeben. Solche sensible oder motorische Reizerscheinungen werden bedingt durch niederfrequente Impulse, die im Sekundärkreis auftreten. Die Ursache hierfür liegt meist in einem unregelmäßigen Arbeiten der Funkenstrecke, die entweder durch eine unrichtige Einstellung der Funkenpole bedingt wird, oder auch dadurch, daß diese durch den Gebrauch bereits stark abgenützt sind. Seltener ist an der Reizwirkung ein Defekt im therapeutischen Stromkreis schuld. Wenn dieser an einer Stelle nicht vollkommen geschlossen ist — nehmen wir an, es handle sich um den Bruch eines Kabels — so kann es an der Bruchstelle zu einem Funkenübergang kommen, der bei dem Kranken das Gefühl des Faradisierens oder Muskelzuckungen erzeugt. Einen elektrischen Schlag erhält der Behandelte auch jedesmal, wenn der therapeutische Stromkreis plötzlich unterbrochen wird, wobei sich ein sog. Öffnungsfunke bildet. Nicht zu verwechseln mit dem faradischen Gefühl ist die Empfindung des Stechens oder Brennens, das der Kranke bisweilen an einer umschriebenen Stelle der Elektrode verspürt und das durch ein schlechtes Anliegen dieser verursacht wird.

IV. Verbrennungen durch Diathermie.

Man hatte vor Jahren, als die Diathermie in die Therapie eingeführt wurde, eine nicht unbeträchtliche Angst vor ihrer Anwendung, zumal schon Zeynek und seine Mitarbeiter in ihrer ersten Arbeit auf die Möglichkeit schwerer Verbrennungen hinwiesen. Das hatte zur Folge, daß man die Diathermieströme anfänglich nur mit großer Vorsicht anwendete. Dank dieser Vorsicht kam es trotz der noch mangelhaften Apparate und unvollkommenen Technik zu keinen schweren Schädigungen. Heute sind wir auf dem gegenteiligen Standpunkt angelangt. Heute werden die Gefahren der Diathermie im allgemeinen unterschätzt. Viele Ärzte sind der Ansicht, daß man die Technik der Diathermie überhaupt nicht zu erlernen brauche, daß es genüge, sich einen Apparat zu kaufen und sich von dem Verkäufer das Ein- und Ausschalten des Stromes zeigen zu lassen. Mit solchen Kenntnissen ausgerüstet gehen sie dann an die Behandlung ihrer Kranken. Leichte, schwere, ja schwerste Verbrennungen sind daher heute an der Tagesordnung und machen es notwendig, über dieses Kapitel etwas eingehender zu sprechen.

Diathermieverbrennungen können durch verschiedene Ursachen zustande kommen. Meist verdanken sie ihr Entstehen einem plötzlichen, unvorhergesehenen Zufall. Eine der häufigsten Ursachen ist das Abgleiten der Klemme, mit der das Kabel an der Elektrodenplatte befestigt ist. Löst sich während des Stromdurchganges eine solche Klemme, etwa dadurch, daß der Kranke sich bewegt, oder jemand zufällig an dem Kabel zieht, und bleibt diese Klemme, wenn auch nur für einen Moment mit der Haut in Berührung, so entsteht fast stets eine Verbrennung, nicht selten eine solche dritten Grades. Der Strom, der sich früher auf eine große Elektrodenfläche, die vielleicht 200 oder 300 cm² betrug, verteilte, ist plötzlich auf die Kontaktfläche der Metallklemme von kaum 1 cm² konzentriert. Die Stromdichte ist infolgedessen so groß, daß sie im Augenblick zu einer Koagulation der Haut führt. Es ist daher genauestens darauf zu achten, daß die Kabelklemme an der Elektrode gut sitzt.

Eine zweite Verbrennungsmöglichkeit besteht darin, daß der Kranke eine Elektrode während der Behandlung abhebt. Der Mechanismus, durch den hier die Verbrennung zustande kommt, ist ein ganz analoger wie im ersten Fall. Hebt man eine Elektrodenplatte während des Stromdurchganges ab, so wird ihre Kontaktfläche mit der Haut dadurch fortschreitend verkleinert, gleichzeitig wird aber die Stromdichte immer mehr vergrößert, um schließlich an jener Stelle, wo die Elektrode die Haut zuletzt berührt, so groß zu werden, daß es daselbst zu einer Verbrennung kommen kann. Diese Gefahr wird noch dadurch vergrößert, daß in dem Augenblick, in dem die Elektrode von der Haut abgehoben wird, sich zwischen beiden ein Funkenübergang oder ein Lichtbogen ausbildet. Die Entstehung eines solchen Lichtbogens ist um so wahrscheinlicher, je größer die im Augenblick herrschende Spannung ist. Das Abheben einer Elektrode machen wir ja in der Regel dadurch unmöglich, daß wir sie anbinden. Dort aber, wo wir von dem Anbinden absehen, wo wir die Elektrode von dem Kranken halten lassen oder nur durch einen Sandsack fixieren oder, wo wir den Kranken einfach auf die Elektrode legen, dort ist es unbedingt nötig, den Behandelten darauf aufmerksam zu machen, daß das Abheben der Elektrode von dem Körper oder des Körpers von der Elektrode mit einer Verbrennungsgefahr verbunden ist. Auch das Aufsetzen einer Elektrode, während der Apparat schon in Tätigkeit ist, beinhaltet die Gefahr einer Verbrennung. Doch ist kaum anzunehmen, daß dies einem Arzt, der nur die Grundbegriffe der Technik beherrscht, einfallen dürfte.

Häufiger dagegen sind Schädigungen durch Kabeldefekte. Bricht ein Kabel an einer vom Körper entfernten Stelle, so hat dies in der Regel keine weitere Bedeutung. Anders ist die Sache, wenn die Bruchstelle dem Körper anliegt. Es ist besonders die Stelle, wo die Elektrodenklemme an das Kabel angeschraubt oder angelötet ist, welche solchen Defekten am häufigsten ausgesetzt ist. Kommt es hier zu einem Bruch, so wird, wenn die Leitungsunterbrechung nicht vollkommen ist, der Übergangswiderstand an der Bruchstelle ein sehr großer. Es kommt infolgedessen leicht zu einer Überhitzung, die so weit gehen kann, daß selbst die Isolierhülle des Kabels sich entzündet. Ich kenne mehrere derartige Fälle und habe es selbst einmal erlebt, daß die Kleider einer Patientin auf diese Weise Feuer fingen. Solche Zufälle zeigen, wie notwendig es ist, den Kranken dauernd zu überwachen und nicht allein zu lassen. Den Rat mancher Autoren, für den Fall des Alleinseins dem Kranken die Bedienung des Regulierhebels zu zeigen, halte ich für durchaus schlecht. Es kann geschehen, daß der Kranke, der irgendeine unangenehme Sensation fühlt, den Regulierhebel nach der falschen Seite dreht und auf diese Weise den Strom, statt ihn abzustellen, verstärkt, wodurch es unmittelbar zu einer Verbrennung kommt. Viel zweckmäßiger ist es, den Apparat mit einem Relaisschalter (S. 38) auszustatten, der es dem Kranken ermöglicht, den Strom gefahrlos abzustellen.

Es sind, wie man sieht, in der Regel unvorhergesehene Zufälle, durch welche Diathermieverbrennungen entstehen. Wenn man den Kranken schon bei der ersten Sitzung auf die Möglichkeit einer Verbrennung aufmerksam macht (juristisch sehr wichtig!) und wenn man ihn auffordert, jedes irgendwie unangenehme Gefühl sofort zu melden, dann sind Verbrennungen, die einfach durch Übererwärmung zustande kommen, wohl sehr selten. Voraussetzung ist allerdings, daß der Arzt die Technik beherrscht. Das ist leider sehr häufig nicht der Fall. Wenn man sieht, mit welch unerhörter Unkenntnis hier häufig gehandelt wird, dann muß man sich nur wundern, daß Verbrennungen durch Diathermie nicht viel häufiger vorkommen.

Man hat bei der Diathermie vielfach die Möglichkeit einer Tiefenverbrennung erörtert. Wie steht es nun damit? Ist es nicht denkbar, daß bei der Tiefenwirkung der Diathermie eine Schädigung der unter der Haut liegenden Gewebe zustande kommen könnte, ohne daß an der Haut selbst eine Verbrennung auftritt? Auch diese Gefahr ist so gut wie ausgeschlossen, weil fast unter allen Umständen die Haut sich stärker erwärmt als die unter ihr liegenden Gebilde, somit vor allem gefährdet ist. Denn erstens hat die Haut einen größeren Widerstand als die meisten anderen Gewebe und zweitens ist auch die Stromdichte bei den gewöhnlichen Anwendungsformen der Diathermie in der Haut größer als im Körperinneren, wo die Stromlinien auseinanderweichen, sich streuen, womit ihr Wärmeeffekt sinkt. Nur in ganz seltenen Fällen ist die Erwärmung in der Tiefe tatsächlich größer als die der Haut. Das ist der Fall bei der Erwärmung der Hand- und Sprunggelenke nach den auf S. 129—133 beschriebenen Methoden. Infolge der Querschnittverengerung im Verlaufe der Strombahn kommt es hier zu einem Zusammendrängen der Stromlinien, wobei die tiefer liegenden Knochen- und Gelenksteile sich einerseits wegen ihres höheren Widerstandes, andererseits wegen der geringeren Möglichkeit einer Abkühlung stärker erwärmen als die Haut. In diesem Fall beobachten wir eine besondere Erscheinung, die uns vor der Gefahr einer Tiefenverbrennung sichert. Es tritt nämlich bei dem Überschreiten einer bestimmten Stromstärke in den genannten Gelenken sowie im distalen Teil des Unterarmes bzw. Unterschenkels ein eigentümliches Schmerzgefühl auf, das von dem einen Kranken als ein schmerzhaftes Ziehen, von anderen wieder als Zusammenschnüren oder Zusammenpressen, kaum jemals aber als ein Hitzegefühl beschrieben wird, was wohl darin seine Erklärung hat, daß die tiefer liegenden Teile, Blutgefäße, Knochen, Periost, Faszien u. dgl. keine temperaturempfindenden Nerven haben und eine drohende Schädigung daher nur mit einer Schmerzempfindung beantworten können. Die beschriebenen Sensationen sind charakteristisch für eine zu intensive Tiefenwirkung des Stromes, sie sind ein Warnungssignal, das uns auffordert, die Stromstärke herabzusetzen. Tun wir das, so verschwinden sie augenblicklich.

Bucky hat zuerst über eine Diathermieschädigung berichtet, die auch ich in einigen Fällen zu sehen Gelegenheit hatte. Sie besteht in dem Auftreten eines subkutan gelegenen Infiltrates, über welchem die Haut entweder unverändert oder nur ganz leicht gerötet ist. Diese Infiltrate, die spontan vollkommen schmerzlos, nur auf Druck empfindlich sind, bestehen 2—4 Wochen, um dann ohne bleibende Spur wieder zu verschwinden. Wahrscheinlich handelt es sich um eine Schädigung, vermutlich um eine Nekrose des Fettgewebes, das sich infolge seines hohen elektrischen Widerstandes leicht überhitzt. Fettreiche Haut scheint das Auftreten solcher Infiltrate zu begünstigen.

Die Verbrennungen durch die Diathermie können in einer Hautrötung, Blasenbildung oder vollkommenen Nekrose der Haut bestehen. Sie sind im Gegensatz zu anderen Verbrennungen, wenn man von dem ersten Moment ihrer Entstehung absieht, im weiteren Verlaufe auffallend schmerzlos. Sie gleichen darin jenen Verbrennungen, wie sie durch andere elektrische Ströme, Gleichstrom oder niederfrequenten Wechselstrom, zustande kommen. Dieser Eigenschaft steht aber eine andere weniger günstige gegenüber und das ist ihre schlechte Heilungstendenz, welche besonders bei Verbrennungen dritten Grades auffallend ist. Sie steht wohl damit in Zusammenhang, daß die reaktiv entzündlichen Veränderungen, welche der Schorf in dem umgebenden gesunden Gewebe erzeugt, außerordentlich geringe sind oder auch ganz fehlen. Es dauert deshalb häufig Wochen, bis ein solcher durch Diathermie gesetzter Schorf sich abstößt und neuerlich Wochen, bis der dadurch entstandene Substanzverlust sich überhäutet. In solchen Fällen hat sich mir die Wundsalbe von Dr. Röhm (Unguentum Enzymi compositum) gut bewährt, die infolge ihrer gewebsverdauenden Kraft den vorhandenen Schorf rascher zur Abstoßung bringt.

Die zehn Gebote der Diathermie. Zum Schluß möchte ich nochmals jene Punkte zusammenfassen, die man sich stets vor Augen halten muß, will man eine Schädigung des Kranken vermeiden.

1. Man belehre den Kranken vor Beginn der Behandlung über die Gefahren der Diathermie. Man trage ihm auf, daß er jedes Prickeln oder Brennen, jedes unangenehme Hitzegefühl sofort melde, und mache ihn besonders darauf aufmerksam, daß das Abheben einer Elektrode stets mit einer Verbrennungsgefahr verbunden sei.

2. Man achte bei dem Anlegen der Elektroden darauf, daß diese nicht verbogen oder zerknittert, sondern gut geglättet sind und daß die Elektrodenklemmen fest sitzen.

3. Man feuchte die Haut mit Wasser, wenn nötig, mit etwas Zusatz von Seife an, lege die Elektroden so genau als möglich auf und befestige sie zur Verhütung des Abgleitens oder Abhebens tunlichst mit Binden.

4. Vor dem Einschalten des Stromes überzeuge man sich, daß die Reguliervorrichtung auf „Schwach" steht und sehe darauf, daß das Amperemeter, falls es umschaltbar ist, auch in dem Behandlungskreis liegt.

5. Man stelle nur ganz langsam die gewünschte Stromstärke ein, indem man mit den Augen der Bewegung des Amperemeterzeigers folgt und gleichzeitig auf das Auftreten von Stechen, Brennen oder sonstigen Reizerscheinungen achtet.

6. Folgt der Zeiger des Amperemeters nicht der Regulierung, dann schalte man sofort wieder aus und forsche nach der Ursache, wobei man besonders an die Möglichkeit eines Kabeldefektes denken soll.

7. Man sei eingedenk, daß zur Erzielung eines therapeutischen Erfolges nicht unbedingt die Toleranzgrenze der Wärme erreicht werden muß, ja, daß im Gegenteil eine zu starke Durchwärmung unter Umständen Schaden bringt.

8. Beim Auftreten von Brennen oder irgendeiner anderen Störung stelle man immer zuerst den Strom ab, ehe man daran geht, die Ursache der Störung zu erkunden.

9. Man behalte den Behandelten stets im Auge und frage ihn wiederholt, ob es nicht zu heiß sei.

10. Man schalte stets den Strom aus, bevor man die Elektroden abhebt.

Vierter Teil.

Die physiologischen Wirkungen der Diathermie.

I. Die fehlende Reizwirkung auf die sensiblen und motorischen Nerven.

Erklärungsversuche. Eine der augenfälligsten und daher bekanntesten Wirkungen des elektrischen Stromes ist sein erregender Einfluß auf motorische und sensible Nerven. War es ja gerade diese Erscheinung, die zur Entdeckung der strömenden Elektrizität durch Galvani führte. Der sensible, vor allem aber der motorische Reiz, den die verschiedenen elektrischen Entladungen auslösen, war durch Jahrzehnte hindurch bis auf unsere Tage Gegenstand des eifrigsten Studiums; um so überraschender mußte es sein, als plötzlich elektrische Ströme, die Hochfrequenzströme, gefunden wurden, denen dieses eigentümliche Merkmal bewegter Elektrizität, die Erregungsfähigkeit für Empfindungs- und Bewegungsnerven, abging.

Bereits Tesla suchte diese „negative" Eigenschaft der Hochfrequenzströme zu erklären, ohne daß ihm dies in hinreichender Weise gelungen wäre. Korthals zog zur Erklärung die Kapazität des menschlichen Körpers heran, E. T. Houston die Selbstinduktion. Durch diese sollte ein Auseinanderdrängen der Stromlinien stattfinden, und zwar so weitgehend, daß diese nur an der Oberfläche des Körpers verliefen. Bei metallischen, also selbstinduktiven Leitern ist allerdings eine solche Oberflächenverteilung des Stromes (Skineffekt) nachweisbar vorhanden und durch eine Reihe von charakteristischen Experimenten demonstrierbar, für elektrolytische Leiter, zu denen auch der menschliche Körper zählt, gilt jedoch die gleiche Annahme nicht.

Schon Arsonval wendete sich gegen diese Ansicht. Nernst erbrachte im Jahre 1897 den experimentellen Beweis, daß in flüssigen Leitern ein Auseinanderweichen der Stromlinien nicht vorkommt und daß infolgedessen die darauf basierende Ansicht, daß die Hochfrequenzströme in den Körper nicht eindringen, falsch sei. Einthoven konnte dies auch auf mathematischem Wege bestätigen (1900).

Der erste, der hier den richtigen Weg zeigte, war Arsonval. Er sprach die Überzeugung aus, daß die Unerregbarkeit der Nerven einzig und allein durch die hohen Schwingungszahlen der Ströme bedingt sei. So wie der Sehnerv nur auf Ätherwellen reagiert, deren sekundliche Schwingungszahl zwischen 375—750 Trillionen liegt, so wie der Hörnerv nur Schallwellen in der Frequenz von 16—30 000 empfindet, so sollten auch motorische und sensible Nerven nur durch bestimmte Stromfrequenzen erregbar sein. Die Frequenz der Teslaströme sei aber eine zu hohe, um von ihnen noch wahrgenommen werden zu können. Diese Darstellung ist allerdings keine eigentliche Erklärung des rätselhaften Phänomens, vielmehr nur eine gleichnisartige Nebeneinanderstellung von Tatsachen, von denen eine ebenso unverständlich ist wie die andere; aber sie erkannte wenigstens mit richtigem Blick, daß nicht die hohe Spannung der Teslaströme das Wesentliche sei für ihre geringe physiologische Wirkung, sondern ihre hohe Frequenz. Die Frequenzhöhe, bei der die Reizwirkung von Wechselströmen auf sensible und motorische Nerven vollkommen erlischt, liegt nach den Untersuchungen von Gildemeister bei 200 000.

Arsonval wurde zu seiner Erklärung durch eine Beobachtung geführt, die er bereits im Jahre 1888 machte. Er hatte damals gefunden, daß die muskuläre Erregbarkeit für elektrische Reize sinkt, wenn die Zahl derselben 3000 in der Sekunde übersteigt. Leider war es ihm mangels entsprechender Einrichtungen nicht gegönnt, das Abfallen der Erregbarkeit über 10 000 Reize für die Sekunde zu verfolgen. Erst durch die Einführung der Hochfrequenzströme durch Tesla wurde die Gültigkeit seiner Anschauung auch für sehr hohe „Reizreihen" bestätigt.

Daß es nicht die hohe Spannung, sondern die große Periodenzahl ist, welche den Strom unfühlbar macht, beweist wohl am besten die Tatsache, daß die Diathermieströme, welche eine ungleich geringere Spannung haben als die Arsonvalströme, diesen doch an Reizlosigkeit überlegen sind. Ich halte es nicht für überflüssig, nachdrücklich auf den Unterschied zwischen Hochspannung und Hochfrequenz hinzuweisen, weil diese beiden Begriffe auch in der heutigen medizinischen Literatur noch vielfach miteinander verwechselt werden.

Wie ist nun dieses eigentümliche Verhalten der Nerven gegenüber der Frequenz der Wechselströme zu erklären?

Die Theorie von W. Nernst[1]. Die einzige Theorie, welche uns hiervon eine genügend klare Vorstellung gibt und die gleichzeitig auf exakter mathematisch-physikalischer Basis beruht, ist die Theorie der elektrischen Nervenreizung von W. Nernst. Dieselbe geht von folgenden physikalischen Anschauungen aus:

Fließt ein elektrischer Strom durch eine Flüssigkeit, so werden unter dem Einfluß der elektromotorischen Kraft die Atome oder Atomgruppen derselben, welche elektrisch geladen sind, das sind die Ionen, in Bewegung gesetzt. Ist das Vorzeichen ihrer Ladung ein positives, so

---

[1] W. Nernst: Zur Theorie des elektrischen Reizes. Berlin: Julius Springer. Derselbe: In Boruttau-Manns Handbuch der gesamten medizinischen Anwendungen der Elektrizität. Bd. 1, S. 225. Leipzig: W. Klinkhardt.

wandern sie zur Kathode (Kationen), ist es ein negatives, so gehen sie zur Anode (Anionen). Die Geschwindigkeit, mit welcher die Ionen sich verschieben, ist je nach ihrem atomistischen Charakter eine durchaus verschiedene. Es gibt leicht und schwer bewegliche, rasch und langsam wandernde Ionen.

Die Geschwindigkeit ist aber auch verschieden, je nach der Art des Lösungsmittels, in dem die Wanderung stattfindet; dies offenbar aus dem Grund, weil die Reibungswiderstände, welche sich der Bewegung entgegensetzen, in verschiedenen Lösungsmitteln verschieden große sind.

Nehmen wir an, wir hätten zwei Lösungsmittel A und B, welche beide das gleiche Salz gelöst enthalten, aber derart beschaffen wären, daß sie sich nicht miteinander mengen, wenn wir sie in einem U-Rohr in der in Abb. 71 ersichtlichen Weise übereinander schichten. Nehmen wir ferner an, daß wir einen Gleichstrom durch beide Flüssigkeiten schicken, so wird es an den Grenzflächen zu Konzentrationsänderungen des Elektrolyten kommen. Diese erklären sich in folgender Weise.

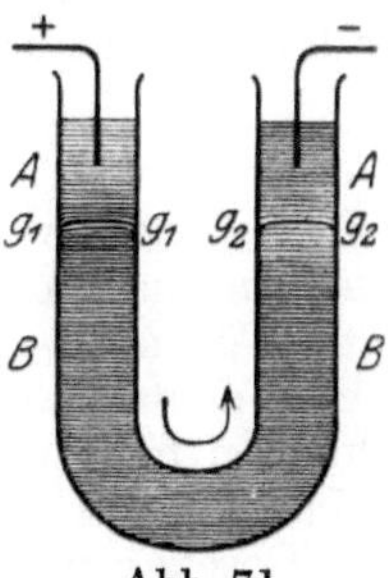

Abb. 71.

Bewegen sich gewisse Ionen in dem Lösungsmittel A rascher als in dem Lösungsmittel B und ist ihre Bewegungsrichtung die des Pfeiles, so wird es an der Grenzfläche $g_1 g_1$ zu einer Verdichtung der Ionen, also zu einer Konzentrationserhöhung kommen, da die Ionen rascher zur Grenzfläche hin als von ihr wegwandern. An der Grenzfläche $g_2 g_2$ wird das Umgekehrte eintreten, nämlich eine Verminderung der Ionenzahl oder eine Konzentrationsherabsetzung, da die Ionen in dem Medium B sich langsamer gegen die Grenzfläche hin bewegen, als sie in dem Medium A von ihr forteilen.

Diese Konzentrationsänderungen hat W. Nernst in einem sehr schönen Versuch auch dem freien Auge ersichtlich gemacht, indem er als Lösungsmittel einerseits Wasser, andererseits mit Wasser gesättigtes Phenol und als Elektrolyt KJ_3 (eine annähernd gesättigte Lösung von J in JK) verwendete. Es zeigt sich dann bei der Durchleitung eines Stromes an der einen Grenzfläche ein Dunklerwerden der Braunfärbung, an der anderen eine Aufhellung derselben.

Auch den menschlichen Körper können wir als ein System verschiedener Elektrolytlösungen ansehen. Nach Nernst sind es vornehmlich zwei Lösungsmittel, welche hierbei in Betracht kommen: einerseits die wässerige Gewebsflüssigkeit, andererseits das Protoplasma. „Da der Strom nämlich im wesentlichen keine anderen Änderungen hervorruft, als daß an der Grenze von Protoplasma und der dasselbe berührenden wässerigen Lösung eine Konzentrationsänderung eintritt, so haben wir hierin offenbar das erregende Moment zu erblicken" (W. Nernst).

Auf diesen Voraussetzungen fußend, wollen wir die von Wechselströmen ausgeübte Reizwirkung auf motorische und sensible Nerven etwas näher betrachten. Soll ein Wechselstrom auf diese erregend wirken, dann muß die Konzentrationsänderung einer Halbwelle genügen, einen Reiz zu setzen, sie muß die Reizschwelle überschreiten, da durch die nächstfolgende Halbwelle, welche in entgegengesetzter Richtung verläuft, die Konzentrationsänderung wieder rückgängig gemacht wird.

Mit anderen Worten, die Stromstärke einer einzelnen Halbwelle muß eine hinreichend große sein.

Nun wird die Stromstärke eines Wechselstromes bestimmt durch die Elektrizitätsmenge, welche in einer Sekunde einen Leiterquerschnitt passiert. Diese Elektrizitätsmenge wird hierbei von so vielen Halbwellen getragen, als sie der Wechselstrom in einer Sekunde eben aufweist. Je größer diese Zahl, um so kleiner ist der Bruchteil, welcher auf eine Halbwelle entfällt. Da aber die Konzentrationsänderung und mit ihr die Reizwirkung in einem direkten Verhältnis zur Stromstärke stehen und diese wieder identisch ist mit der verschobenen Elektrizitätsmenge, so ist es ohne weiteres klar, daß mit steigender Wechselzahl die Reizwirkung sinken muß. Sie ist nach Nernst umgekehrt proportional der Quadratwurzel aus der Frequenz:

$$\text{Reizwirkung} = \frac{i\ (\text{Stromstärke})}{\sqrt{(\text{Frequenz})}}.$$

Dieses Gesetz gilt für Wechselströme von mittelhohen Periodenzahlen in ziemlich weitem Umfang, wie die experimentelle Prüfung zeigt. Für sehr langsam wechselnde Ströme einerseits, wie für sehr hochfrequente andererseits scheint es dagegen nicht zuzutreffen. Untersuchungen mit möglichst reinen Hochfrequenzschwingungen [1]) ergaben, daß ihre Reizwirkung wesentlich geringer ist, als man nach dem Nernstschen Gesetz erwarten würde. Zeynek vermutet, daß der Grund hierfür in den großen kolloidalen Partikelchen der Nervenzellen zu suchen sei, welche infolge ihrer elektrischen Trägheit bei sehr raschen Schwingungen die Reizleitung vermindern. Bei sehr langsam verlaufenden Wechselströmen dagegen dürfte die Abweichung von dem Nernstschen Gesetz wohl durch elektrolytische Wirkungen ähnlich wie beim Gleichstrom zustande kommen.

II. Die örtliche Wärmewirkung.

Die in die Augen springendste Wirkung der Diathermie ist zweifellos die Erwärmung, die Temperaturerhöhung, welche das vom Strom durchsetzte Gewebe erfährt. Diese Erwärmung ist nach dem Jouleschen Gesetz (S. 7) einerseits von der Stromstärke, andererseits von dem Widerstand des Leitungsweges abhängig. Neben diesem physikalischen Größen spielen aber bei der Diathermie am Lebenden auch biologische Einflüsse und unter diesen vor allem die Blutbewegung eine wichtige Rolle. Über die Stromstärke und ihr Verhältnis zur Elektrodengröße haben wir bereits im technischen Teil gesprochen. Es erübrigt noch, über den Einfluß des Widerstandes und über die Bedeutung des Blutkreislaufes einiges zu sagen.

Der Einfluß des elektrischen Widerstandes. Der Widerstand, den ein Leiter dem elektrischen Strom entgegensetzt, ist in erster Linie abhängig von seiner materiellen Beschaffenheit. So leitet unter ganz gleichen Bedingungen Silber den Strom besser als Kupfer, dieses leitet besser als Eisen usw. Um die Verschiedenheit des Leitvermögens,

---

[1]) Zeynek und Bernd: Pflügers Arch. f. d. ges. Physiol. Bd. 132.

die in der Natur dès Leiters begründet ist, zum Ausdruck zu bringen und so das Leitvermögen der einzelnen Körper miteinander vergleichen zu können, hat man den Begriff des spezifischen Widerstandes geschaffen. Wir verstehen darunter den Widerstand ausgedrückt in Ohm, den ein Körper in Gestalt eines Leiters von 1 cm² Querschnitt und 1 cm Länge dem Strom bietet.

Wir wissen, daß, abgesehen von seiner spezifischen Natur, der Widerstand eines Leiters noch weiterhin bestimmt wird von seiner Länge und von seinem Querschnitt, und zwar nimmt er mit der Länge in einem geraden Verhältnis zu und mit dem Querschnitt in ebendemselben Verhältnis ab. Fassen wir das Gesagte zusammen, so ergibt sich: Der Widerstand eines Leiters ist direkt proportional seinem spezifischen Widerstand (σ) und seiner Länge (1) und umgekehrt proportional seinem Querschnitt (q):

$$W = \sigma\,\frac{1}{q}.$$

Soweit sind uns die Verhältnisse allgemein geläufig. Mit diesen Kenntnissen aber werden wir nicht unser Auslangen finden, wenn wir das Verhalten des menschlichen Körpers und seiner Gewebe gegenüber den Hochfrequenzströmen untersuchen und verstehen wollen. Wenn wir nicht den größten Irrtümern unterliegen wollen, so müssen wir uns zunächst von der Vorstellung freimachen, daß der menschliche Körper ein gewöhnlicher Ohmscher Widerstand ist, der durch die drei oben angeführten Größen (spezifischer Widerstand, Länge und Querschnitt) definiert und durch einen in Ohm ausgedrückten Wert absolut festgelegt werden kann. Dem ist nicht so. Es hat sich vielmehr gezeigt, daß der Widerstand des menschlichen Körpers und seiner Gewebe die allerverschiedensten Werte ergibt, je nachdem er mit Gleichstrom oder Wechselstrom, mit Wechselstrom von niederer oder hoher Frequenz, mit Strömen von niederer oder hoher Spannung gemessen wird. Es würde natürlich zu weit führen, diese äußerst interessanten, aber ebenso komplizierten Verhältnisse hier in extenso darzulegen. Wir müssen uns darauf beschränken, einige der wichtigsten Punkte herauszugreifen, die für die Erwärmung bei der Diathermie von Bedeutung sind.

Wir gehen zunächst von zwei Tatsachen aus, die eine ist die, daß der Widerstand des menschlichen Körpers gegen Gleichstrom wesentlich höher ist als gegen Wechselstrom, die andere, daß der Widerstand gegenüber Wechselstrom von der Frequenz desselben abhängt, daß er gegen niederfrequenten Wechselstrom größer ist als gegen hochfrequenten. Wie ist das zu erklären?

Gildemeister[1]) hat gezeigt, daß der hohe Widerstand des menschlichen Körpers gegenüber dem Gleichstrom durch Polarisation bedingt wird. Wie wir seit Peltier (1834) wissen, ist auch das tierische Gewebe polarisierbar, d. h. ein durch dasselbe hindurchfließender Gleichstrom

---

[1]) Gildemeister: Pflügers Arch. f. d. ges. Physiol. Bd. 149, S. 389. 1912; Bd. 176, H. 1/2. S. 84; Bd. 195, H. 1/2, S. 112; Elektrotechn. Zeitschr. 1919. H. 38.

erzeugt in ihm elektromotorische Kräfte, die seiner eigenen elektromotorischen Kraft entgegengerichtet sind. Dadurch wird diese Kraft geschwächt, es fließt infolgedessen weniger Strom durch das Gewebe, was den Anschein erweckt, als ob der Widerstand desselben ein sehr hoher wäre. Die im Organismus wirksamen Polarisationskräfte sind ihrer Art nach ganz die gleichen, wie sie an den Elektroden eines Voltaelementes, bestehend aus Kupfer und Zink in verdünnter Schwefelsäure, beobachtet werden und die bewirken, daß die elektromotorische Kraft eines solchen Elementes in kurzer Zeit sinkt.

Den Grund der Polarisation sieht Gildemeister in jenen Konzentrationsänderungen, die nach der Theorie von Nernst (S. 78) an den Zellmembranen zustande kommen. Durch sie entstehen Konzentrationsketten, deren Spannung der des Meßstroms entgegenwirkt. Diese Konzentrationsverschiebungen sind, wie wir im vorigen Abschnitt gesehen haben, am größten, wenn die elektromotorische Kraft andauernd in derselben Richtung wirkt, also beim Gleichstrom. Zwar sind sie auch beim Wechselstrom niederer Frequenz noch merkbar, sie werden aber um so geringer, je höher die Frequenz des Stromes steigt. Das ist auch die Ursache, weshalb der Widerstand des Körpers mit steigender Frequenz des Stromes abnimmt. Die Polarisation hat ihren Sitz vornehmlich in der Haut und daraus erklärt sich, daß es vor allem die Haut ist, die gegen Gleichstrom einen so hohen Widerstand zeigt und weiters, daß dieser Hautwiderstand gegen Hochfrequenzstrom ein auffallend niedriger ist, mit welchen Tatsachen wir uns noch später eingehender beschäftigen müssen.

Wollen wir aber das Verhalten des menschlichen Körpers gegen die Diathermieströme richtig werten, so müssen wir noch etwas anderes im Auge behalten. Der Körper besitzt Wechselströmen gegenüber eine gewisse Kapazität, d. h. er verhält sich ihnen gegenüber wie ein Kondensator. Haben wir einen Stromkreis, bestehend aus Ohmschem Widerstand und einem in Reihe geschalteten Kondensator, so wird durch letzteren der Widerstand des ganzen Kreises einem Wechselstrom gegenüber herabgesetzt, und zwar um so mehr, je größer die Kapazität des Kondensators und je höher die Frequenz des Wechselstromes ist. Das ist eine physikalische Tatsache, auf deren Erklärung hier nicht näher eingegangen werden kann. Wir haben uns vorzustellen, daß der Haut eine solche Kondensatorwirkung zukommt. Auf der einen Seite bedeckt von dem gut leitenden Metall der Elektrode und auf der anderen begrenzt durch eine gut leitende Muskelschicht, können wir sie gleichsam als das Dielektrikum eines Kondensators betrachten. Allerdings ist dieses Dielektrikum ein sehr unvollkommenes, denn es läßt nicht nur Wechselstrom, sondern auch Gleichstrom passieren, was ein vollkommenes Dielektrikum nicht tut. Wir müssen, wollen wir bei dem Kondensatorbild bleiben, unsere Vorstellung noch dahin ergänzen, daß wir uns parallel zu dem Kondensator einen Ohmschen Widerstand geschaltet denken (Abb. 72). Für die Erwärmung der Haut kommt nur jener Stromanteil in Betracht, der durch den Ohmschen Widerstand fließt, nicht jener, der auf kapazitivem Weg in den Körper übergeht.

Diese Tatsache im Verein mit dem Fehlen von Polarisationserscheinungen bewirken es, daß der Widerstand der Haut gegenüber dem Hochfrequentstrom ein beträchtlich kleinerer ist als gegenüber Gleichstrom. Das läßt sich z. B. durch folgenden von mir ausgeführten Versuch in überzeugender Weise dartun.

Man bringt auf die Dorsalfläche beider Hände ovale, etwa 50 cm² große Bleielektroden und schickt so einen Gleichstrom von 3 MA durch beide Arme. Legt man dann die gut angefeuchteten Palmarflächen beider Hände aneinander, so ändert sich an der Stromstärke gar nichts, obwohl nunmehr der Strom die Möglichkeit hätte, quer durch beide Hände auf kürzestem Weg von einer Elektrode zur anderen zu gehen. Er tut das nicht, denn würde auch nur ein Teil des Stromes diesen neuen Weg wählen, so müßte das sofort in einem Steigen der Stromstärke zum Ausdruck kommen. Der Strom geht vielmehr nach wie vor durch die ganze Länge der Arme und quer durch den Körper, er macht also einen weiten Umweg, statt direkt die Hände zu durchsetzen. Der Grund ist der, daß er in letzterem Fall viermal statt zweimal den hohen Hautwiderstand überwinden müßte. Machen wir den gleichen Versuch mit einem Diathermiestrom. Wir legen die Elektroden wie früher auf die Rückfläche der Hände und schalten einen Strom von 300 MA ein, dann bringen wir die Hautflächen zur gegenseitigen Berührung. Sofort steigt der Strom auf 1800 MA, also auf das 6fache. Der Widerstand der doppelt dicken Hautschicht der Handflächen ist für den Diathermiestrom bedeutungslos, er ist für ihn auf jeden Fall viel kleiner als der Widerstand, den er auf dem Wege durch die Muskulatur der Arme zu überwinden hätte.

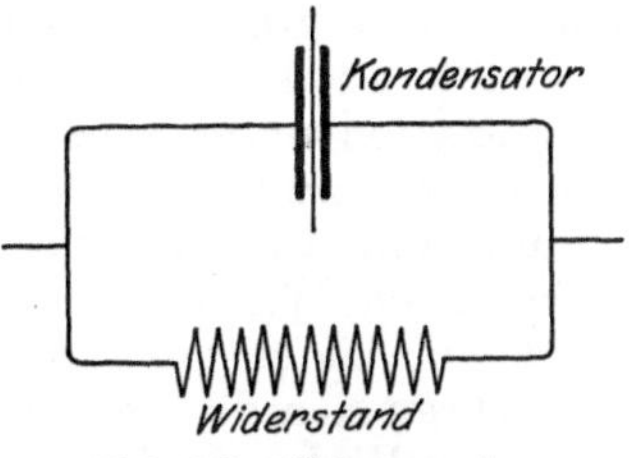

Abb. 72. Schema des Hautwiderstandes.

Daß sich die Haut gegenüber Hochfrequenzströmen anders verhält als gegenüber dem Gleichstrom zeigt auch die Beobachtung, daß es bei der Diathermie für die erzielbare Stromstärke ohne jede Bedeutung ist, ob man die Elektroden auf die trockene oder die angefeuchtete Haut anlegt. Der Leitungswiderstand wird dadurch in keiner Weise beeinflußt. Ja man kann die Haut sogar mit einer Öl- oder Vaselinschicht decken, also mit einem Nichtleiter, ohne daß die Stromstärke bei einer bestimmten Spannung dadurch irgendwie geändert wird. Dies zeigen die folgenden von mir angestellten Versuche.

Eine Versuchsperson nimmt zwei zylindrische Metallelektroden in die Hände, mit deren Hilfe man einen galvanischen Strom von 4 MA durch den Körper schickt. Dann legt die betreffende Person, ohne daß der Apparat abgestellt wird, ohne daß also an der Spannung desselben etwas geändert wird, die Elektroden beiseite, wäscht sich die Hände und ergreift mit den noch feuchten Händen neuerdings die Elektroden. Sofort schnellt der Zeiger des Galvanometers auf 10 MA hinauf. Die Stromstärke steigt also um 6 MA, was nur dadurch erklärbar ist, daß der Widerstand in demselben Maße, das ist in unserem Fall um mehr als die Hälfte gesunken ist. Wiederholt man nun das Experiment in ganz gleicher Weise mit einem Diathermiestrom von sagen wir 400 MA, so findet man, daß sich an der Stromstärke gar nichts ändert, ob man die Elektroden mit trockenen oder feuchten Händen hält. Der Gleichstromwiderstand wird also durch das Anfeuchten der Haut wesentlich vermindert, nicht aber der Hochfrequenzwiderstand.

Es ist daher auch die Annahme, daß man vor dem Auflegen der Elektroden die Haut anfeuchten müsse, um ihren Widerstand herabzusetzen, falsch. Das Anfeuchten hat vielmehr einzig und allein den Zweck, einen guten Kontakt zwischen Haut und Elektrode zu vermitteln, jede Luftzwischenschicht zu verdrängen, um so dem Strom einen kontinuierlichen Übergang ohne Funkenbildung zu ermöglichen. Man kann an Stelle von Wasser, wie ich mich überzeugt habe, ebensogut eine nichtleitende Substanz, wie z. B. Vaselin, verwenden und man wird ganz den gleichen Effekt erzielen. Die Leitfähigkeit des Bindemittels spielt im Gegensatz zum Gleichstrom für den Diathermiestrom gar keine Rolle. Wiederholt man den oben angeführten Versuch, indem man statt die Hände anzufeuchten, sie mit einer dicken Vaselinschichte bedeckt, so wird dadurch der Widerstand für den Gleichstrom bedeutend erhöht und die ursprünglich eingestellte Stromstärke geht um ein beträchtliches zurück. Der gleiche Versuch mit einem Diathermiestrom ausgeführt, ändert an der Stromstärke gar nichts.

Mit der Tatsache, daß wir bei der Hochfrequenztechnik nicht nur mit dem Ohmschen Widerstand, sondern stets auch mit der Kapazität des Leiters rechnen müssen, hängt es zusammen, daß das Joulesche Gesetz nur mit gewissen Einschränkungen auf die Hochfreqenzströme anwendbar ist. Nach diesem Gesetz müßte die Erwärmung eines Leiters um so größer sein, je größer dessen Widerstand ist. Durchwärmt man, wie das Arsonval[1]) zuerst getan hat, Natriumchloridlösungen verschiedener Konzentration unter ganz den gleichen Bedingungen, d. h. mit gleicher Stromstärke und gleicher Zeitdauer, so kann man feststellen, daß die Erwärmung mit abnehmender Konzentration oder, was dasselbe ist, mit zunehmendem Widerstand immer stärker wird, wie es das Gesetz fordert. Jedoch nur bis zu einer bestimmten Grenze. Überschreitet man diese, dann kehren sich die Verhältnisse plötzlich um, das will sagen, bei weiter steigendem Widerstand nimmt die Erwärmung nicht mehr zu, sondern im Gegenteil ab, um schließlich ein Minimum zu erreichen. Bei den Versuchen von Arsonval lag diese Grenze bei 1500 Ohm, wobei er unter den von ihm eingehaltenen Versuchsbedingungen eine Erwärmung der Lösung von 96° C feststellen konnte. Bei fortschreitender Erhöhung des Widerstandes sank nun die erzielte Temperatur immer weiter und betrug bei 35 000 Ohm nicht mehr als 2° C. Widerstände dieser Größenordnung wirken demnach zwischen den Elektrodenplatten wie ein Dielektrikum und der Strom durchsetzte diese Anordnung wie einen Kondensator.

Das Joulsche Gesetz hat demnach bei der Diathermie am Lebenden nur eine bedingte Gültigkeit. Allerdings betragen die Widerstände, die wir bei den meisten Behandlungen zu überwinden haben, in der Regel nicht mehr als einige Hundert Ohm, so daß die Erwärmung im allgemeinen dem Jouleschen Gesetz folgen dürfte. Doch gibt es Fälle wie z. B. die Durchwärmung des Gehirns, wo der Schädelknochen mit seinem hohen Ohmschen Widerstand einerseits von den äußeren Weichteilen und der Elektrode, andererseits von der Gehirnmasse bedeckt, ein solches Dielektrikum in Kondensatoranordnung darstellt. Hier müssen wir natürlich die oben erörterten Verhältnisse in Rechnung ziehen.

Mit diesen Ausführungen wollen wir uns hier begnügen. Sie zeigen, daß es vollkommen falsch ist, den menschlichen Körper oder Teile desselben als einfache Ohmsche Widerstände aufzufassen und aus der Größe dieser auf deren Erwärmung oder umgekehrt aus ihrer Erwärmung auf die Größe der vorliegenden Widerstände zu schließen. Auf dieser falschen Voraussetzung fußen auch die im folgenden beschriebenen Untersuchungen von Wildermuth, sowie die von Dowse und Iredell, so daß wir ihre Ergebnisse nur mit einiger Reserve aufnehmen dürfen.

---

[1]) Bordier: Arch. d'électr. méd. 1927 Nr. 530 — Presse méd. 1928 Nr. 11.

Die Messung des Hochfrequenzwiderstandes an der Leiche und am Lebenden.
Wildermuth[1]) suchte den Widerstand einzelner Gewebe an der Leiche zu bestimmen und zwar aus dem Grad der Erwärmung, den diese bei Hindurchleitung
eines Diathermiestromes erfahren. Er kam dabei zu folgenden Resultaten.

Setzt man den Widerstand einer 0,5%igen chemisch reinen Kochsalzlösung
bei 18° C = 1, so beträgt der spezifische Widerstand von

Fettgewebe	19,4
Gehirn	5,5—6,8
Lunge	3,5—4,0
Leber	2,8—3,3
Haut	2,5—3,0
Muskel	1,2—1,5

Den geringsten Widerstand zeigt Aszitesflüssigkeit, er ist kleiner als 1, Blut
und sämtliche Gewebe dagegen überschreiten die Einheit. Unter letzteren steht
an höchster Stelle das Fettgewebe. Es stimmt dies mit der Erfahrung, daß reines
Fett, z. B. Öl, ein guter Isolator ist und als solcher auch in der Elektrotechnik
Verwendung findet (Öltransformatoren).

Da Serum die bestleitende Substanz des menschlichen Körpers ist, so kann
man meiner Ansicht nach im allgemeinen sagen, daß ein Organ die Elektrizität
um so besser leitet, je größer sein Serum- bzw. Blutgehalt und je kleiner sein Fett-
gehalt ist.

Der hohe Widerstand des Fettgewebes gibt sich auch in der täglichen Praxis
zu erkennen. Fette Leute vertragen im allgemeinen weniger Strom. Legt man die
Elektroden über Stellen auf, an denen sich eine stärkere Fettansammlung befindet,
wie nicht selten am Unterbauch bei Frauen, so wird von dem Behandelten sehr
häufig schon bei einer mäßigen Stromstärke über ein unangenehmes Hitzegefühl ge-
klagt. Das Fettgewebe erhitzt sich bei gleicher Stromstärke mehr als ein anderes
Gewebe.

Einen niedrigen Widerstand zeigt der Muskel. Er beträgt in der Faserrichtung
gemessen 1,2—1,5 Einheiten. Auffallend niedrig sind auch die Widerstandswerte,
welche Wildermuth für die Haut fand. Sie sind nur doppelt so groß als die für den
Muskel.

Die obigen an der Leiche gefundenen Zahlen lassen sich nicht ohne weiteres auf
lebendes Gewebe übertragen, schon deshalb nicht, weil der in beiden Fällen ganz
verschiedene Blutgehalt die Widerstandsverhältnisse weitgehend ändert.

Dowse und Iredell[2]) suchten den Widerstand verschiedener Körperteile direkt
am Lebenden zu bestimmen und verwendeten hierzu die sog. Substitutionsmethode.
Sie schickten einen Diathermiestrom von ganz bestimmter Stärke durch einen
Körperabschnitt, dessen Widerstand gemessen werden sollte, sagen wir z. B. von
Hand zu Hand. Nun wurde, ohne daß an der Einstellung, d. h. an der Spannung des
Apparates irgend etwas geändert wurde, mit Hilfe eines Umschalters an Stelle des
Körpers ein Flüssigkeitswiderstand in den Stromkreis des Diathermieapparates
gelegt. Dowse und Iredell benützten hierzu eine Kupfersulfatlösung, welche in
ein Glasrohr eingeschlossen war. In die Lösung tauchten an beiden Enden des Rohres
je eine Kupferelektrode, von denen die eine fix, die andere beweglich war. Durch
Verschieben der letzteren konnte die Länge der eingeschalteten Flüssigkeitssäule
so geändert werden, bis das Amperemeter den gleichen Ausschlag zeigte wie bei
der Durchströmung des Körpers. War dies der Fall, dann mußte nach dem Ohmschen Gesetz (bei gleicher Spannung und gleicher Stromstäkre) auch der Körper-
widerstand gleich dem eingeschalteten Flüssigkeitswiderstand sein. Der letztere
wurde durch Gleichstrom ermittelt. Darin liegt natürlich ein Versuchsfehler, denn
auch hier werden Gleichstrom- und Hochfrequenzstrom-Widerstand miteinander
identifiziert, was nicht zulässig ist.

Dowse und Iredell fanden, daß der Widerstand von Hand zu Hand, wenn man
in diesen zwei zylindrische Metallelektroden hält, bei verschiedenen Personen zwischen 450—650 Ohm schwankt. Ich habe, um ein Vergleichsmaß zu erhalten, unter
denselben Bedingungen den Gleichstromwiderstand bei verschiedenen Personen
gemessen. Er betrug bei einer Meßspannung von 14 Volt durchschnittlich 7000—8000

---

[1]) Mltt. Grenzgeb. Med. u. Chir. **22**, H. 4, 1911.
[2]) Arch. of Radiol Juli 1920, 34.

Ohm, also mehr als zehnmal so viel wie bei der Diathermie. Überdies ist der Widerstand gegenüber den Hochfrequenzströmen keineswegs konstant. Er kann sich schon im Verlaufe einer Diathermiebehandlung nach Messungen, die in meinem Institut ausgeführt wurden, um 10—20% fast durchwegs im Sinne einer Verminderung ändern. Dieses Absinken des Widerstandes drückt sich häufig schon dadurch aus, daß die Stromstärke bei gleichbleibender Spannung während der Durchwärmung ansteigt.

Der Widerstand ist auch verschieden je nachdem die Arme gebeugt oder gestreckt gehalten werden. Dowse und Iredell fanden bei einer Versuchsperson, die in beiden Händen Zylinderelektroden hielt, einen Widerstand von 526 Ohm, wenn die Arme gestreckt waren. Wurden diese jedoch gebeugt, so sank der Widerstand auf 440 Ohm. Die Erklärung für diese Widerstandsverminderung liegt wohl darin, daß dem Strom die Möglichkeit geboten wurde, an der Innenseite der nun bogenförmigen oder winkelig geknickten Bahn, dort, wo die großen Gefäße liegen, den Weg abzukürzen.

Der Einfluß der Blutbewegung. Der menschliche Körper ist keine tote Masse, dessen Erwärmung allein durch physikalische Faktoren bestimmt wird. Er besitzt als lebender Organismus Abwehrvorrichtungen, die dazu dienen, einer Überwärmung vorzubeugen oder diese, falls sie eingetreten ist, wieder auszugleichen. Dazu dient vor allem die Bewegung des Blutes. Diese wirkt gleich einem Kühlstrom. Mit einer Temperatur, die niedriger ist als die des durchwärmten Körperteiles, tritt er in diesen ein, um ihn mit Wärme beladen wieder zu verlassen. Die Blutzirkulation bedingt so eine Verschleppung der an Ort und Stelle erzeugten Wärme, sie sucht die örtliche Anhäufung der Wärme zu verhindern. Ihr Einfluß ist somit ein nivellierender.

Daß die Blutbewegung der lokalen Erwärmung entgegenwirkt, ersehen wir auch aus Beobachtungen, die wir in der täglichen Praxis machen. Ein Organ oder Gewebe erwärmt sich bei gleicher Stromstärke um so weniger, je ausgiebiger seine Durchblutung ist, oder dasselbe mit anderen Worten ausgedrückt: Ein Organ oder Gewebe verträgt um so mehr Strom, je besser und reichlicher es von Blutgefäßen versorgt ist. Wir haben schon bei der Dosierung des Diathermiestromes darauf hingewiesen, daß die Schleimhaut des Rektums und der Vagina auffallend hohe Stromdosen schadlos verträgt. Mag auch der geringere Widerstand der Schleimhaut gegenüber dem der Haut dabei eine Rolle spielen, so ist es doch in erster Linie der Reichtum an Blutgefäßen, den die Beckenorgane aufweisen, der uns das verständlich macht.

Die Bedeutung der Blutbewegung zeigt auch nachfolgender einfache Versuch. Bindet man den einen Arm mit einer Esmarchbinde ab und leitet man einen Strom von 0,6 Ampere von einer Hand zur anderen, so wird an dem abgebundenen Arm sehr rasch ein unerträgliches Hitzegefühl auftreten, während die Wärmeempfindung an dem anderen Arm noch durchaus erträglich ist.

Die Bewegung des Blutes hebt die Wärmewirkung des Stromes zum großen Teile wieder auf. Die Erwärmung erreicht darum in Wirklichkeit nicht annähernd jene Höhe, die wir unter Zugrundelegung der gegebenen physikalischen Bedingungen erwarten müßten. In der Tat ist besonders bei der Durchwärmung innerer Organe die erzielte Temperaturerhöhung verhältnismäßig gering. Das beweisen in überzeugender

Art die Versuche von C. Binger und R. V. Christie[1]) welche an Hunden die durch die Diathermie in den Lungen erreichbaren Temperaturen thermoelektrisch maßen. Normalerweise ist bei diesen Tieren die Temperatur der Lunge 0,3—0,4° C höher als die des Rektums. Schickt man nun durch den Brustkorb einen Diathermiestrom in therapeutischer Dosis, so steigt wohl die Temperatur der Lunge, aber im gleichen Maße die des Rektums, so daß die Temperaturdifferenz zwischen beiden sich nicht ändert. Das beweist, daß die durch den Strom in der Lunge erzeugte Wärme durch den Blutkreislauf alsbald über den ganzen Körper verteilt wird. Verschließt man durch eine geeignete Versuchsanordnung die eine der beiden Lungenarterien, so bewirkt das einen augenblicklich starken Temperaturanstieg auf der betreffenden Seite, der noch stärker wird, wenn man auch die Lungenvene dieser Seite verschließt. Den gleich steilen Anstieg erzielt man, wenn man den Versuch am toten Tier ausführt. Diese Versuche zeigen deutlich den ausgleichenden Einfluß der Zirkulation bei der lokalen Durchwärmung.

Wir werden noch an späterer Stelle (S. 94) über die Bedeutung der Blutbewegung bei der Diathermie sprechen. Diese Ausführungen mögen hier genügen.

Temperaturmessungen am Menschen. Über die Temperaturen, welche durch die Diathermie im Innern des Körpers zustande kommen, sind wir heute noch wenig unterrichtet, weil aus begreiflichen Gründen hierüber noch wenig direkte Messungen vorliegen.

Grunspan und Levère[2]), die ihre Messungen mit Thermonadeln vornahmen, haben bei ihren Versuchen gefunden, daß die Haut eine Erwärmung bis zu 45,5° C klaglos verträgt. Darüber hinaus tritt ein unangenehmes Gefühl von Brennen auf, das die Untersucher zwang, mit der Stromstärke zurückzugehen. Bei Versuchen an Kaninchen wurden bereits bei einer Temperatur von 42° C subkutane Koagulationen, die sich bis in die Muskulatur erstreckten, beobachtet. Die von Grunspan und Levère gefundenen Schädigungsgrenzen erscheinen sehr niedrig und Bordier meint, daß bei günstigeren Versuchsbedingungen, insbesondere bei vollkommen gutem Kontakt der Elektroden mit der Haut auch höhere Temperaturen erreicht werden könnten. Das ist nicht unwahrscheinlich, denn Santos konnte z. B. feststellen, daß Temperaturen von 45° C von der Harnröhrenschleimhaut eine Stunde lang und darüber ohne Gefahr vertragen wurden.

Wir wollen im folgenden noch einige Temperaturbefunde der Haut anführen, wie sie sich bei therapeutischen Anwendungen der Diathermie ergaben. Diathermiert man einen Arm oder ein Bein der Länge nach, so tritt, wie allgemein bekannt, die stärkere Erwärmung an der Beugeseite der Extremität auf. Das rührt daher, weil hier die großen Blutgefäße verlaufen, die infolge ihres guten Leitvermögens einen großen Teil des Stromes aufnehmen. Ist diese ungleichmäßige Erwärmung schon in der Streckstellung der Extremität merkbar, so ist sie um so ausgesprochener, je mehr die Gelenke gebeugt werden. Einige Messungen

---

[1]) Journ. of. exp. med. Bd. 46, Nr. 4.
[2]) Rev. de Chir., Okt. **1913**, Arch. Électr. méd., Dez. **1913**, No 371 (Sitzungsbericht).

von Bordier sollen das illustrieren. Leitet man einen Strom von 500 MA von einer Hand zur anderen, so ergibt sich nach 10 Minuten bei gestrecktem Vorderarm ein Temperaturanstieg

an der Vorderseite des Ellbogengelenkes . . um 3,6° C }
an der Rückseite des Ellbogengelenkes . . um 2,7° C } Differenz 0,9° C

Wiederholt man den Versuch unter gleichen Bedingungen nur mit dem Unterschied, daß man während der Durchwärmung das Ellbogengelenk gebeugt hält, so ist der Temperaturunterschied wesentlich größer. Die Temperaturerhöhung beträgt

an der Vorderseite des Ellbogengelenkes . . . . 5,0° C }
an der Rückseite des Ellbogengelenkes . . . . 1,9° C } Differenz 3,1° C

Wie schon die Untersuchungen von Dowse und Iredell (S. 85) vermuten ließen, legt sich der Strom bei gebeugter Extremität vornehmlich auf die kürzere Innenseite der Bahn, wobei ihm die Gefäße einen willkommenen Weg bieten. Ganz analoge Beobachtungen wie am Ellbogengelenk kann man am Hand- oder Kniegelenk anstellen, wenn man die Hauttemperatur einmal bei Beuge-, einmal bei Streckstellung des Gelenkes mißt. Daraus ergibt sich die praktische Regel, Arme und Beine womöglich in Streckstellung zu behandeln, um eine gleichmäßigere Durchwärmung zu erhalten.

Fürstenberg und Schemel[1]) untersuchten den Anstieg der Temperatur im Innern des Magens bei einer Durchwärmung desselben mit zwei großen Elektroden (20 × 30 cm), von denen eine über dem Epigastrium, die andere an der gegenüberliegenden Stelle des Rückens aufgelegt wurde. Zur Temperaturmessung diente eine Meßeinrichtung der Firma Siemens & Halske, die nach dem Prinzip konstruiert ist, daß eine feine Platinspirale, welche in Quarzglas eingeschmolzen und von einer vergoldeten Hülse umgeben ist, ihren elektrischen Widerstand bei verschiedenen Temperaturen verändert. Diese Widerstandsänderungen werden durch ein Millivoltmeter fortlaufend selbsttätig registriert.

Bei der Verwendung einer Stromstärke von 0,3 Ampere konnten Fürstenberg und Schemel im Mageninnern einen Temperaturanstieg um 0,3° C erzielen, während eine Stromstärke von 2 Ampere nur einen Anstieg von 0,1° C ergab. Analoge Versuche am lebenden Hund ergaben das gleiche Resultat. Der gemessene Temperaturanstieg war höher bei kleinerer und niedriger bei größerer Stromstärke.

Fürstenberg und Schemel suchten dieses paradoxe Versuchsergebnis durch einen biologischen Reflexvorgang zu erklären. Bei der Verwendung einer größeren Stromstärke wird die Haut wesentlich stärker erhitzt. Es werden in diesem Fall auch die von der Haut ausgelösten Abwehrreflexe in höherem Maße erregt werden. Das gilt insbesonders von der reaktiven Hyperämie, durch welche eine Verschleppung der Wärme und damit eine Kühlung veranlaßt wird. Bei geringerer Stärke schleicht sich der Strom gleichsam in den Körper ein, ohne jene Gefäßreflexe zu wecken, welche seine Wirkung sofort paralysieren.

Diese nicht ganz befriedigende Erklärung war für Lüdin[2]) die Veranlassung, die Sache nochmals zu prüfen. Er arbeitete nach ganz der

---

1) Dtsch. med. Wschr. **1912**, Nr 38.
2) Z. exper. Med. **1919**, H. 1/2.

gleichen Methode unter Verwendung einer Elektrodengröße von 12 × 20 cm. Einer seiner Versuche sei hier an Hand einer Kurve wiedergegeben (Abb. 73).

Wie man sieht, steigt die Temperatur in den ersten 10 Minuten von 37,5° C auf 37,8° C, in den folgenden 40 Minuten allmählich auf 38,3° C. Bei 2 Ampere erhebt sich die Temperatur auf 38,8° C. Da der Patient die Wärme unangenehm empfindet, wird die Stromstärke vermindert. Gleichzeitig damit fällt die Temperatur auf 38,5° C, um bei weiterer Verminderung der Stromstärke auf 38,1° C zu sinken.

Die Temperatur im Mageninnern steigt also im Gegensatz zu den Versuchen von Fürstenberg und Schemel ganz parallel der Stromstärke. Die von Lüdin durch Diathermie erzielte Höchststeigerung der Temperatur betrug 2,1° C im Verlaufe einer Stunde. Sie war höher

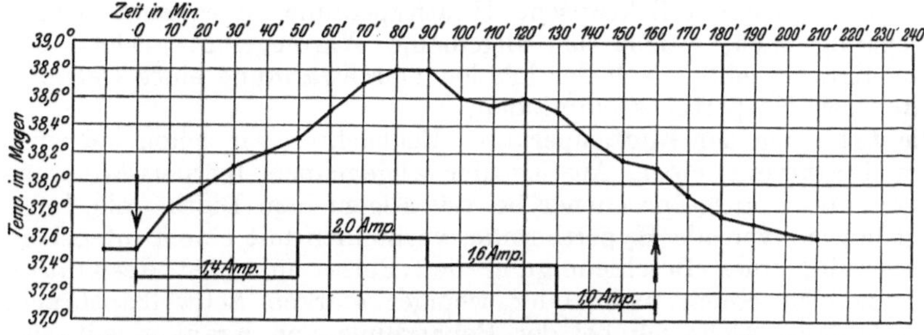

Abb. 73. Verhalten der Temperatur im Mageninnern bei der Diathermie (nach Lüdin).

als diejenige, die durch Kataplasmen (1,0° C) oder diejenige, die durch Thermophore (0,8° C) erreicht werden konnte. Menard und Nemours, welche die gleiche Versuchsanordnung wählten, konnten sogar Temperatursteigerungen im Mageninnern bis zu 3,0° C erreichen.

III. Die allgemeine Wärmewirkung.

Die örtliche und allgemeine Temperaturerhöhung. Zwischen lokaler und allgemeiner Diathermie läßt sich eine scharfe Grenze nicht ziehen. Schon bei der örtlichen Behandlung mit Elektroden beobachtet man häufig einen deutlichen Anstieg der Allgemeintemperatur. So ergibt nach eigenen Messungen die Durchwärmung eines Kniegelenkes (Elektrodengröße 100 cm², 1 Ampere, 20 Minuten) eine Erhöhung der Achselhöhlentemperatur um durchschnittlich 0,2° C, eine Diathermie des Beckens (Elektrodengröße 200 cm², 1 Ampere, 20 Minuten) eine Erhöhung um 0,6° C.

Es läßt sich also nicht nur an den durchwärmten Körperteilen, sondern auch entfernt von ihnen eine Erhöhung der Temperatur nachweisen. Das rührt daher, daß die Wärme auf der Blutbahn von dem Ort ihrer Entstehung nach anderen Teilen hingeführt wird, so daß auch diese in ihrer Temperatur ansteigen. Ich möchte aber noch auf einen zweiten Faktor hinweisen, der bisher nicht berücksichtigt wurde.

Wie plethysmographische Versuche ergaben, zeigen die Hautgefäße schon $^1/_2$—2 Minuten nach Beginn der Durchwärmung eine Erweiterung. Das Blut aus dem Körperinnern verschiebt sich an die Oberfläche und es kann meiner Ansicht nach kein Zweifel darüber sein, daß dadurch allein schon eine Erhöhung der Hauttemperatur zustande kommt. Zeigen doch die grundlegenden Versuche von Rubner und die neueren Tiefenmessungen von Zondek, daß die Temperatur der Haut wesentlich tiefer liegt als die des Körperinneren und daß diese ihr Maximum in der Nähe der großen Gefäße erreicht. Wird also das Blut aus der Tiefe gegen die Körperoberfläche verschoben, so muß das eine Erhöhung der gesamten Oberflächentemperatur zur Folge haben. Es wäre natürlich ein grober Fehlschluß, anzunehmen, daß die Temperatur der gesamten Körpermasse um den eben gefundenen Betrag gestiegen sei. Diese reflektorische Hauthyperämie ist es auch meiner Überzeugung nach, welche das allgemeine Wärmegefühl auslöst, das manche Kranke schon nach der lokalen Durchwärmung eines Gelenkes oder anderen Körperteiles empfinden.

Die Erhöhung der Bluttemperatur. Beobachten wir schon bei einer lokalen Diathermie einen Anstieg der allgemeinen Körperwärme, so ist dieser um so ausgesprochener bei der allgemeinen Diathermie. Diese erzeugt eine universelle Hyperthermie, verbunden mit einem intensiven Wärmegefühl, einer Beschleunigung des Pulses und der Respiration und schließlich einem mehr oder weniger starken Schweißausbruch. Einige Zahlen, welche ich bei der Behandlung von Kranken mit verschiedenen Methoden der Durchwärmung, wobei Stromstärke und Stromdauer wechselten, gewonnen habe, werden den Temperaturanstieg am besten kennzeichnen.

Allgemeindiathermie nach Methode I.
Mit je einer Elektrode an Unterarmen und Unterschenkeln und einer
Rückenplatte.

J. F., 59 Jahre alt, Polyarthritis chronica progressiva [1]).

Stromstärke Ampere	Dauer Minuten	Temperatur in der Achselhöhle			Temperatur in der Mundhöhle			Anmerkung
		vor	nach	Unterschied	vor	nach	Unterschied	
2,5	20	36,5	38,5	+ 2,0	36,4	36,6	+ 0,2	mäßiger Schweiß
3,0	20	36,6	40,3	+ 3,7	36,4	37,0	+ 0,6	geringer Schweiß
3,0	30	36,7	39,1	+ 2,4	36,6	37,5	+ 0,9	starker Schweiß
3,5	30	36,6	40,6	+ 4,0	36,5	37,4	+ 0,9	starker Schweiß

Die Temperatur in der Achselhöhle steigt also bei dieser Methode um 2,0—4,0° C, die in der Mundhöhle gemessene dagegen nur um 0,2—0,9° C. Diese Differenz

---

[1]) Zu bemerken wäre, daß der zum Versuche verwendete Kranke, ein 59jähriger Mann, Durchwärmungen mit einer Stromstärke von 3,0 Ampere und darüber in der Dauer von 20—30 Minuten nicht nur gut vertrug, sondern auch mit deren Wirkung auf seine progressive Polyarthritis sehr zufrieden war.

erklärt sich damit, daß bei der zur Anwendung kommenden Durchströmungs-
technik Elektroden an den Unterarmen angelegt sind, wodurch das Blut in den
oberen Extremitäten unmittelbar erwärmt wird, so daß es bei seinem Rückfluß
in den Venen der Achselhöhle eine sehr bedeutende Temperatur aufweist. Es
kann daher nicht diese, sondern nur die Temperatur der Mundhöhle als Maß für
die Steigerung der allgemeinen Körperwärme angesehen werden.

Schott und Schlumm fanden bei einer allgemeinen Diathermie nach
Methode I, wenn sie eine Stromstärke von 3 Ampere 30 Minuten lang anwendeten,
eine durchschnittliche Erhöhung der Temperatur in der Mundhöhle um 0,8 ° C.

Allgemeindiathermie nach Methode II.
Mit einer Waden-, Gesäß- und Rückenplatte (Dreiplattenmethode nach Kowarschik).
St. L., 49 Jahre alt, Polyarthritis tuberculosa Poncet.

Strom-stärke Ampere	Dauer Minuten	Temperatur in der Achselhöhle			Temperatur in der Mundhöhle			Anmerkung
		vor	nach	Unter-schied	vor	nach	Unter-schied	
2,5	20	36,5	36,9	+ 0,4	36,8	36,9	+ 0,1	kein Schweiß
3,0	20	36,7	37,1	+ 0,4	36,9	37,0	+ 0,1	mäßiger Schweiß
3,0	30	36,6	37,2	+ 0,6	36,9	37,0	+ 0,1	starker Schweiß
3,5	30	36,4	37,1	+ 0,7	36,6	37,0	+ 0,4	starker Schweiß

Der Temperaturanstieg ist, wie man aus der Tabelle entnimmt, bei dieser
Methode ein geringerer als bei der Methode I, was auch von Schott und Schlumm
bestätigt wird, die bei einer Stromstärke von 3 Ampere in der Zeitdauer von
30 Minuten eine durchschnittliche Erhöhung der Mundhöhlentemperatur um
0,4 ° C feststellen konnten.

Lahmeyer[1]) hat bei der Allgemeindiathermie nach Methode II die rektale
Temperatur mit Hilfe eines Registrierapparates von Siemens & Halske gemessen.
Er fand als durchschnittliches Ergebnis aus 400 Messungen bei Verwendung eines
Stromes von 2,5 Ampere einen Temperaturanstieg von 0,7 ° C in 20 Minuten.
Wurde die Erwärmung fortgesetzt, so erreichte die Steigerung nach weiteren
20 Minuten 1 ° C. Dieselbe Temperaturerhöhung konnte auch erzielt werden,
wenn man einen Strom von 3 Ampere nur 20 Minuten zur Anwendung brachte.
Der Temperaturanstieg setzte bereits wenige Sekunden nach Einschaltung des
Stromes ein und verlief weiterhin gleichmäßig und kontinuierlich, solange die
Durchströmung dauerte, mit dem Moment des Ausschaltens fiel die Temperatur-
kurve ab, verlief aber durchschnittlich erst nach 2 Stunden wieder horizontal, und
zwar in einem Niveau, das im Vergleich zur Anfangstemperatur etwas erhöht war.

Die Temperaturerhöhungen, welche wir im Verlauf einer Allgemeindiathermie erzielen können, werden, wie wir sehen, von der Art der
Durchwärmung (Methode I oder II) wesentlich beeinflußt. Bei gleicher
Technik sind es vor allem die Stromstärke und die Zeitdauer, welche die
Höhe des Temperaturanstieges bestimmen. Von äußeren Momenten
kommt weiterhin in Betracht, ob die Wärmeangabe des Behandelten frei
oder ob sie etwa durch Einhüllen in Decken behindert ist. Von inneren,
d. h. physiologischen Faktoren, ist es die Stärke der Abwehrreaktion
durch Hauthyperämie und Schweißsekretion, die der Erwärmung entgegenwirkt und so die Höhe der erreichten Temperatur mitbestimmt.

---

[1]) Z. physik. u. diät. Ther. **1921**, H. 9/10.

Da diese Reaktion bei jugendlichen kräftigen Leuten in der Regel stärker ist als bei älteren, so wird auch bei jenen die Temperatur meist weniger hoch ansteigen.

Kowallek[1]) suchte zu ermitteln, wie sich der tatsächlich gemessene Temperaturanstieg zu der Menge der zugeführten elektrischen Energie verhält, mit anderen Worten, wie viel von der zugeführten Energie im Körper als Wärme aufgespeichert wird und wieviel davon wieder ausgeschieden wird. Kennt man die verwendete Stromstärke, den Widerstand der durchströmten Körperpartie und die Dauer der Durchströmung, so kann man nach dem Jouleschen Gesetz ($W = 0,24 \cdot i^2 \cdot w \cdot t$) die zugeführte Energie leicht in Kalorien berechnen. Diese Wärmemenge auf eine bestimmte Körpermasse verteilt, müßte eine bestimmte Temperatur ergeben, falls der Körper sich wie ein totes Medium verhielte.

In dieser Erwägung hat nun Kowallek eine Versuchsperson einer Diathermie unterzogen. Es wurden an beiden Unterarmen Stanniolelektroden ringförmig angelegt und so dem Körper in 10 Minuten 27,5 kg-Kalorien zugeführt. Bei einem Körpergewicht von 60 kg und der Annahme einer spezifischen Wärme von 0,9 hätte die Körpertemperatur dadurch um $0,51^0$ C steigen müssen, vorausgesetzt, daß die sonstige Wärmebildung und Wärmeabfuhr ungeändert bleiben. Tatsächlich wurde aber nur eine Temperaturerhöhung von $0,2^0$ C erzielt. Da die Wärmebildung nach den Untersuchungen von Durig und Grau nicht eingeschränkt ist, so folgt aus der Beobachtung, daß die Versuchsperson mehr Wärme als gewöhnlich ausgegeben hat. Das war, wie die gerötete und feuchte Haut zeigte, auch allem Anschein nach der Fall. Durch den zentral ausgelösten Mechanismus der Wärmeregulierung wurden nicht weniger als $^3/_5$ der zugeführten Energie sofort weggeschafft (entsprechend einer Temperaturerhöhung von $0,2^0$ statt $0,5^0$ C).

Setzu konnte nachweisen, daß die Wärmeregulierung durch die Chloroformnarkose wesentlich beeinflußt wird. Ein Hund, den er diathermierte, zeigte einen Temperaturanstieg von $0,2^0$ C. Wenn er das Tier aber diathermierte, nachdem er es vorher chloroformiert hatte, war der Temperaturanstieg beträchtlich höher, er betrug $0,5^0$ C. Die automatische Wärmeregulierung ist durch die Narkose also geschädigt worden.

Die Hyperthermie, welche durch Diathermie bedingt wird, ist eine künstliche, sie unterscheidet sich aber doch grundsätzlich von anderen Formen der künstlichen Übererwärmung, wie sie etwa durch ein Warmwasserbad, durch ein Heißluft- oder Dampfbad erzeugt wird. Bei diesen letzteren Methoden ist nicht nur die Wärmezufuhr erhöht, sondern gleichzeitig die Wärmeabgabe eingeschränkt bzw. ganz aufgehoben, bei der Diathermie dagegen sind die reflektorischen Vorgänge, welche die Wärmeausscheidung regulieren, vollkommen unbehindert, einzig und allein die Wärmebildung ist vermehrt durch einen Prozeß, der sich im Inneren des Körpers selbst, in jeder einzelnen Zelle desselben abspielt. Es ist kein Zweifel, daß diese Art der artifiziellen Hyperthermie den Verhältnissen beim Fieber viel näher kommt als jede andere experimentelle

---

[1]) Arch. Anat. u. Physiol. **1919**, Nr 263.

Wärmezufuhr oder Stauung. Der Unterschied in der vermehrten Wärmebildung zwischen Diathermie und Fieber besteht nur darin, daß sich die Wärme in dem einen Fall von elektrischer, in dem anderen Fall von chemischer Energie ableitet.

Es liegt mir dabei aber ganz fern, die durch Diathermie verursachte Hyperthermie als „künstliches Fieber" bezeichnen zu wollen, wie dies von einigen Autoren geschieht. Die Hyperthermie ist ja nur ein einzelnes Symptom, wenn auch das wichtigste, jenes Erscheinungskomplexes, den man mit dem Namen Fieber zusammenfaßt. Die Frage der Fieberwärme zu studieren und unserem Verständnis näherzubringen, ist aber die Diathermie in ganz ausgezeichneter Weise geeignet, weil sie die Hyperthermie, losgelöst von allen sonstigen Einflüssen, welche das klinische Bild des Fiebers komplizieren, wie Giftwirkung der Toxine und anderes zur Beobachtung stellt.

Tierversuche. Verschiedene Untersucher haben den Einfluß der Diathermie auf die Erhöhung der Körperwärme und der sie begleitenden Reflexvorgänge auch an Tieren studiert. Hirschberg[1]) diathermierte Kaninchen mittels einer Rücken- und einer Bauchelektrode. Der Anstieg der Körpertemperatur, der im Rektum gemessen wurde, war ein ziemlich rascher und wird durch folgende Zahlen beleuchtet:

$$\begin{array}{ll}
\text{bei Beginn} & 37^0 \text{ C} \\
\text{nach 10 Minuten} & 37,8^0 \text{ C} \\
\text{nach 22 Minuten} & 38,9^0 \text{ C} \\
\text{nach 32 Minuten} & 38,9^0 \text{ C}
\end{array}$$

Nach 22 Minuten war also bereits eine Temperatursteigerung von fast 2 Grad erreicht. Nach 32 Minuten stirbt das Kaninchen plötzlich ohne Abwehrbewegung oder Schmerzäußerung. Der Tod dürfte wahrscheinlich auf eine Überhitzung des Atmungszentrums zu beziehen sein.

Ein zweiter Versuch wurde an einem etwas kräftigeren Kaninchen unter Anwendung einer etwas höheren Stromstärke vorgenommen. Das Resultat desselben war folgendes:

$$\begin{array}{ll}
\text{bei Beginn} & 38,6^0 \text{ C} \\
\text{nach 10 Minuten} & 39,3^0 \text{ C} \\
\text{nach 20 Minuten} & 40,8^0 \text{ C} \\
\text{nach 22 Minuten} & 41^0 \text{ C}
\end{array}$$

Wieder tritt der Exitus nach 22 Minuten plötzlich ohne Schreien oder Fluchtversuche des Tieres auf, nachdem seine Körpertemperatur bereits um $2,4^0$ gestiegen war. Die sofort unter der Bauchhaut gemessene lokale Temperatur betrug $41,4^0$ C, also eine unbedeutende Differenz gegenüber der allgemeinen Blutwärme.

Ganz ähnliche Beobachtungen wie Hirschberg machte auch Vinaj bei seinen bereits erwähnten Versuchen.

Zimmern und Turchini[2]) haben an größeren Hunden die Erscheinungen studiert, welche bei der Erwärmung mit Hilfe des Kondensatorbettes nach Apostoli auftreten. Bei Benutzung der Hochfrequenzströme in einer Stärke von 300—350 Milliampere konnten sie in 20 Minuten einen durchschnittlichen Anstieg der Körpertemperatur von $0,3$—$0,4^0$ C konstatieren. Die augenfälligste Folge dieses Eingriffes war bei den Hunden eine Vermehrung der Atemfrequenz, welche von 10—14 auf 40—50 Atemzüge in der Minute stieg.

Schittenhelm[3]) verwendete ungleich höhere Stromstärken (bis zu 4 Ampere) und konnte die Erwärmung so weit treiben, daß die Hunde, es waren ausschließlich große, infolge der Hyperthermie zugrunde gingen. Er diathermierte teils mit kochsalzgetränkten Elektroden, teils auf dem Kondensatorbett, auf welches die Tiere aufgebunden wurden.

---

[1]) Beitr. klin. Chir. **75**, H. 3.
[2]) Presse méd. **1910**, No 38.
[3]) Ther. Mh., Juni **1911**.

In dem Elektrodenversuch war die angewendete Stromstärke 2,3 Ampere; ohne daß es zu einer lokalen Verbrennung kam, stieg die im Rektum gemessene Körpertemperatur im Verlaufe einer Stunde um 4^0 C (von 39,2 auf $43,2^0$ C). Der Hund starb infolge der Überhitzung unter allgemeinen klonischen Zuckungen. Die Verwendung der gleichen Stromstärke auf dem Kondensatorbett hatte einen ungleich geringeren Effekt. Die Wärmeregulierung des Tieres reichte vollkommen aus, um die ihm zugeführte Wärmemenge wieder auszuscheiden. Die mächtig erweiterten Hautgefäße gaben durch Leitung und Strahlung so viel Wärme nach außen ab, daß während der Dauer einer Stunde eine Temperaturerhöhung nicht zustande kam. Verhindert man dagegen diesen Wärmeverlust dadurch, daß man den Hund in Watte einpackt, so kann man mit einer Stromstärke von 2,3 Ampere genau so wie im ersten Versuch eine beliebige hohe Temperatursteigerung erzielen. Sieht man aber von einer Bedeckung und damit von einer Behinderung der Wärmeabgabe ab, so kann der gleiche Erfolg auch dadurch erreicht werden, daß man eine höhere Stromstärke verwendet, d. h. also die Wärmeproduktion vermehrt. Geht man von 2,3 Ampere auf 4 Ampere, so reicht der Regulationsmechanismus des Tieres nicht mehr aus, den Wärmeüberschuß physiologisch auszugleichen, die Temperatur steigt unaufhaltsam bis zum Exitus. Diese interessanten Versuche erbringen den Beweis, daß man auch bei größeren Tieren die allgemeine Körpertemperatur selbst bis zum Wärmetod steigern kann.

IV. Die Wirkung auf das Blutgefäßsystem.

Die Wirkung auf die Blutbewegung. Die Hyperämie. Von allen Mitteln, welche eine örtliche Hyperämie hervorzurufen imstande sind, ist nach Bier die Wärme das praktisch brauchbarste. Die Wärme führt bekanntlich am Orte der Anwendung zu einer primären Erweiterung der Hautgefäße durch Herabsetzung ihres Tonus. Durch die Erweiterung ihres Querschnittes wird die in der Zeiteinheit hindurchtretende Blutmenge vermehrt, die Intensität der Strömung somit erhöht. Diesen Merkmalen entsprechend, fassen wir mit Bier die Wärmehyperämie als aktive Hyperämie auf.

Sehr deutlich kann man sich diese hyperämische Wirkung der Diathermie am Kaninchenohr veranschaulichen. Nach Durchwärmung desselben erweisen sich im durchfallenden Licht nicht allein die kleinsten, sondern auch die Gefäße mittlerer Größe erweitert. Bei der Diathermie des Beckens mittels einer Mastdarm- und Bauchdeckenelektrode sah Sellheim im Vaginalspiegel eine Rötung und Schwellung der Portio, die, anfänglich zunehmend, nach Erreichung eines Maximums wieder etwas zurückging und nach Unterbrechung des Stromes einer Blaufärbung wich. Ein ähnliches Bild zeigten auch die Gefäße der Blase im Zystoskop. In gleicher Weise konnte Rautenberg eine Rötung der Kehlkopfschleimhaut mit Hilfe des Spiegels bei Durchwärmung des Kehlkopfes feststellen. Sattler sah bei der Diathermie des Kaninchenauges auch mit ganz schwachen Strömen eine intensive Hyperämie des Ziliarkörpers, wie sie sonst nur durch schmerzhafte Reize, z. B. subkonjunktivale Injektionen, erzielt wird. Ich habe in unmittelbarem Anschluß an therapeutische Durchwärmungen des weiblichen Beckens Blutungen aus dem Genitale auftreten sehen, was auf eine Hyperämisierung desselben hinweist.

Kolmer und Liebesny[1]) konnten eine deutliche Hyperämie der

---

1) Wien. klin. Wschr. **1920**, Nr 43.

Hoden und Samenstranggefäße von Hunden nachweisen, die sie einige Tage lang mit therapeutischen Stromdosen diathermisch behandelt hatten, um sie dann zum Zwecke der Autopsie zu kastrieren. Der diathermierte Hode zeigte eine wesentlich stärkere Blutfülle als der nichtbehandelte.

Kowallek konnte experimentell zeigen, daß ein Unterarm, der sich in einem Plethysmographen befand und der gleichzeitig durchwärmt wurde, eine Volumvergrößerung, also eine stärkere Durchblutung aufwies, eine Beobachtung, die wir übrigens in der Praxis in viel primitiverer Weise machen. Nach einer Diathermie des Fußes ist dieser häufig so angeschwollen, daß es Mühe macht, ihn wieder in den Schuh zu bringen, falls dieser etwas eng ist.

Bei Anwendung großer Stromstärken oder bei langer Dauer der Sitzung kann die Hyperämie bei der Diathermie selbst so bedeutend werden, daß die Blutgefäße bersten und punktförmige Blutungen entstehen, wie die Experimente Vinajs dies dartun. Bei der Durchwärmung von Kaninchen, denen dieser Autor eine Elektrode am Rücken, eine zweite an der vorderen Bauch- oder Brustwand auflegte, zeigte sich eine beträchtliche Hyperämie der Rückenmuskeln und der Nieren mit zerstreuten Hämorrhagien. Das gleiche bestätigen die Versuche Hirschbergs.

Im Gegensatz zu diesen Beobachtungen ist es um so auffallender, daß bei der therapeutischen Anwendung der Diathermie in den meisten Fällen eine sichtbare Hyperämie der Haut, wie wir sie bei der Galvanisation, Faradisation oder Heißluftbehandlung regelmäßig zu beobachten gewohnt sind, nicht zustande kommt. Selbst nach einer sehr ausgiebigen Durchwärmung ist die Haut an der Auflagestelle der Elektroden entweder ganz unverändert oder höchstens leicht gerötet. Vergleicht man aber den durchwärmten Körperteil, nehmen wir an, es handle sich um ein Gelenk, mit dem symmetrischen der anderen Seite, so ist man überrascht, trotz der Abwesenheit eines Farbenunterschiedes einen ganz bedeutenden Temperaturkontrast festzustellen. Allerdings beweist das Fehlen einer Hyperämie der Haut keineswegs etwas gegen das Vorhandensein einer solchen in der Tiefe und ich muß nach meinen oben erwähnten Beobachtungen bei der Beckendiathermie die Möglichkeit eines selbständigen Auftretens einer solchen Tiefenhyperämie annehmen.

Von der Blutbewegung praktisch nicht zu trennen ist die Lymphzirkulation. Wenn letztere auch nicht als einfacher Filtrationsvorgang aufgefaßt werden kann, so führt doch eine vermehrte Blutbewegung in der Regel zu einer Beschleunigung der Lymphbildung und -abfuhr. Die Hyperämie erzeugt also auch eine Hyperlymphie. Es kommt infolge der Wärmeeinwirkung zu einer vermehrten Durchfeuchtung des Gewebes, die ohne Zweifel für die später zu erörternde Wirkung auf Bakterien, Resorption und den ganzen lokalen Stoffwechsel von großer Bedeutung ist.

Die Wirkung auf die Blutverteilung. Mit der Hyperämisierung der durchwärmten Teile ist gleichzeitig eine Veränderung der Blutverteilung im ganzen Körper verbunden. Wie Brown-Séquard zuerst nachwies, tritt bei einem thermischen Reiz, der einen peripheren Körperteil, sagen wir einen Arm trifft, nicht nur eine Erweiterung der Blutgefäße in diesem Arm, sondern auch in dem der anderen Seite auf (konsensuelle Reaktion). Ottfried Müller konnte diese Beobachtung zu dem Gesetz erweitern, daß die gesamte Peripherie des menschlichen Körpers auf thermische Reize in gleichem Sinn reagiert, das will sagen, daß die Erwärmung einer Hand, eines Armes, eines Fußes eine Hyperämie der ganzen Hautdecke auslöst.

Schittenhelm[1]) wies die periphere Hyperämie auch bei der Diathermie auf dem Kondensatorbett nach. Es ergab sich eine „sukzessiv zunehmende Verschiebung des Blutes nach der Oberfläche". Um diese veränderte Blutverteilung sichtbar und meßbar zu machen, verwendete dieser Autor die plethysmographische Methode. Der Vorderarm wurde in ein mit einer Gummimanschette abgedichtetes zylindrisches Glasgefäß gebracht, hierauf die Luft des Inneren durch Wasser verdrängt und nunmehr die Volumschwankungen des Gefäßinhaltes durch eine Schreibvorrichtung graphisch registriert (Abb. 74). Schon nach einer halben bis zwei Minuten, ehe noch eine Temperaturerhöhung nachweisbar wurde, zeigte die Kurve bereits einen Anstieg, tritt also bereits der Regulationsmechanismus in Funktion. Die Volumzunahme ist eine ziemlich beträchtliche, sie wächst in kurzer Zeit auf 9—11 cm³ an. Nach Aussetzen des Stromes fällt das Volumen des Armes langsam ab, bis es seine ursprüngliche Größe wieder erreicht hat.

Wiederholt man den Versuch mehrmals hintereinander, so beobachtet man übrigens, daß die späteren Reaktionen der Hautgefäße nicht mehr so bedeutend ausfallen wie beim ersten Versuch; die Kurven erreichen nicht mehr ganz die gleiche Höhe, es scheint eine gewisse Reflexermüdung der Gefäßnerven einzutreten.

Das den Hautgefäßen zuströmende Blut stammt seiner Hauptmasse nach aus den Gefäßen des Splanchnikusgebietes, die sich natürlich in dem Maße verengern müssen, als sich die ersteren erweitern (Dastre-Moratsches Gesetz). Der Sinn dieses Vorganges ist, teleologisch gedacht, wohl der, die Wärmeabgabe durch Leitung und Strahlung von der Haut aus zu vermehren, um so einer Überhitzung des Körpers entgegenzuwirken. Eine über die Norm vermehrte Wärmebildung oder Zufuhr setzt auf dem Wege des Reflexes alle jene Funktionen in Tätigkeit, welche die Wärmeausscheidung begünstigen.

Die Wirkung auf den Blutdruck. Schittenhelm studierte das Verhalten des Blutdruckes bei der allgemeinen Durchwärmung auf dem Kondensatorbett, und zwar am gesunden Menschen. Die Methode seiner Messung war die nach Riva-Rocci, wobei die Blutdruckhöhe fortlaufend verfolgt wurde. Dem Einschalten des Stromes folgte zunächst ein kleines, kurz dauerndes Absinken des Druckes, der beispielsweise von seiner ursprünglichen Höhe von 125 mm Quecksilber nach 2 Minuten auf 115 mm abfiel, dann aber ziemlich rasch anstieg und in 9 Minuten 146 mm erreichte. Die zur Verwendung kommende Stromstärke betrug 3 Ampere. Setzte man den Strom aus, so ging der Druck langsam zur Norm oder selbst etwas unter diese zurück. Dieses Verhalten war ein

---

[1]) Ther. Mh. Juni **1911.**

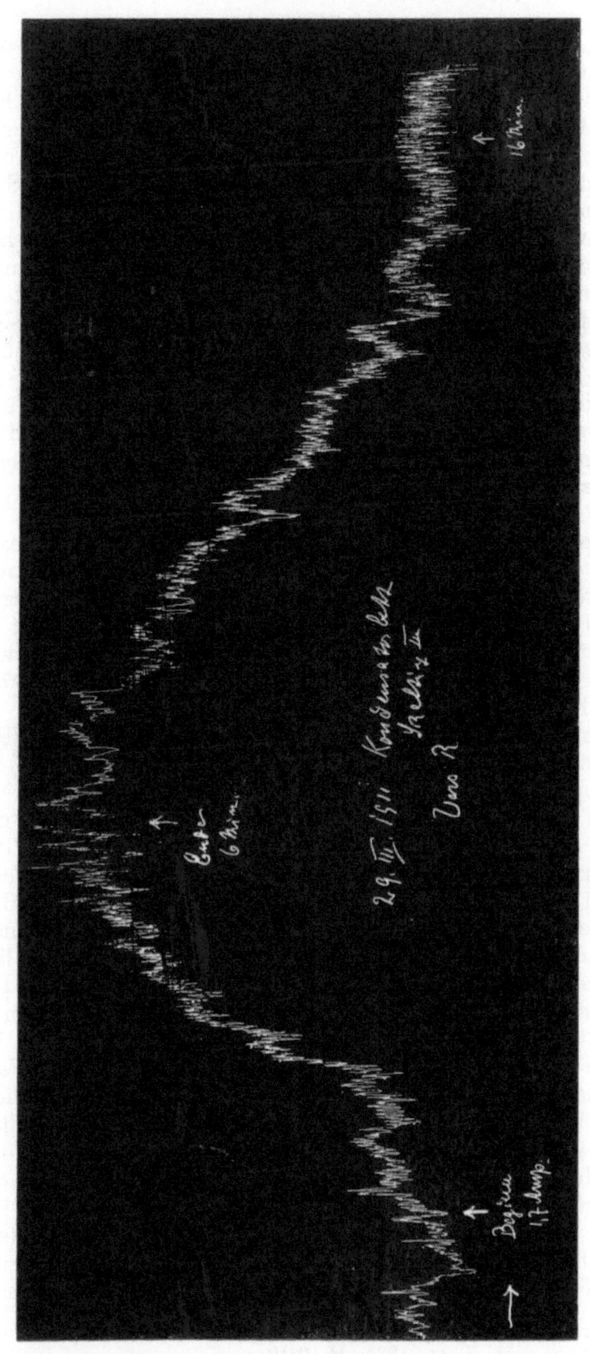

Abb. 74. Plethysmogramm bei der Diathermie auf dem Kondensatorbett (nach Schittenhelm).

regelmäßiges, wenigstens bei Anwendung großer Stromstärken und länger dauernder Sitzung.

Die anfängliche Blutdrucksenkung ist wohl damit zu erklären, daß die Hautgefäße auf die Stromeinwirkung sehr rasch mit einer Erweiterung reagieren, ehe es noch zu einer kompensatorischen Kontraktion der Splanchnikusgefäße gekommen ist. Die Erweiterung der Strombahn vermindert notwendigerweise den Druck auf die Gefäßwand. Daß die Dilatation der Hautgefäße sehr rasch und präzise erfolgt, haben wir aus den oben angeführten plethysmographischen Versuchen ersehen.

Bergonié fand bei der Allgemeindiathermie mittels Stanniolelektroden ein regelmäßiges Ansteigen des Blutdruckes. Beispielsweise stieg derselbe bei einer Stromstärke von 1,5—1,8 Ampere in 5 Minuten von 150 auf 190 mm Quecksilber.

Den Beobachtungen von Schittenhelm und Bergonié, die bei Gesunden sowohl wie bei Kranken einen Anstieg des Blutdruckes zu sehen Gelegenheit hatten, stehen die Angaben anderer gegenüber — und diese sind weitaus in der Mehrzahl —, die im Gegenteil ein Absinken des Druckes beobachteten.

Labbé und Blanche konnten bei Hypertonie ein dauerndes Abfallen des Druckes um 10—50 mm Quecksilber feststellen, wenn sie den Patienten etwa 10 Minuten von Hand zu Hand mit einer Stromstärke von 800 Milliampere diathermierten. Auch Nagelschmidt fand bei arteriosklerotischer Überspannung eine Senkung des Blutdruckes. Ähnliches wird von Laqueur berichtet, ebenso wie von Moeris, der gleich Schittenhelm das Kondensatorbett verwendete.

Untersuchungen über das Verhalten des Blutdruckes bei allgemeiner Diathermie stellten auch Braunwarth und Fischer[1]) an. Dieselben bedienten sich bei ihren Versuchen der Methode des Vierzellenbades und konnten auf diese Art in 90% der Behandlungen ein deutliches Abfallen des Blutdruckes beobachten, nachdem derselbe zu Beginn des Versuches vorübergehend angestiegen war. Auch hier handelte es sich um Kranke, meist Herzkranke oder Arteriosklerotiker mit erhöhtem Blutdruck.

Lahmeyer[2]) sah bei 25 Versuchspersonen, die teils gesund waren, teils an chronischer Arthritis, Ischias, Neurasthenie u. dgl. litten, bei der allgemeinen Diathermie nach Methode II nur zweimal, und zwar bei Leuten, die im übrigen gesunde Kreislaufsorgane hatten, einen geringen Anstieg des Blutdruckes. In allen anderen Fällen, also in 90%, konnte er ein Sinken desselben um durchschnittlich 8 mm Quecksilber feststellen. Nach dem Ausschalten des Stromes stieg der Blutdruck allmählich wieder an und erreichte im allgemeinen nach Verlauf einer halben Stunde die frühere Höhe. Eine Ausnahmsstellung nahmen nur die Kranken mit erhöhtem Blutdruck (Arteriosklerose, Hypertension) ein, bei denen der Abfall wesentlich größer war, 20—40 mm Quecksilber betrug und bei denen dieser Abfall noch 2 Stunden nach der Behandlung nachweisbar war.

Schott und Schlumm[3]) konnten einen Abfall des Blutdruckes nur in 57% der Fälle feststellen, in 14% zeigte sich sogar ein Anstieg. Es

---

[1]) Z. physik. u. diät. Ther. **1912**, H. 11.
[2]) Z. physik. u. diät. Ther. **1921**, H. 9/10.
[3]) Z. physik. u. diät. Ther. **1924**, H. 5/6.

sei jedoch bemerkt, daß die genannten Autoren mit sehr starken Erwärmungen arbeiteten (Allgemeindiathermie nach Methode I, 2,5 bis 3,0 Ampere, 30 Minuten). Ich habe auch an anderer Stelle darauf hingewiesen, daß man auf ein regelmäßiges Absinken des Blutdruckes nur rechnen darf, wenn die Erwärmung eine mäßige ist.

Gunzbourg nimmt eine vermittelnde Stellung ein. Nach seiner Anschauung wirkt die Diathermie, je nach der Art der Stromanwendung und je nach dem Krankheitszustand des Patienten, bald blutdruckerhöhend, bald herabsetzend, und zwar soll in Fällen von Überdruck wie bei der Arteriosklerose eine Herabminderung, in Fällen von Hypotension ein Anwachsen des Druckes stattfinden. Der Einfluß der Diathermie ist also ein regulierender, indem sie das pathologische in ein annähernd normales Verhalten zurückführt.

Meine eigenen Untersuchungen, die sich auf eine sehr große Zahl von Fällen erstrecken, ergaben bei der Allgemeindiathermie, ob sie nun nach der I. oder II. Methode ausgeführt wurde, fast regelmäßig ein geringes Absinken des Blutdruckes. Selbst in einem Fall von Hypotonie konnte ich ein solches beobachten. Nur in etwa $10—15^0/_0$ der Fälle — meine Beobachtungen decken sich hier völlig mit denen von Lahmeyer, Braunwarth und Fischer — blieb der Blutdruck unverändert. Die nachstehenden Zahlen, die bei den auf S. 90 angeführten Versuchen gewonnen worden sind, ergaben folgendes Verhalten des Blutdruckes, der nach Riva - Rocci gemessen wurde. (Daneben die Puls- und Respirationsfrequenz.)

Allgemeindiathermie nach Methode I.
Mit je einer Elektrode an Unterarmen und Unterschenkeln und einer Rückenplatte.
J. F., 59 Jahre alt, Polyarthritis chronica progressiva.

Stromstärke Ampere	Dauer Minuten	Blutdruck [1]			Pulszahl			Respirationszahl		
		vor	nach	Unterschied	vor	nach	Unterschied	vor	nach	Unterschied
2,0	20	156	136	— 20	68	76	+ 8	15	18	+ 3
3,0	20	137	127	— 10	70	80	+ 10	16	16	0
3,0	30	127	125	— 2	72	78	+ 6	18	20	+ 2
3,5	30	130	115	— 15	72	96	+ 24	15	20	+ 5

Allgemeindiathermie nach Methode II.
Dreiplattenmethode nach Kowarschik.
St. L., 44 Jahre, Polyarthritis tuberculosa Poncet.

Stromstärke Ampere	Dauer Minuten	Blutdruck			Pulszahl			Respirationszahl		
		vor	nach	Unterschied	vor	nach	Unterschied	vor	nach	Unterschied
2,0	20	94	86	— 8	76	76	0	20	21	+ 1
3,0	20	110	100	— 10	72	72	0	20	22	+ 2
3,0	30	102	98	— 4	80	84	+ 4	20	24	+ 4
3,5	30	104	98	— 6	76	84	+ 8	16	20	+ 4

[1] Der durchschnittliche Blutdruck sank im Verlaufe der Kur im allgemeinen etwas ab, wie schon aus obigen vier Versuchen zu erkennen ist.

Es ist eine alte Erfahrung, daß überall dort, wo es sich um Blutdruckmessungen in der Elektro- und Hydrotherapie handelt, eine Einigung zwischen den verschiedenen Beobachtern schwer zu erzielen ist. Das rührt vor allem daher, daß alle diese Versuche unter ganz verschiedenen Bedingungen und mit ganz verschiedener Methode angestellt werden. Nun ist aber die Art und die Größe jedes Reflexes verschieden: 1. nach der Qualität des Reizes (Reizmethode), 2. nach der Quantität, 3. nach der Dauer des Reizes und schließlich 4. nach der Reaktionsfähigkeit des Individuums.

Es wird sich also wahrscheinlich auch für das Verhalten des Blutdruckes nicht gleichbleiben (ad 1), ob man mittels Elektroden quer durch das Herz, von Hand zu Hand, mittels Kondensatorbettes oder Vierzellenbades diathermiert.

Es wird auch durchaus nicht gleichgültig sein (ad 2), ob man höhere oder geringere Stromstärken verwendet, d. h. ob die Erwärmung eine bedeutende oder nur eine geringe ist. In der Regel ruft ein kleiner Reiz sogar den entgegengesetzten Effekt hervor wie ein großer, wenn auch gleichartiger (Pflüger-Arndtsches Nervenerregungsgesetz).

Von wesentlicher Bedeutung ist ferner die Dauer des Reizes (ad 3). Sehr häufig setzt eine Blutdruckerhöhung mit einer anfänglichen Senkung ein wie bei den Versuchen von Schittenhelm. Aber auch das Umgekehrte kann stattfinden (Braunwarth und Fischer) oder es kommt überhaupt zu einem mehrmaligen Schwanken.

Der Einfluß der individuellen Reaktion auf das Versuchsergebnis (ad 4), veranlaßt durch verschiedene Krankheitszustände, Ruhe und Bewegung, psychische Einflüsse, äußere Reize usw., bedarf gleichfalls der eingehendsten Berücksichtigung.

Da in der Regel diese verschiedenen Versuchsbedingungen in ihrem vollen Umfange nicht beachtet oder wenigstens nicht angegeben werden, so lassen sich die Versuchsresultate der einzelnen Forscher nicht unmittelbar miteinander vergleichen.

Die Wirkung auf Puls und Respiration. Die Puls- und Respirationszahl wird entsprechend der Temperaturerhöhung gesteigert, also um so mehr, je größer die Stromstärke ist und je länger die Behandlung dauert, wie aus obigen Tabellen gleichfalls hervorgeht. Immerhin ist diese Steigerung eine verhältnismäßig geringe und ich sah sie bei nicht allzu starken Durchwärmungen auch öfters vollkommen fehlen. Lahmeyer sah bei der allgemeinen Diathermie (Dreiplattenmethode nach Kowarschik) bei einem rektalen Temperaturanstieg von 0,5° C eine Erhöhung der Pulsfrequenz um 4—6 in der Minute, was im Vergleich zu den Verhältnissen im Licht-, Heißluft- oder Sandbad oder im heißen Wasserbad, wo man Steigerungen bis zu 40 in der Minute beobachtet, sehr gering ist.

Die Wirkung auf die Blutzusammensetzung. Gleichzeitig mit der Bewegung des Blutes wird auch dessen Zusammensetzung durch die Diathermie beeinflußt. Ein besonderes Interesse wurde dabei dem Verhalten der Leukozyten geschenkt. Doch sind die von verschiedenen Forschern erhobenen Befunde keineswegs übereinstimmend, im Gegenteil stark widersprechend. Die einen fanden eine Vermehrung, die anderen eine Verminderung der Leukozyten und die dritten schließlich konnten einen Einfluß der Durchwärmung auf das Verhalten der weißen Blutkörperchen überhaupt nicht feststellen.

Eine Erhöhung der Leukozytenzahl im Erwärmungsbezirk fand Ullmann, desgleichen Theilhaber. Letzterer besonders bei Durchwärmungen der Unterleibsorgane. Er führt dies auf eine Reizung der großen drüsigen Organe der Bauchhöhle und auf eine Reizung des Markes der Becken- und Wirbelknochen zurück. Dagegen fand Lahmeyer bei der allgemeinen Diathermie nach Methode II eine Leukozytose nur in 20% der untersuchten Fälle, in 50% ergab sich eine deutliche Verminderung der weißen Blutkörperchen, während in den übrigen Fällen die Zahl derselben die gleiche blieb. Eine Verminderung der Leukozyten konstatierte auch Aresu an der behandelten Stelle und Vinaj bei Durchwärmung der Extremitäten an der ganzen Peripherie. Bucky und Manheimer[1]) vertreten die Ansicht, daß die Behandlung mit den gewöhnlichen Kontaktelektroden das Leukozytenbild überhaupt nicht beeinflusse, eine Verminderung der Leukozyten (Leukozytensturz im Sinne von E. F. Müller) läßt sich nur durch Verwendung von Kondensatorelektroden erzielen.

Puxeddu[2]) wandte sein Augenmerk dem Verhalten der roten Blutkörperchen zu. Seine Untersuchungen ergaben eine Abnahme der Senkungsgeschwindigkeit sowohl im Blut der behandelten Region wie auch im übrigen Kreislauf. Diese war unabhängig von der Zahl der Durchwärmungen, ihrer Dauer und Stärke. Etwa eine Stunde nach dem Aussetzen der Diathermie waren die Verhältnisse wieder normal.

Vinaj[3]) untersuchte ferner den Einfluß einer Diathermie der Milz auf das Blutbild, wobei er eine aktive Elektrode auf die Milzgegend, eine inaktive unter das Gesäß legte. Es ergab sich eine leichte Vermehrung der roten Blutkörperchen und ihres Hämoglobingehaltes. Dabei sank gleichzeitig der Blutdruck. Die Zahl der polynukleären Neutrophilen verminderte sich, dagegen stieg die Zahl der großen Mononukleären und der Übergangsformen. Nach Vinaj ist die Diathermie ein die Blutbildung anregendes Mittel. Diese Beobachtungen Vinajs wurden von Aresu bei schweren Anämien klinisch nachgeprüft und bestätigt.

Nonnenbruch und Szyszka[4]) waren in der Lage, nachzuweisen, daß man durch eine Diathermie der Milz die Gerinnungsfähigkeit des Blutes erhöhen kann. Ähnlich wie durch eine Röntgenbestrahlung wird auch durch die Diathermie die Gerinnungszeit des Blutes wesentlich und regelmäßig verkürzt. Diese Wirkung tritt meist unmittelbar nach der Durchwärmung auf und hält 1—2 Stunden an. Durch einfache Thermophore ließ sich in einigen Fällen der gleiche Effekt erzielen, blieb aber in anderen Fällen aus, war also nicht so regelmäßig wie bei der Diathermie.

Berliner[5]) untersuchte, wie durch eine Diathermie der Leber die Leukozyten beeinflußt werden. Er legte zu dem Zweck eine Bleielektrode von $150\ cm^2$ auf die vordere Bauchwand entsprechend der Leberdämpfung auf, eine zweite ihr gegenüber auf den Rücken, wobei ein Strom von 1,5 Ampere 15 Minuten lang zur Anwendung kam. Dann zählte er die Leukozyten der nüchtern gebliebenen Versuchspersonen vor der Behandlung wie nach derselben und weiterhin in Abständen von etwa 20 Minuten. Bei Gesunden konnte er auf diese Weise schon kurz nach der Durch-

---

[1]) Z. physik. Ther. **1926**, H. 2.
[2]) Klin. Med. ital. **1925**, No 1.
[3]) Morgagni **44**, No 8 (1921).
[4]) Münch. med. Wschr. **1920**, Nr 37.
[5]) Med. Klin. **1922**, Nr 41.

wärmung eine deutliche Zunahme der Leukozyten feststellen, die zwischen 15—45°/₀ betrug und im Verlaufe von 2 Stunden langsam zur Ausgangszahl zurückkehrte. Anders verhielt sich die Sache bei Kranken. In jenen Fällen, die an katarrhalischem Ikterus, Cholelithiasis, Lebermetastasen litten, bei denen man also eine Schädigung der Leberfunktion annehmen konnte, zeigte sich eine anfängliche Leukozytenabnahme in gleicher Weise, wie das von Widal nach Milchgenuß festgestellt wurde (hämoklasische Krise Widals). Eine solche Leukopenie war (im Gegensatz zum Leuko-Widal) auch in einigen, jedoch nicht in allen Fällen von perniziöser Anämie nachzuweisen. Der Leukozytenabfall war stets begleitet von einem Anstieg des Index de fragilité leucocytaire (Mauriac und Moureau).

V. Die Wirkung auf den Magen und Darm.

Die Wirkung auf die Magensekretion. Wie bereits auf S. 89 ausgeführt, läßt sich die Temperatur im Innern des Magens durch die Diathermie erhöhen. So konnte Lüdin[1]) bei einstündiger Anwendung des Stromes Temperatursteigerungen bis zu 2,1 °C erreichen. Der gleiche Autor studierte auch die Frage, wie sich unter dem Einfluß der Diathermie die Magensekretion verhält. Es wurden zunächst an einer Reihe von Kranken mit Gastralgien, Ulkus, Gastroptose, Neurasthenie usw. durch wiederholte Magensaftbestimmungen die jeweiligen Säurewerte festgelegt. Dann wurde an den gleichen Personen unmittelbar nach einem Probefrühstück eine Diathermie in der Dauer von 30—45 Minuten vorgenommen, wobei eine Platte über dem Magen, eine zweite gegenüber auf dem Rücken angelegt wurde. Die an 23 Kranken ausgeführten Untersuchungen ergaben, daß die Zusammensetzung des Magensaftes durch die lokale Diathermie des Magens in keiner Weise verändert wird. Weder die Menge der freien Salzsäure noch die Gesamtazidität, noch auch der Gehalt an Labferment wurde durch die Diathermie irgendwie beeinflußt. Auch wenn die Durchwärmung einige Wochen hindurch täglich wiederholt wurde, war der Einfluß auf die Magensekretion ein negativer.

Das Ergebnis dieser Versuche steht in Übereinstimmung mit einem älteren Versuch von Dreesen, welcher bei Männern mit gesunden Verdauungsorganen nach einem Ewaldschen Probefrühstück die Magensaftsekretion unter dem Einfluß der Diathermie prüfte, ohne dabei eine Veränderung der freien Salzsäure oder der Gesamtazidität nachweisen zu können. Es steht aber im Widerspruch mit einer Mitteilung von Setzu (S. 163), welcher bei mangelhafter Salzsäuresekretion eine Vermehrung, bei übermäßiger Salzsäureausscheidung eine Verminderung unter der Behandlung mit Diathermie gesehen haben will.

Die Wirkung auf die Magen- und Darmbewegung wurde von Lüdin gleichfalls untersucht, und zwar einerseits am Menschen unter Kontrolle der Röntgenstrahlen, andererseits am Tier mit Hilfe des Experimentes. Sprechen wir zunächst von den röntgenologischen Untersuchungen. Kranke mit verschiedenen Leiden wie Gastroptose, Entero-

---

[1]) Z. exper. Med. **1919**, H. 1/2.

ptose, Ulkus, Neurasthenie, Tuberkulose des Peritoneums wurden
zunächst einer Untersuchung des Magen-Darmkanals unterzogen. Nach
2—4 Tagen wurde die Röntgenuntersuchung in genau der gleichen Weise
wiederholt nur mit dem Unterschied, daß die Kranken vor der Einnahme des Bariumbreies eine Diathermie der Magengegend erhielten,
die so lange fortgesetzt wurde, bis der Magen vollständig entleert war.
Diese vergleichenden Untersuchungen ergaben: Durch die Diathermie
des Magens wird die Peristaltik desselben verstärkt. Die peristaltischen
Wellen sind deutlich tiefer und kräftiger als im Kontrollversuch ohne
Wärmeanwendung. Dies war besonders deutlich zu erkennen an den

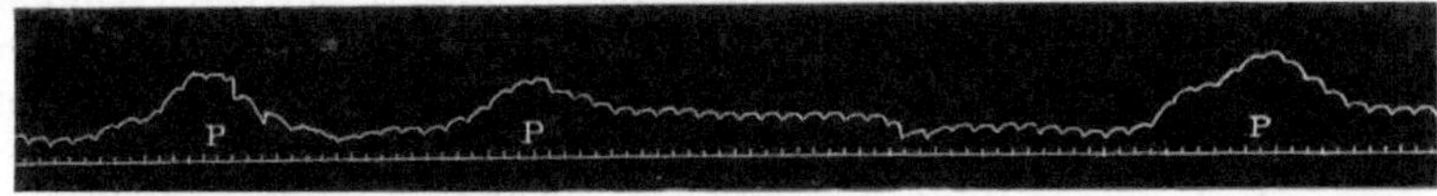

Abb. 75. Normale Magenperistaltik beim Kaninchen (nach Lüdin).

Magen, welche bei der ersten Untersuchung eine mangelhafte, flache
Peristaltik gezeigt hatten. Ferner war auffallend, daß bei der Durchwärmung die Peristaltik höher oben an der Magensilhouette einsetzte.

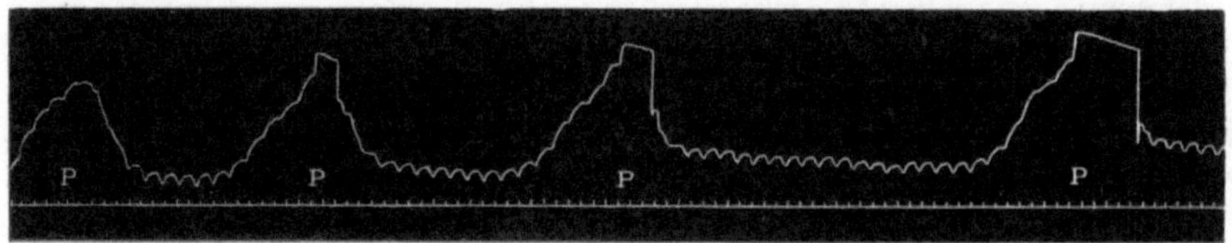

Abb. 76. Verstärkte Peristaltik bei der Diathermie (nach Lüdin).

Auch dies muß als ein Zeichen der durch die Wärme erzielten Verbesserung der Peristaltik aufgefaßt werden. Eine wesentliche Beschleunigung der Magenbewegungen unter dem Einfluß der Diathermie konnte
nicht festgestellt werden. Dagegen war als ein Ausdruck der verstärkten
Peristaltik die Entleerung des Magens eine raschere. Die Austreibungs-
zeit war unter dem Einfluß der Diathermie um eine halbe bis 2 Stunden
kürzer als im Kontrollversuch.

Diese röntgenologisch erhobenen Befunde konnten auch durch das
Tierexperiment bestätigt werden. Bei einem Kaninchen wurde durch
einen kleinen in Lokalanästhesie ausgeführten Fensterschnitt der Bauchhaut die präpylorische Magenpartie bloßgelegt. So konnte die Magenperistaltik unmittelbar beobachtet werden. Durch eine geeignete Versuchsanordnung war es möglich, die Peristaltik auch graphisch dar-
zustellen. Die Abb. 75 und 76 zeigen zwei auf diese Weise gewonnene
Kurven. Abb. 75 gibt die normalen Verhältnisse wieder. Die großen
Wellen sind durch die Peristaltik bedingt (die in diesem Falle nicht ganz
regelmäßig ist), die kleinen Erhebungen durch die dem Magen

mitgeteilten respiratorischen Zwerchfellbewegungen. Läßt man nun einen Diathermiestrom auf den Magen einwirken, so werden die peristaltischen Wellen viel höher und kräftiger, wie dies in Abb. 76 deutlich zum Ausdruck kommt.

Lüdin studierte weiterhin die Frage: Wie wirkt die Diathermie auf die künstlich geschwächte Magenperistaltik ein? Bekanntlich läßt sich durch Urethannarkose (Schütz) oder durch Ausschaltung des Vagus (Vagotomie oder Atropinwirkung) die Magenperistaltik hemmen. Es zeigte sich nun, daß auch in jenen Fällen, wo die Magenbewegung durch Urethan, Atropin oder Vagusdurchschneidung künstlich gelähmt worden war, die Diathermie peristaltikfördernd wirkt. Das legte die Vermutung nahe, daß die Diathermiewärme unmittelbar erregend auf die Ganglien des Auerbachschen Plexus einwirkt, die zwischen den Muskelschichten des Magens gelegen sind. Diese Vermutung konnte durch einen Versuch am überlebenden Magen bestätigt werden.

Es ist nach den grundlegenden und einwandfreien röntgenologischen wie experimentellen Versuchen Lüdins wohl außer Zweifel, daß die Diathermie — und das gleiche wurde auch für andere lokale Wärmeanwendungen erwiesen — die Magenperistaltik anregt. Wenn diese Tatsache in Widerspruch steht mit der bisher allgemein geltenden Anschauung von dem beruhigenden Einfluß der Wärme auf die Magenbewegung, so bedarf diese Anschauung eben einer Korrektur. Der Widerspruch ist vielleicht nicht ganz so schlimm, wie es im ersten Augenblick scheinen möchte, denn Lüdin konnte in weiterer Verfolgung seiner Versuche nachweisen, daß die Wärme und vor allem die Diathermiewärme bei krankhaft erregter Muskeltätigkeit wie z. B. beim Pylorospasmus diesen Spasmus zu beseitigen vermag, also unter Umständen in der Tat beruhigend wirkt. Über das Ergebnis dieser Versuche wollen wir auf S. 162 berichten.

VI. Die antibakterielle Wirkung.

Der Einfluß der Temperatur auf das Wachstum von Bakterien. Bakterien sind nur innerhalb einer bestimmten Temperaturzone lebensfähig. In dieser haben sie ein gewisses Temperaturoptimum, das ihrem Wachstum am zuträglichsten ist; geht man über dieses hinaus, so wird ihre Fortpflanzungsfähigkeit geschädigt und bei Erreichung einer bestimmten Grenze ziemlich unvermittelt ganz aufgehoben. Diese Grenze liegt für verschiedene Bakterienarten verschieden hoch, bei manchen von ihnen nur wenige Grade über der normalen Körpertemperatur des Menschen.

Der Gedanke, pathogene Bakterien im lebenden Gewebe selbst durch Wärme abzutöten, ist nicht neu, insbesondere hoffte man dieses Ziel bei den thermosensiblen Tuberkelbazillen und Gonokokken zu erreichen. Leider waren die verschiedenen therapeutischen Versuche, welche man in dieser Absicht unternahm, infolge der Unzulänglichkeit der Mittel negativ. Die Möglichkeit, mittels Diathermie eine Erwärmung beliebig tiefer Gewebsschichten zu erreichen, legte es nahe, dieses Problem von neuem anzugehen.

Zeynek hat bereits im Jahre 1907, also noch vor der offiziellen Bekanntgabe des von ihm erfundenen Verfahrens, darauf hinzielende Versuche angestellt. Lebenden Kaninchen wurden Aufschwemmungen von Diplokokkenkulturen (je 0,25 cm³) teils subkutan, teils intramuskulär und intraartikulär injiziert und die betreffenden Partien dann durchwärmt. „Hierauf wurden Proben aus dem infizierten Gewebe entnommen; sie erwiesen sich bei der bakteriologischen Untersuchung als keimfrei. Das durchwärmte Gewebe ließ keine Änderung seiner normalen Funktionen erkennen. In infizierten, aber nicht durchwärmten Stellen verhielten sich die Kokken lange Zeit virulent" (v. Zeynek).

Auch in ihrer ersten Publikation weisen Zeynek und seine Mitarbeiter auf die Bedeutung der bakteriziden Wirkung der Diathermie hin. Später wurde von Laqueur diese Frage einem experimentellen Studium unterzogen.

Laqueur[1] injizierte in die beiden Kniegelenke eines Kaninchens eine bestimmte Bakterienart in Reinkultur, wobei die für die beiden Seiten verwendeten Quantitäten gleich groß waren und in der Regel ¹/₂ cm³ Flüssigkeit betrugen. Unmittelbar nach der Injektion wurde eines der beiden Gelenke durch eine halbe Stunde diathermiert. Nach beendeter Durchwärmung wurden sofort unter entsprechenden Vorsichtsmaßregeln die beiden Kniegelenke punktiert und von deren Inhalt wenige Tropfen auf Platten oder Röhrchen überimpft. Am zweiten Tag wurde eine ebensolche sterile Punktion zur Nachprüfung angestellt, eventuell am folgenden Tage noch eine dritte. Die Versuche wurden in ganz gleicher Weise für Gonokokken, Choleravibrionen, Pneumokokken und Eiterkokken vorgenommen. Das Ergebnis derselben war folgendes:

Gonokokken. Die Impfung aus dem nichtbehandelten Gelenk ergibt zahlreiche Kolonien von Gonokokken (als solche mikroskopisch identifiziert). Die Proben aus dem diathermierten Gelenk zeigen dagegen in einem Röhrchen nur spärliches Wachstum, ein anderes Röhrchen erweist sich als steril.

Choleravibrionen. Der Inhalt des nicht diathermierten Gelenkes zeigt auf Platten und in Röhrchen ein reichliches Wachstum, die Flüssigkeit aus dem behandelten Gelenk ist dagegen steril.

Pneumokokken. Die Punktionsflüssigkeit aus dem unbehandelten Gelenk ergibt ein reichliches Aufgehen von Kokken, aus dem Gelenksinhalt der diathermierten Seite lassen sie sich nur spärlich züchten.

Staphylo- und Streptokokken. Die Versuche mit diesen Bakterienarten ergeben ein negatives Resultat, indem eine Beeinträchtigung ihres Wachstums bei den therapeutisch zulässigen Wärmegraden nicht nachweisbar wurde. Nur am toten Kaninchen gelang es, bei einer Erhitzung auf 60⁰ C einen merkbaren Einfluß auf ihr Wachstum auszuüben. Bei einem therapeutischen Versuch an einem Patienten, der einen Furunkel am Kniegelenk besaß, ließ sich gleichfalls mit Ausnahme der Schmerzstillung eine deutliche Beeinflussung des Krankheitsherdes nicht bemerken.

Aus den interessanten Versuchen Laqueurs läßt sich somit folgendes ableiten: Es ist möglich, Bakterien, die gegen Wärme wenig widerstandsfähig sind, wie Gonokokken, Choleravibrionen und Pneumokokken, durch Diathermie innerhalb des tierischen Körpers in ihrer Lebensfähigkeit und in ihrem Wachstum erheblich zu schädigen, ohne daß es dabei zu einer Verletzung des Gewebes zu kommen braucht.

---

[1] Z. physik. u. diät. Ther. **1909**, H. 5.

Eine volle Tötung ist dagegen unter den Bedingungen, wie sie bei den Versuchen gegeben waren, kaum zu erzielen. Allerdings waren hierbei die eingeimpften Bakterienmengen ganz beträchtliche und es ist nicht ausgeschlossen, daß bei Infektion mit geringeren Quantitäten, bei länger dauernder oder mehrmaliger Durchwärmung der Erfolg vollkommener wäre. Es ist aber immerhin von theoretischer wie von praktischer Bedeutung, daß die Diathermie auch am Lebenden eine nicht unbeträchtliche schädigende Wirkung auf Bakterien auszuüben imstande ist.

Santos[1] untersuchte speziell das Verhalten der Gonokokken bei verschiedener Temperatur, indem er festzustellen suchte, welche Zeit notwendig ist, um dieselben bei bestimmter, konstant erhaltener Temperatur abzutöten. Er machte die Versuche in der Weise, daß er mittels entsprechender Elektroden einen Agarnährboden durchwärmte, in dessen Mitte er in einen feinen Stichkanal einen Tropfen gonorrhoischen Eiters von einer frischen Urethralgonorrhöe gebracht hatte. Es ergab sich, daß die Gonokokken bei einer Temperatur von 44,5° C längstens in 45 Minuten, bei einer Temperatur von 49,5° C aber schon in 5 Minuten abstarben. Es zeigte sich weiter, daß es völlig gleichgültig war, ob die Erwärmung in dieser Zeit durch Hochfrequenzströme oder durch ein Wasserbad erfolgte, daß somit eine spezifische Einwirkung des elektrischen Stromes auf die Bakterien nicht nachzuweisen war. Auch Zeynek konnte bei seinen Versuchen an Kolikulturen einen Unterschied in der Wirkung der gewöhnlichen Wärme und der durch Diathermie erzeugten nicht feststellen. Das gleiche fanden Durig und Grau an Paramäzien.

Wenn Arsonval, Charrien und andere bereits vor Jahren auf den schädigenden Einfluß der Hochfrequenzströme auf Bakterien und ihre Toxine aufmerksam machten und diese Wirkung einem spezifischen Charakter dieser Ströme zuschrieben, so müssen wir wohl heute diese Vorstellung dahin richtigstellen, daß es nicht eine unbekannte und besondere Eigenart dieser Ströme ist, solche Wirkungen zu erzeugen, sondern die von den genannten Forschern damals noch als Nebenerscheinung nicht berücksichtigte Wärmebildung.

Wenn wir die bakterizide Wirkung der Diathermie am Kranken beurteilen wollen, dann müssen wir wohl zwischen einer direkten und indirekten Wirkung unterscheiden. In gleicher Weise, wie im Reagenzglas höhere Wärmegrade einen schädigenden Einfluß auf Bakterien ausüben, dürfen wir einen solchen auch bei der Behandlung am Lebenden annehmen. Doch ist dabei im Auge zu behalten, daß selbst wärmesensible Bakterien im lebenden Organismus als ihrem natürlichen Nährboden eine größere Wärmeresistenz aufweisen als in vitro. Am Lebenden müssen wir jedoch noch eine zweite bakterizide Komponente in Betracht ziehen und das ist die durch die Wärme reaktiv ausgelöste Hyperämie und Hyperlymphie. Dieser indirekten Wärmefolge dürfte bei der Behandlung infektiöser Prozesse wohl der Hauptanteil der therapeutischen Wirkung zukommen.

------

[1] Spanisch. Ref.: Wien. klin. Wschr. **1915**, Nr 37, 1020.

VII. Die schmerz- und krampfstillende Wirkung.

Die schmerzstillende Wirkung. Es ist allgemein bekannt, daß die Diathermie hervorragend schmerzstillende Eigenschaften besitzt. Diese Wirkung macht sich häufig schon im Verlauf der Behandlung oder in unmittelbarem Anschluß an diese bemerkbar.

Welches sind nun die Ursachen für diese schmerzlindernde Wirkung? Es ist eine jahrtausendalte Erfahrung, daß die Wärme in ihren verschiedenen Anwendungsformen einen schmerzstillenden Einfluß ausübt. Auf welchem Wege jedoch diese Schmerzstillung zustande kommt, ist nicht vollkommen klar. Untersuchungen, welche sich mit dieser Frage experimentell beschäftigten, ergaben, daß lokale Wärmeanwendungen, wenn sie nicht von allzu kurzer Dauer sind, eine merkliche Herabsetzung der Sensibilität in allen ihren Qualitäten zur Folge haben. Sowohl die Tastempfindung wie die Temperatur- und Schmerzempfindung zeigen sich vermindert. Diese Verminderung der Sensibilität wird in gleicher Weise durch trockene und feuchte, durch strahlende wie geleitete Wärme veranlaßt. Nach Goldscheider soll die Erregung der Wärmenerven einen hemmenden Einfluß auf die Erregung der übrigen Fasern, vor allem der schmerzleitenden ausüben. Nach ihm ist also die Wärme das primär Wirksame.

Etwas anderer Ansicht ist Bier. Er nimmt an, daß die thermische Schmerzlinderung lediglich durch die Hyperämie bedingt sei, welche durch den Wärmereiz veranlaßt wird. Die Schmerzstillung wäre also nicht eine direkte, sondern eine indirekte Folge der Wärme. Bier wird zu dieser Anschauung durch die Erfahrung gebracht, daß die Hyperämie als solche, auch wenn sie nicht im Gefolge einer Wärmeanwendung auftritt, wie z. B. bei einer Stauung, schmerzstillend wirkt, und Ritter konnte als Assistent Biers den Nachweis erbringen, daß jede Form der Hyperämie die Schmerzempfindung herabsetzt. Wir werden daher wohl mit Recht einen, vielleicht auch den größten Teil der analgesierenden Wirksamkeit unserer gewöhnlichen Thermoprozeduren der sie begleitenden Hyperämie zuschreiben.

Für die Diathermie scheint aber noch etwas anderes in Betracht zu kommen. Ich habe schon seit Jahren die Beobachtung gemacht, daß man häufig mit sehr geringen Stromstärken, die eine kaum merkliche Erwärmung im Gefolge haben, eine vollkommene Schmerzstillung erzielen kann. Manche Neuralgien, Myalgien, Arthralgien, die auf Wärmeanwendungen anderer Art sich nicht besserten, zeigen öfters schon nach einer einzigen, ganz leichten Diathermierung ein so deutliches Nachlassen der Schmerzen, daß man sich des Eindruckes einer spezifischen Wirkung nicht erwehren kann. Die Beobachtung solcher Fälle hat in mir immer mehr die Überzeugung gefestigt, daß die Erwärmung, die hier ganz unbedeutend bleibt, nicht das Entscheidende sein kann.

Ich habe andererseits schon vor langem darauf hingewiesen, daß die sichtbare Hyperämie nach der Durchwärmung oft sehr geringfügig ist, ja häufig ganz fehlen kann, ohne daß darum die analgetische Wirkung eine geringere ist. Es scheint also weder die Wärme, noch auch die Hyperämie den schmerzstillenden Einfluß der Diathermie restlos erklären zu können. Es ist vielmehr wahrscheinlich, daß der Diathermie ein schmerzstillender Faktor besonderer Art innewohnt, der den anderen Wärmequellen nicht zukommt. Die Annahme, daß dieser Faktor ein elektrischer sei, ist naheliegend.

Übrigens ist bekannt, daß die Hochfrequenzströme auch in Form der lokalen Arsonvalisation ausgesprochen schmerzlindernd wirken, selbst dort, wo ihr erwärmender oder hyperämisierender Effekt nicht nennenswert ist. So wird man öfters von einer lokalen Behandlung mit Effluvien- oder Vakuumelektroden bei Hautneuralgien einen überraschend günstigen Einfluß feststellen können, wo die Anwendung hyperämisierender Wärme in Form von Heißluft, Schlammpackungen und dgl., die bei dem oberflächlichen Sitz der Erkrankung sicher wirksam gestaltet werden könnte, völlig ergebnislos war. Solche Erfahrungen berechtigen zu der Annahme, daß die elektrischen Schwingungen einen unmittelbaren Einfluß auf die Nerven bzw. deren Endorgane ausüben. Ich stelle mir den Vorgang gleichsam als eine ins Unendliche verfeinerte Vibrationsmassage der elektrisch und chemisch wirksamen Atome, der Ionen vor, durch welche die Erregbarkeit der schmerzleitenden Fasern herabgesetzt wird.

Die krampfstillende Wirkung. In gleicher Weise beruhigend wie auf die sensiblen Reizerscheinungen wirkt die Diathermie auch auf Reizzustände der motorischen Nerven. Sie ist also geeignet, die hypertonisch erregte Muskulatur zu beruhigen und bei Krampfzuständen, seien sie klonischer, seien sie tonischer Natur, als Heilmittel zu dienen. Sie nimmt in diesem Sinn eine Sonderstellung ein gegenüber allen anderen Stromformen, welche, soweit sie den Muskel überhaupt beeinflussen, nur erregend oder erregbarkeitssteigernd wirken. Sie ist die einzige elektrotherapeutische Methode, die eine physiologische Berechtigung bei der Behandlung von Muskelhypertonien hat.

VIII. Die Wirkung auf den örtlichen Stoffwechsel.

Die Diathermie wirkt, wie wir das von der Wärme seit langem wissen, sowohl auf den allgemeinen wie auf den lokalen Stoffwechsel fördernd. Zahlreiche Beobachtungen illustrieren uns diese Wirkung. Bei der Durchwärmung der Niere steigt die Harnmenge, eine Diathermie der Parotis ergibt eine Vermehrung der Speichelsekretion, eine Diathermie der weiblichen Brustdrüse eine Steigerung der Milchsekretion, durch die Diathermie wird die Schweißsekretion örtlich wie allgemein angeregt usw. Fr. Kraus[1]) konnte bei der Durchwärmung des Gehirns mit einer an der Stirn und einer am Hinterhaupt angelegten Elektrode bei vielen Personen eine bedeutende Vermehrung der Harnsekretion nachweisen, die er auf eine Hyperämisierung und Funktionssteigerung

---

[1]) Z. physik. Ther. **36,** H. 5 (1929).

des Zwischenhirns bezieht. H. Hoff und P. Schilder[1]) sahen bei der Durchwärmung gewisser Hirnteile eine Veränderung der sog. Divergenzreaktion, die sie gleichfalls als eine Steigerung der Gehirnfunktion deuteten.

Vinaj[2]) untersuchte die Wirkung der Diathermie auf die Muskelleistung bei Gesunden mit Hilfe der Ergographie. Er konnte feststellen, daß ermüdete Muskeln durch die Diathermie ihre normale Leistungsfähigkeit rascher wieder erlangten als ohne diese. Im Gegensatz dazu zeigten die Muskeln nach einer vorausgegangenen Erwärmung eine schnellere Ermüdbarkeit. Diese Wirkung war nicht nur an dem behandelten Arm der Versuchsperson, sondern auch an dem der nicht behandelten Seite nachweisbar.

Zu diesen grobsinnlich wahrnehmbaren Erscheinungen kommen noch die mannigfachen biochemischen Vorgänge in dem durchströmten Gewebe selbst, die als unterschwellige, sog. nutritive Reize unserer Beobachtung nicht unmittelbar zugängig sind, jedoch aus verschiedenen, namentlich therapeutischen Wirkungen erschlossen werden müssen. Neuerdings wurde von Kolischer, Wendt u. a. auf die Rolle hingewiesen, die das Mesenchym für den lokalen Stoffwechsel im allgemeinen wie für die therapeutische Wirkung der Hochfrequenzströme im besonderen spielt. Es ist kein Zweifel, daß die Bedeutung des Mesenchyms bisher allzusehr vernachlässigt wurde, es wäre aber andererseits ein Irrtum, wollte man die Wirkung der Hochfrequenzströme vorwiegend in einer Beeinflussung des Mesenchyms suchen. Da parenchymale und mesenchymale Zellen in gleicher Weise von den elektrischen Schwingungen durchsetzt werden, so dürfen wir wohl annehmen, daß sie auch beide biologisch angeregt und in ihrer Lebensfunktion gefördert werden.

Die Beeinflussung der chemischen Vorgänge, welche sich in den durchwärmten Körperteilen abspielen und die in ihrer Gesamtheit den lokalen Stoffwechsel darstellen, kann man aus drei Ursachen erklären. Man kann sie auffassen:

1. als eine direkte Folge der Temperaturerhöhung,
2. als eine Folge der vermehrten Blut- und Lymphzirkulation,
3. als eine unmittelbare Wirkung des elektrischen Stromes.

Diese drei Punkte wollen wir der Reihe nach erörtern.

Die Wirkung der Temperaturerhöhung. Es ist bekannt, daß die Geschwindigkeit, mit welcher sich chemische Umwandlungen vollziehen, in bedeutendem Maße von der Temperatur abhängt, und zwar wird diese „Reaktionsgeschwindigkeit" mit zunehmender Temperatur erhöht, mit abnehmender Temperatur verlangsamt. Der Einfluß der Temperatur zeigt sich insbesondere bei den oxydativen Prozessen, welche ja die Lebensvorgänge in erster Linie charakterisieren. Der Zerfall und die Verbrennung der organischen Substanzen vollziehen sich in der Wärme weitaus energischer. Die Wärme wirkt daher stoffwechselanregend. Wir sind aus diesem Grunde wohl berechtigt, auch von der

---

[1]) Klin. Wschr. **1929**, Nr 40.
[2]) Riv. di idrol. climatol. e terap. fis. **1924**, Nr. 9.

Diathermiewärme eine unmittelbare Anregung des Zellstoffwechsels zu erwarten. Wärme ist die einfachste und primitivste Energieform und Wärmesteigerung (innerhalb bestimmter Grenzen) bedeutet daher nichts anderes als Energie- oder Leistungssteigerung.

Die Wirkung der Hyperämie. Diese ist der zweite Faktor, welcher für unsere Fragestellung in Betracht kommt. Daß die Hyperämie einen ganz hervorragenden Einfluß auf den lokalen chemischen Umsatz ausübt, wurde durch die experimentellen wie klinischen Untersuchungen Biers und seiner Schüler zur Genüge dargetan. Ich kann mir hier die Beweisführung ersparen, indem ich auf das bekannte Werk Biers ,,Hyperämie als Heilmittel" verweise. Zum Teil sind es die zelligen Elemente des Blutes, zum größten Teil aber ist es die Durchtränkung mit dem Serum desselben, welcher wir die Wirkung zuschreiben müssen. Der vermehrten Blut- und Lymphbewegung ist auch die Resorptionskraft zu danken, welche die Diathermie bei subakuten und chronischen Entzündungen entwickelt.

Die Wirkung der Temperatursteigerung und die der Hyperämie lassen sich natürlich nur theoretisch voneinander trennen. Im natürlichen Geschehen sind sie beide untrennbar miteinander verbunden. Jede Er-wärmung bedingt eine Hyperämie und andererseits hat jede stärkere Durchblutung eine Steigerung der lokalen Körpertemperatur zur Folge.

Die spezifische Wirkung des Stromes. Der dritte, nicht so unbestrittene Faktor ist der direkte Einfluß des elektrischen Stromes auf den Chemismus des Gewebes. Können wir annehmen, daß der Diathermiestrom als solcher chemische Wirkungen auslöst, oder mit anderen Worten, daß sich die elektrische Energie unmittelbar in chemische Energie umformt? Diese Frage wird gewöhnlich in dem Sinne beantwortet, daß nur der Gleichstrom elektrolytisch, somit auch chemisch wirkt, der Diathermiestrom dagegen als Wechselstrom chemisch unwirksam sei.

Diese Erledigung ist allerdings höchst einfach, aber schon im Prinzip falsch. Vor allem muß man sich über folgendes klar werden: Jeder Wechselstrom wirkt in einer halben Welle wie ein Gleichstromimpuls, er verschiebt also in dieser Zeit die Ionen nach einer bestimmten Richtung. Ist die von dieser Halbwelle geführte Elektrizitätsmenge eine genügend große, so kann sie zu einem elektrolytischen Effekt führen, der sich z. B. bei metallischen Elektroden als Oxydation oder Reduktion des Metalles zu erkennen gibt. Die einmal fixe chemische Verbindung wird durch den folgenden, entgegengesetzt gerichteten Impuls nur ausnahmsweise rückgängig gemacht, auch wenn die Intensität der nächstfolgenden entgegengesetzt gerichteten Halbwelle ganz die gleiche ist. Ein Wechselstrom wirkt also nur dann nicht elektrolytisch, wenn die von einer Halbwelle in Bewegung gesetzte Elektrizitätsmenge nicht mehr ausreicht, einen elektrolytischen Effekt zu erzielen.

Niederfrequente Wechselströme haben daher meist eine elektrolytische Wirkung, die sich unter Umständen recht unangenehm bemerkbar macht (Widerstandsmessung mit dem Telephon). Ayrton und Perry, Manoevrier und Chapuis, Labatut konnten mit sinusförmigen Wechselströmen Iontophorese bewirken. Das wird dadurch verständlich, daß die Ionen, welche mit dem einen Impuls in den Körper eindringen, durch den nächsten, entgegenlaufenden nicht immer wieder zurückgetrieben werden können. Diese Beispiele mögen erweisen, daß es vollkommen falsch wäre, wenn man den Wechselströmen eine elektrolytische oder besser gesagt eine chemische Wirksamkeit absprechen wollte.

Wie steht es nun mit den Diathermieströmen?

Die Prüfung solcher Ströme mit Jodkaliumstärkekleister läßt einen elektrolytischen Effekt nicht nachweisen. Ebenso erfolglos ist das bekannte Leducsche Experiment, Kaninchen durch die iontophoretische Einführung von Zyanionen zu töten (Laqueur). Die verschiedensten Versuche Zyneks, Eiweißkörper, Oxyhämoglobin, Hämatin oder Enzym durch Diathermieströme chemisch zu verändern, ergaben, wenn die Wärmewirkungen ausgeschlossen waren, ein negatives Resultat. Allerdings sind derartige Laboratoriumsversuche für die Frage der chemischen Wirksamkeit des Diathermiestromes nicht entscheidend. Selbst wenn sie ergebnislos ausfallen, kann man aus ihnen nicht den Schluß ziehen, daß die gleichen Kräfte bei ihrer therapeutischen Anwendung am Lebenden chemisch unwirksam wären. Man darf eben nicht vergessen, daß der Organismus ein unendlich sensibleres Reagens ist als ein Jodkalium-Stärkekleister.

Schließlich ist zu einer chemischen Wirkung eine Verschleppung von Atomen oder Atomgruppen nach Art der Iontophorese gar nicht notwendig. Es erscheint mir durchaus nicht phantastisch, anzunehmen, daß die Schwingungen der Ionen selbst eine Störung in dem Atomgleichgewicht der Moleküle herbeiführen könnten, die von biochemischer Bedeutung ist.

Ich möchte diesbezüglich an die Wirkung der ultravioletten Lichtstrahlen auf Mikroorganismen erinnern. Es liegt dieser Vergleich um so näher, als wir es beim Licht gleichfalls mit elektromagnetischen Schwingungen zu tun haben. Die vernichtende Wirkung der ultravioletten Strahlen auf mikroskopische Keime können wir uns wohl nur in der Weise erklären, daß wir annehmen, daß die in die Zellen eindringenden Ätherschwingungen die chemische Konstitution derselben zertrümmern oder zersprengen. Auch in diesem Fall läßt uns der exakte chemische Nachweis im Stich und nur die biologische Reaktion, die sich in der Aufhebung gewisser Lebenserscheinungen zeigt, läßt uns den chemischen Vorgang erschließen, ohne den wir uns eine solche Umwandlung von Leben in Tod nicht vorstellen können.

Wenn Röntgen- und Radiumstrahlen pathologische und normale Zellen zerstören, so haben wir es auch hier sicherlich mit einer chemischen Wirkung zu tun, welche durch die schwingende Energie des Äthers ausgelöst wird. Beim Sonnenlicht, beim Quarzlicht, bei den Röntgen- und Radiumstrahlen sind es in gleicher Weise elektromagnetische Schwingungen, welche in die Zellen eindringen und daselbst in chemische Energie umgeformt werden. Warum sollte den elektrischen Schwingungen, welche sich ja nur durch ihre Frequenz von jenen Schwingungen unterscheiden, eine solche Wirkung nicht zukommen? Diese Annahme hat, wenn sie auch experimentell noch nicht erwiesen ist, doch einen hohen Grad von Wahrscheinlichkeit für sich und sie hat im Laufe der Zeit immer mehr Anhänger gefunden, nachdem ich sie ursprünglich ganz allein vertreten habe.

IX. Die Wirkung auf den allgemeinen Stoffwechsel.

Die Wirkung auf den respiratorischen Stoffwechsel. Die ersten diesbezüglichen Untersuchungen stammen von Bergonié[1]) und Réchou (1912). Diese Autoren untersuchten das Verhalten des respiratorischen Stoffwechsels bei allgemeiner Diathermie. Das Resultat dieser Versuche war ein überraschendes. Es ergab sich eine Abnahme des respiratorischen Gasaustausches, die sich in einer Verminderung der ausgeschiedenen Kohlensäure ausdrückte, was gleichbedeutend war mit einer Reduktion des Energieumsatzes. Bergonié erklärte seine Versuchsresultate durch die Annahme, daß der Organismus in dem Maße seine Produktion an Wärme reduziere, als ihm diese auf künstlichem Wege zugeführt würde, wobei durch die zugeführte elektrische Wärme ein Teil der sonst auf chemischem Wege erzeugten ersetzt werde, und zwar soll nach Bergonié dieser Diathermiezuschuß an Energie zur Deckung jener Wärme dienen, die der Körper durch Strahlung und Leitung von der Oberfläche verliert.

Durig und Grau[2]) prüften die auffallenden Ergebnisse der Untersuchungen von Bergonié und Réchou nach, konnten dieselben aber nicht bestätigen. Sie fanden nicht die angebliche Verminderung, sondern im Gegenteil eine, wenn auch geringe Steigerung des Umsatzes, eine Steigerung, wie man sie auch sonst bei Temperaturerhöhung aus anderen Gründen regelmäßig beobachtet. Das Pflügersche Gesetz, daß bei einer Temperaturerhöhung von 1^0 C eine Steigerung des Umsatzes von $8-10^0/_0$ auftritt, wurde auch durch diese Versuche bestätigt. Irgendeine spezifische Wirkung der diathermischen Wärme war nicht nachweisbar.

Schon 1913 hat Zeynek diesen auffallenden Widerspruch zwischen den Untersuchungen von Bergonié und Réchou einerseits und Durig und Grau andererseits zu erklären versucht und es gelang ihm, nachzuweisen, daß die Wirkung der Durchwärmung auf den Stoffwechsel verschieden ist je nach der Menge der zugeführten Hochfrequenzenergie. Er konnte bei Kaninchen, je nachdem er kleinere oder größere Stromdosen anwendete, einmal eine Verminderung, dann wieder eine Steigerung des Stoffwechsels experimentell erzeugen.

Stary[3]), ein Assistent Zeyneks, konnte dies dann später (1926) durch eine Reihe systematischer Tierversuche bestätigen. Nach ihm zerfällt die von einem homoiothermen Organismus erzeugte Wärme in zwei grundsätzlich voneinander verschiedene Komponenten, einerseits die Vitalwärme, die durch den Minimalumsatz eines ruhenden, gegen Wärmeverluste geschützten Körpers entsteht, andererseits die Ergänzungswärme, welche über die Vitalwärme hinaus notwendig ist, um die Körpertemperatur bei wechselnder Außentemperatur konstant zu erhalten. Die Diathermie ist nun nach Stary imstande, wie das schon Bergonié angenommen hat, die Ergänzungswärme teilweise oder auch

---

[1]) C. r. **115**, 1171. — Paris méd. **1913**, No 5. — Arch. Électr. méd. **1913**, No 353.
[2]) Biochem. Z. **48**, 980 (1913).
[3]) Z. Biol. **85**, H. 2 (1926).

ganz zu ersetzen und dadurch den Stoffwechsel zu vermindern. Dieser beschränkt sich dann ausschließlich auf die Erzeugung der Vitalwärme. Dies trifft jedoch nur zu bei Anwendung mäßiger, nicht allzugroßer Strommengen, die zu keiner Steigerung der Körperwärme führen. Anders bei der Verwendung großer Hochfrequenzenergien, welche die Körpertemperatur erhöhen. In diesem Fall kommt es nicht allein zu einem Ersatz der Ergänzungswärme, sondern noch weiterhin zu einer Steigerung des gesamten Stoffwechsels. Stary und Stein[1]) konnten diese im Tierexperiment gefundenen Ergebnisse in einer weiteren Versuchsreihe auch am Menschen bestätigen. Es zeigte sich allerdings, daß die Veränderungen des Stoffwechsels durch die allgemeine Diathermie bei Menschen nicht so bedeutend sind wie beim Tier.

Ist nun der menschliche Körper wirklich imstande, die ihm künstlich zugeführte Diathermiewärme kompensatorisch auszunützen, sie an Stelle selbsterzeugter Energie zu setzen, so liegt es nahe, dieses Verhalten praktisch zu verwerten und bei Individuen, die ein Minus an Lebensenergie aufweisen, also bei unterernährten, marastischen dieses Defizit auf künstlichem Wege durch Diathermie zu decken. Bergonié hat in diesem Sinne eine Reihe von klinischen Untersuchungen angestellt, die in der Tat diese seine Anschauung zu bestätigen scheinen und zum Teil erstaunliche Resultate ergaben.

In einem Fall, über den Bergonié berichtet, handelte es sich um ein marastisches Individuum, das bei einer Körperlänge von 176 cm nicht mehr als 49,5 kg wog und andauernd eine Untertemperatur von 36⁰ C in der Achselhöhle aufwies. Allgemeine Körperschwäche, Unfähigkeit zu jeder körperlichen oder geistigen Leistung. Trotz bester und reichlicher Ernährung, Injektionen u. dgl. konnte der Kräftezustand des Patienten nicht gebessert werden. Bergonié unterzog ihn deshalb einer Allgemeindiathermie in der Dauer von 40 Minuten zweimal täglich, 3 bis 4 Stunden nach der Mahlzeit, wobei er eine Stromstärke von 1,5 Ampere anwendete. Nach 35 Tagen war das Körpergewicht von 49,5 auf 63,2 kg, also um 12,7 kg gestiegen. Die Temperatur war normal geworden. Der Behandelte fühlte sich wohl und kräftig. Seine Leistungsfähigkeit war trotz verminderter Nahrungsaufnahme eine wesentlich größere.

Wenn vielleicht auch die Annahme Bergoniés, daß es sich hier um nichts anderes als um eine Energiesubstitution handelt, nicht zutrifft, so besteht doch die Tatsache zu Recht, daß man durch die allgemeine Diathermie bei Unterernährung aus den verschiedensten Ursachen, bei einem Daniederliegen des allgemeinen Kräftezustandes eine Besserung des Stoffwechsels und damit des Allgemeinbefindens herbeiführen kann. Aus eigener langjähriger Erfahrung muß ich das bestätigen. Allerdings glaube ich nicht, daß die dem Körper durch die Diathermie zugeführte Wärme einfach dazu dient, einen Teil der sonst durch den Stoffwechsel erzeugten Wärme zu ersetzen. Ich glaube nicht, daß die Diathermiewärme nur eine Zusatzration (ration d'appoint) zum Wärmehaushalt darstellt, die es dem Körper ermöglichen soll, eigene Wärme zu sparen. So einfach ist die Sache sicher nicht. Die Diathermie erhöht wohl in der Regel den Stoffwechsel. Aber mit dieser Erhöhung ist gleichzeitig eine Anregung der gesamten Zelltätigkeit, eine unspezifische Leistungssteigerung, eine Protoplasmaaktivierung der Körperzellen verbunden, wie man das heute mit einem modernen Schlagwort bezeichnet. Ob

---

[1]) Z. Biol. **85**, H. 6 (1927).

diese Wirkung eine unmittelbare Zellwirkung ist, ob sie durch die Besserung der Zirkulation, durch den Einfluß auf das sympathische bzw. parasympathische Nervensystem, ob sie schließlich durch die Anregung der inneren Sekretion zustande kommt, wage ich nicht zu entscheiden. Wahrscheinlich handelt es sich hier um einen Komplex von Wirkungen, den wir bisher nicht zu analysieren imstande sind. Den Endeffekt, die Besserung der Ernährung bei marastischen, unterernährten Kranken möchte ich aber als sichergestellt betrachten.

Grzywa[1]), Crile, Portmann u. a. empfehlen die Diathermie auch, um die Wärmeverluste, welche viele Kranke im Verlauf einer schweren Operation (Laparatomie) erleiden, zu ersetzen, um so einem schädlichen Absinken der Körpertemperatur vorzubeugen. Zu diesem Zwecke verwendet Grzywa die Dreiplattenmethode von Kowarschik, die es ermöglicht, dem Körper in jedem Stadium der Operation Wärme nach Belieben zuzuführen, ohne den Operateur im geringsten zu stören.

Eine Beeinflussung des gesamten Stoffwechsels läßt sich aber nicht nur durch eine Diathermie des ganzen Körpers, sondern auch durch eine örtliche Diathermie der trophischen Gehirnzentren erreichen. Ich meine damit jene Anwendungsart, bei der das Gehirn durch zwei auf den Schläfen aufliegende Elektroden quer durchwärmt wird. Diese Methode, die zuerst von Szenes[2]) zur Behandlung klimakterischer Beschwerden empfohlen wurde, ist unter dem Titel „Diathermie der Hypophysengegend" bekannt. Diese Bezeichnung entspricht der Annahme, daß es sich hier vorwiegend um eine Beeinflussung der Hypophysenfunktion handle, eine Annahme, die sich wohl kaum beweisen läßt. Es ist vielmehr wahrscheinlich, daß dabei auch die Durchwärmung der trophischen Zentren im Mittelhirn, vielleicht auch im Stirnhirn eine Rolle spielt und es handelt sich hier vielleicht nicht so sehr um eine Beeinflussung der inneren Sekretion, als vielmehr um eine Wirkung auf das autonome Nervensystem. Nach dieser Methode der Querdiathermie der vorderen Hirnteile konnten nun Szenes und Stecher[3]) eine Beeinflussung des respiratorischen Stoffwechsels nachweisen. In Fällen, in denen der Grundumsatz stark verändert, also stark vermindert oder erhöht war, konnte er durch die Diathermie wieder normal oder wenigstens annähernd normal gemacht werden. In Fällen, bei denen die Änderung des Stoffwechsels nur in geringem Grad ausgesprochen war oder ganz fehlte, zeigte sich eine prozentuelle Verminderung des Grundumsatzes, während in einer dritten Gruppe mit normalen Werten keine Beeinflussung des Grundumsatzes zu verzeichnen war.

Liebesny[4]) prüfte mit der gleichen Methode nicht allein die Grundumsatzwerte, sondern auch die sog. spezifisch-dynamische Eiweißwirkung, d. i. die Beeinflussung des Sauerstoffverbrauchs bei Nahrungsaufnahme. Er konnte in 4 Fällen, bei denen eine Verminderung des Grundumsatzes und der spezifisch-dynamischen Eiweißwirkung festzustellen war, eine Besserung beider Funktionen erzielen. Gleichzeitig trat in 3 von diesen 4 Fällen auch eine Besserung der klinischen

---

[1]) Zbl. Chir. **1922**, Nr. 34.   [2]) Wien. klin. Wschr. **1925**, Nr 12.
[3]) Z. exper. Med. **1925**, H. 1/2.   [4]) Z. physik. Ther. **34**, H. 3 (1927).

Beschwerden, bestehend in einer Schwäche der Sexualfunktion, ein, worüber an anderer Stelle noch gesprochen werden soll.

Die Wirkung auf den Zuckergehalt des Blutes. Ghilarducci untersuchte bereits im Jahre 1912 die Wirkung der Diathermie auf den experimentell erzeugten Diabetes, welche Untersuchungen dann von Bordier[1] nachgeprüft und bestätigt wurden. Sie ergaben, daß bei Tieren, welche mit Phloridzin vergiftet worden waren, die Diathermie die Entstehung einer Glykosurie wohl nicht zu verhindern vermag, daß sie aber imstande ist, die aufgetretene Zuckerausscheidung zu verringern und wieder aufzuheben. Interessant sind auch die Versuche an Hunden, denen man das Pankreas bis auf kleine Reste, die aber noch Langerhanssche Inseln enthielten, exstirpierte. Bei der Diathermie dieser Pankreasreste verschwand der Zucker bis auf Spuren, um bei dem Aussetzen der Behandlung wieder aufzutreten. Eine neuerliche Durchwärmung hob die Zuckerausscheidung wieder auf. Die nicht behandelten Kontrolltiere gingen unter andauernder Glykosurie meist zugrunde. Bordier nimmt an, daß die Diathermie die Sekretion der Langerhansschen Inseln unmittelbar anzuregen und damit die glykolytischen Kräfte des Blutes zu steigern vermag. In dieser Überzeugung behandelte Bordier später einen jungen Mann, der seit längerer Zeit an Diabetes litt, mit einer Diathermie des Pankreas (Elektroden über dem Epigastrium und gegenüber am Rücken, tägliche Sitzungen von 30 Minuten Dauer und 3 Ampere Stromstärke). Es gelang ihm auf diese Weise, allerdings unter gleichzeitiger strenger Diät, den Patienten in 8 Tagen zuckerfrei zu machen.

Nuvoli und La Banca[2] berichten über die Wirkung der Diathermie beim Phloridzindiabetes nach Versuchen, die sie an 8 Kranken anstellten. Nach einer einstündigen Diathermie der Nierengegend und unmittelbar darauffolgender intravenöser Injektion von 0,015 bis 0,025 g Phloridzin konnten sie stets nur Spuren von Zucker im Harn nachweisen, die nach wenigen Stunden verschwanden. Wurde an denselben Kranken jedoch statt einer Nierendiathermie eine allgemeine Diathermie vorgenommen, so traten nach der Injektion jedesmal große Zuckermengen auf, die nie vor 24 Stunden verschwanden. Die Diathermie der Niere scheint also eine hemmende Wirkung auf die Zuckerausscheidung zu besitzen.

Massa[3] studierte den Einfluß der Schilddrüsendiathermie auf den Zuckergehalt des Blutes. Er konnte in Versuchen an gesunden Menschen und Kaninchen eine Steigerung desselben bis zu $0{,}165\,\%$ feststellen. Basedowkranke reagieren verschieden bald mit einer Erhöhung, bald mit einer Verminderung des Blutzuckergehaltes.

X. Die Wirkung sehr hochfrequenter Wechselströme (ultrakurzer Wellen).

Die Wechselströme, die wir gewöhnlich zur Diathermie benützen, haben eine durchschnittliche Frequenz von $^1/_2$—1 Million. Berechnen wir

---

[1] Rev. méd. **1925**, No 6.
[2] Policlinico **1924**, No 12.
[3] Riv. méd. **1926**, No 7.

nach unseren Auseinandersetzungen auf S. 18 die dieser Frequenz entsprechenden Wellenlängen, so ergibt dies 600—300 m. Durch die Einführung der Elektronenröhre als Schwingungserreger an Stelle der Funkenstrecke ist es gelungen, die Periodenzahl der Hochfrequenzströme wesentlich zu steigern, mit anderen Worten, die Wellenlänge derselben bedeutend zu verkürzen. Man ist bis zu Schwingungszahlen von 100 Millionen und darüber gelangt, die einer Wellenlänge von 3 m und weniger entsprechen. Solche Wellen pflegt man als ultrakurze zu bezeichnen.

Hochfrequenzströme dieser Art verhalten sich nun in vieler Beziehung anders als die bisher gebrauchten. Schereschewsky[1]) war der erste, der (1926) die biologischen Wirkungen solcher Ströme näher untersuchte. Er arbeitete mit einem Elektronenröhrenapparat, dessen Frequenz zwischen 8 bis 135 Millionen variiert werden konnte. Die Hochfrequenzströme wurden nicht in der üblichen Form mit Elektroden angewendet, sondern mit Hilfe eines Kondensatorfeldes auf die Versuchstiere einwirken gelassen. Zu diesem Zweck führte Schereschewsky die Leitungen des Sekundärkreises zu zwei Metallplatten, die einander parallel gegenüber durch einen Luftraum getrennt aufgestellt waren. Zwischen diesen Platten entstand so ein elektromagnetisches Wechselfeld. Brachte er in dieses Feld Mäuse, so wurden diese entweder schwer geschädigt oder getötet. Der Tod erfolgte unter den Erscheinungen der Hyperthermie, wobei die Körpertemperatur der Tiere um 5—6° C. stieg. Bei den überlebenden Tieren zeigten sich Hautblutungen oder Nekrosen an den Ohren und Schwänzen, welche dann später abfielen. Bemerkenswert ist die Angabe von Schereschewsky, daß die schädigende Wirkung dieser Ströme nicht mit zunehmender Frequenz steigt, sondern bei der verhältnismäßig niedrigen Schwingungszahl von 18 Millionen ihr Maximum hat. Bei dieser Frequenz ist die letale Wirkung der Ströme am ausgesprochensten.

In Deutschland wurden Hochfrequenzströme mit einer Periodenzahl von 100 Millionen und darüber zuerst von dem Physiker Esau in Jena dargestellt und von Schliephake[2]) auf ihre biologische Wirkung hin untersucht. Auch Schliephake benützte das Kondensatorfeld eines mit dem Sender auf Resonanz abgestimmten Sekundärkreises. Fliegen, die in ein solches Feld gebracht wurden, fielen in dem Moment, in dem der Strom eingeschaltet wurde, wie vom Blitz getroffen zu Boden. Mäuse gingen in einigen Sekunden, Ratten in 3—5 Minuten zugrunde.

Die Vermutung, daß es sich hier um einen Tod durch Übererwärmung handle, konnte durch Versuche an größeren Tieren bestätigt werden. Sowohl Meerschweinchen wie Kaninchen zeigten im elektromagnetischen Feld Wärmesteigerungen bis zu 42 und 43° C, die sich nach Aussetzen des Stromes ganz langsam wieder ausglichen, besonders wenn der Kopf der Tiere der Wellenwirkung ausgesetzt worden war. Noch nach einer Stunde konnte eine Erhöhung der Temperatur über die Norm nachgewiesen werden. Bringt man die Hände oder einen anderen Körperteil in das Kondensatorfeld, so spürt man nach einiger Zeit ein

---

[1]) Publ. Health Rep. 41, No 37, 1939; 43, No 16, 927 (1928).
[2]) Klin. Wschr. 1928, Nr 34 u. Verh. Kongr. inn. Med. Wiesbaden 1928.

Gefühl der Wärme, das sich nach Abschaltung des Stromes noch verstärkt und längere Zeit anhält. Niemals, selbst nach Verwendung sehr großer Energien entstand ein stärkeres Hitzegefühl in der Haut.

Bemerkenswert ist das verschiedene Verhalten der Hauttemperatur im Vergleich zur Temperatur im Körperinneren bei der gewöhnlichen Diathermie und bei der Benützung ultrakurzer Wellen. Wurde der Kopf eines Kaninchens in der üblichen Weise diathermiert, so war der Temperaturanstieg unter der Haut schon sehr groß, wenn die Erwärmung des Gehirns noch eine ganz geringe war. Wurde das Tier dagegen in einem

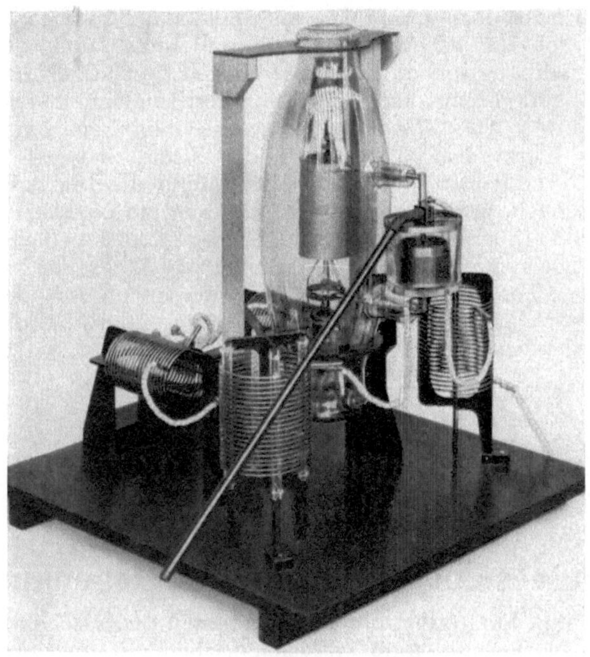

Abb. 77. Kurzwellenapparat.

Kondensatorfeld ultrakurzer Wellen ausgesetzt, so stieg die Temperatur im Gehirn fast ebenso schnell wie an der Haut. Ganz Ähnliches wurde beobachtet, wenn man die Messungen im Mageninneren oder im Nierenbecken vornahm und mit denen an der Haut verglich. Bei der Elektrodendiathermie übertrafen die Hauttemperaturen stets beträchtlich die des Körperinneren, bei der Behandlung im Kondensatorfeld war die Erwärmung eine homogene.

Interessant war auch die Beobachtung, daß man bei Personen, die sich in der Nähe der Senderöhre aufhielten, eine Temperatursteigerung nachweisen konnte, eine Beobachtung, die übrigens schon früher beim Menschen gemacht worden war, die im Senderaum größerer Funkstationen tätig sind. Brachte man eine chlornatriumhaltige Gelatine, die sich in einer Glasröhre befand, in die Umgebung der Elektronenröhre, so zeigte auch sie eine deutliche Erwärmung.

Wenn die angeführten Versuche auch noch keine unmittelbar praktische Bedeutung haben, so sind sie doch von höchstem Interesse für die
Zukunft der Diathermie und das ist der Grund, weshalb sie hier angeführt
wurden. Die Elektronenröhre als Erreger ultrakurzer Wellen stellt zwei
wesentliche Fortschritte auf dem Gebiet der Diathermie in Aussicht. Der
eine ist die Möglichkeit einer intensiveren Tiefenwirkung der Hochfrequenzwärme, der andere ist eine Vereinfachung der Technik, bedingt
durch den Fortfall der Elektroden. Allerdings muß, so erfreulich diese
Perspektive auch ist, noch vorher eine entscheidende Frage gelöst werden
und diese ist, ob die erhöhte Tiefenwirkung nicht auch die Gefahr
einer Tiefenschädigung in sich birgt, die bei der derzeitigen Anwendung
der Diathermie mit ihrem überwiegenden Oberflächeneffekt bisher nicht
beobachtet wurde. Abb. 77 zeigt die wesentlichen Teile einer solchen
Apparatur für Kurzwellen, wie sie von der Firma Siemens & Halske
für Versuchszwecke gebaut wurde; im Mittelpunkt des Bildes die Senderöhre. Ehe die Sache jedoch so weit ist, daß an eine fabrikationsmäßige
Herstellung der Apparate für therapeutische Zwecke gedacht werden
kann, müssen noch eine Reihe grundsätzlicher physikalischer und physiologischer Fragen beantwortet werden. Wir müssen uns an dieser Stelle
begnügen, einstweilen ein Streiflicht auf diese Zukunftsprobleme der
Hochfrequenztherapie geworfen zu haben.

Fünfter Teil.

Die therapeutischen Anzeigen der Diathermie.

I. Allgemeines über Anzeigen und Gegenanzeigen.

Das Verhältnis der Diathermie zu den anderen thermischen Methoden.
Obwohl die Diathermie ihrer physiologischen Hauptwirkung nach
eine Wärmebehandlung ist, so decken sich ihre Anzeigen doch keineswegs mit denen der seit alters her geübten Wärmemethoden, wie sie
etwa eine Heißluft- oder Dampfanwendung, eine Schlamm-, Moor- oder
Sandpackung darstellt. Dies hat verschiedene Gründe.

Der erste ist ein rein äußerer und liegt darin, daß die Ausführung
der Diathermie technisch verhältnismäßig umständlich ist. Sie erfordert
nicht nur ein kostspieliges Instrumentarium, sondern auch besondere
Kenntnisse und Übung, mit demselben umzugehen. Daraus ergibt sich
von selbst, daß die elektrische Durchwärmung nirgends eine Berechtigung
hat, wo man mit einfacheren Mitteln, z. B. einer Heißluftbehandlung,
einem Thermophor oder vielleicht schon mit einer heißen Kompresse
das gleiche Ziel erreicht.

Ein zweiter Grund, der das Indikationsbereich der Diathermie von
dem der anderen Wärmemethoden scheidet, liegt in ihrer konkurrenzlosen Tiefenwirkung. Durch sie wird es ermöglicht, auch in tiefliegenden

Körperorganen wie dem Herzen, der Lunge, dem Uterus und seinen Adnexen noch Wärmewirkungen zu erzielen, die durch die älteren Methoden entweder gar nicht oder doch nur ganz unvollkommen erreichbar waren. Die Diathermie ist damit berufen, den Anzeigenkreis der Thermotherapie zu erweitern, ihn auf ein Feld auszudehnen, das uns bisher nicht zugänglich war.

Zu diesen Unterschieden, welche die therapeutische Verwendbarkeit der Diathermie bestimmen, gesellt sich aber noch ein weiterer, nicht unbedeutsamer: es ist das eine spezifische Wirkungsart der Hochfrequenzwärme. Wenn man als Physikotherapeut mit verschiedenen Wärmemethoden arbeitet, wird man öfters Gelegenheit haben, zu beobachten, daß ganz oberflächlich sitzende Schmerzen wie Hautneuralgien, Adiposalgien und dgl. auf eine länger fortgesetzte Behandlung mit Heißluft, Dampf, Schlamm u. a. nicht reagieren, während sie einer Diathermiebehandlung in überraschend kurzer Zeit weichen. Aus solchen Erfahrungen muß man wohl die Überzeugung gewinnen, daß der Hochfrequenzwärme in vielen Fällen eine spezifische Wirkung zukommt, die ihr, da sie den übrigen Wärmeanwendungen mangelt, auch besondere Anwendungsmöglichkeiten sichert.

Schließlich wäre noch zu betonen, daß die Wärme bei keiner der uns bisher bekannten Anwendungsformen in so präziser Weise dosierbar ist wie bei der Diathermie. Es ist bei ihr möglich, durch Abstufung der Stromstärke die leichteste Durchwärmung bis zur intensivsten Durchhitzung anzuwenden und den Grad der Wärme, wenn es nötig ist, ganz augenblicklich zu verändern. Keine andere Wärmemethode gestattet uns auch nur annähernd eine ähnliche feine und rasche Regulierung.

Die Anzeigen der Diathermie kann man in drei Gruppen teilen, entsprechend den drei wichtigsten physiologischen Wirkungen, welche der Durchwärmung zukommen. Es sind dies:

1. Die schmerzstillende Wirkung.
2. Die krampflösende Wirkung.
3. Die hyperämisierende und den Stoffwechsel anregende Wirkung.

Diese Einteilung ist natürlich etwas schematisch. In der Praxis ist es fast nie eine einzelne dieser drei Wirkungen, der wir den therapeutischen Erfolg verdanken, sondern es sind deren mehrere, die sich in ihrem gleichgerichteten Effekt summieren. Wenn wir unserer Betrachtung eine solche schematische Gruppierung zugrunde legen, so geschieht es, um uns den Überblick über das Indikationsbereich zu erleichtern.

1. Die **schmerzstillende Wirkung** machen wir uns zunutze bei schmerzhaften Erkrankungen der verschiedensten Art. Zu diesen zählen in erster Linie diejenigen, die wir als Neuralgien, Myalgien und Arthralgien bezeichnen. Für ihre Behandlung bietet uns die Diathermie einen wertvollen symptomatischen Behelf. An die Neuralgien der peripheren Nerven möchte ich jene schmerzhaften Zustände anschließen, die wir als Eingeweideneuralgien ansehen können und die in der Angina pectoris und der Dyspragia angiosclerotica intestinalis ihre typischen Vertreter haben. Die günstige, bisweilen überraschend günstige Wirkung der Diathermie auf derartige Zustände wurde wiederholt betont.

Aber auch die Schmerzen anderer Art werden durch die Diathermieströme günstig beeinflußt, so vor allem die lanzinierenden und krisenartigen Schmerzen der Tabiker. Als ein wertvolles Mittel habe ich die Diathermie ferner schätzen gelernt bei den sensiblen Reizerscheinungen, wie sie auf dem Boden der Neurasthenie so häufig erwachsen. Dazu gehören die Sensationen in der Herzgegend, die verschiedenen schmerzhaften Erscheinungen des Magens, des Darmes, der Blase und anderer innerer Organe. Auch auf die allgemeine Erregbarkeit der Neurastheniker, ihre Schlaflosigkeit, ihre psychische Verstimmung läßt sich durch eine leichte allgemeine Durchwärmung recht günstig einwirken.

2. Die krampflösende Wirkung. Ebenso beruhigend wie auf die sensiblen wirkt die diathermische Wärme auch auf die hypertonisch erregten motorischen Nerven. Dies läßt die Diathermie bei verschiedenen Reizzuständen der glatten Muskulatur angezeigt erscheinen. Wir verwenden sie erfolgreich bei Krämpfen der Magenmuskulatur, wie Kardio- und Pylorospasmus, bei Spasmen des Darmes, die teils unter dem Bilde von kolikartigen Schmerzen, teils unter dem der spastischen Obstipation auftreten, bei Krämpfen der Gallenwege, der Harnwege usw. Derartige Reizzustände schwinden oft erstaunlich schnell unter dem Einfluß der elektrischen Durchwärmung.

Diese Erfahrung veranlaßte mich, die Diathermie auch bei hypertonischer Erregung der quergestreiften Muskeln therapeutisch zu versuchen und ich habe in der Tat manch günstige Wirkung bei nervösem Zittern, Muskelspasmen, multipler Sklerose u. dgl. gesehen. Die antispasmodische Wirkung, welche der Diathermie zukommt, charakterisiert die Hochfrequenzströme gegenüber allen anderen Stromarten, die in jeder Anwendungsform auf den Muskel nur erregend oder erregbarkeitssteigernd wirken [1]).

3. Eine dritte Gruppe von Anzeigen verdankt die Diathermie ihrer Wirkung auf die Blut- und Lymphbewegung, die in einer aktiven Hyperämie und Hyperlymphie zum Ausdruck kommt, womit auch ihr anregender Einfluß auf den Stoffwechsel und die Resorption pathologischer Produkte im Zusammenhang steht. Diese Wirkungen bilden die Grundlage für ihre erfolgreiche Anwendung bei verschiedenen subakuten und chronischen Entzündungsprozessen, bei denen es gilt, durch Besserung der allgemeinen und örtlichen Zirkulation, durch Aufsaugung von Exsudaten die Heilung zu unterstützen. Daß die Diathermie gleichzeitig schmerzstillend wirkt, erhöht hierbei nur ihren therapeutischen Wert.

Zu den hier in Betracht kommenden Anzeigen zählen in erster Linie die zahlreichen Gelenkserkrankungen, bei denen die Wärme ja seit alters her das wertvollste Heilmittel darstellt: Arthritis osteodeformans, Arthritis chronica progressiva, Arthritis gonorrhoica usw. Daran reihen

---

[1]) Wenn man in der Elektrotherapie die Anode des galvanischen Stromes bei Krampfzuständen der Muskulatur empfiehlt, so ist das meiner Überzeugung nach nichts anderes als eine Verlegenheitstherapie, weil ja der Elektrotherapeut auch hierfür ein Mittelchen haben muß. Die Begründung der Anodengalvanisation mit dem Pflügerschen Elektrotonus ist mehr als notdürftig, ihre Erfolge sind nichts weniger als ermunternd.

sich die ätiologisch verwandten Erkrankungen der Sehnenscheiden, Muskeln und Knochen.

Die Tiefenwirkung der Hochfrequenzströme ermöglicht es aber auch, die Wärme bei Krankheiten innerer Organe therapeutisch zu verwerten. Man hat Erkrankungen der Lunge und des Rippenfelles mit Erfolg behandelt, man hat chronisch adhäsive Entzündungen des Magens, des Darmes, der Gallenblase mittels elektrischer Durchwärmung günstig beeinflußt. Auch über die Behandlung von Herz- und Nierenleiden liegen verschiedene Beobachtungen vor.

Eine ausgedehnte und erfolgreiche Anwendung hat die Diathermie auf dem Gebiete der Frauenkrankheiten gewonnen, wo sie als konservative Methode bei der Behandlung chronisch entzündlicher Veränderungen des Uterus und seiner Adnexe eine bedeutende Rolle spielt. So bilden Endometritis, Perimetritis, Parametritis und Adnextumoren für die Durchwärmung dankbare Behandlungsobjekte.

In analoger Weise kommt die Diathermie bei Erkrankungen der männlichen Geschlechtsorgane zur Anwendung, wo sie insbesondere bei der chronischen Prostatitis und der Epididymitis Gutes leistet. Auch bei Erkrankungen der Augen, der Ohren, der Nase und des Kehlkopfes hat man die Diathermie mit Erfolg angewendet.

Schließlich wäre noch einer Reihe von Anzeigen zu gedenken, bei denen vorwiegend der zirkulationsfördernde Einfluß der Diathermie zur Geltung kommt. Es sind dies Störungen des Kreislaufes, wie wir sie bei der Angiosklerose (Claudicatio intermittens), bei Gefäßkrampf oder Gefäßlähmung (Raynaudsche Krankheit) und bei Erfrierungen sehen. Auch bei der allgemeinen Arteriosklerose können wir den peripheren Kreislauf durch gelinde Allgemeindurchwärmungen heben und so die verschiedenen Beschwerden der Kranken zum Schwinden bringen. Die Blutdrucksenkung, die meist mit solchen allgemeinen Durchwärmungen verbunden ist, verschafft der Diathermie auch eine Anzeige bei arteriellem Hochdruck.

Die Gegenanzeigen der Diathermie sind hauptsächlich zweierlei Art, einerseits Blutungen oder Neigung zu solchen, andererseits akut infektiöse Prozesse.

1. Blutungen bilden eine Kontraindikation, weil die Diathermie als hyperämisierender Eingriff die Blutung erfahrungsgemäß steigert oder sie dort, wo bloß die Bereitschaft zu ihr besteht, anregen kann. Durchwärmungen der Lunge wird man demnach bei bestehender oder kurz vorausgegangener Hämoptoe vermeiden. Ebenso gilt es als Grundsatz, die Diathermie bei Erkrankungen des weiblichen Genitales nicht anzuwenden, wenn diese von Blutungen begleitet sind. Daraus ergibt sich von selbst, daß die elektrische Durchwärmung des Beckens auch zur Zeit der Menses verboten ist. Bei Bestehen einer Schwangerschaft halte ich sie gleichfalls für gegenangezeigt. Wenn auch einige wenige Versuche, die man bis jetzt gemacht hat, eine künstliche Frühgeburt durch Diathermie einzuleiten, bisher erfolglos geblieben sind, so ist die Möglichkeit eines solchen Erfolges doch nicht ausgeschlossen.

Bei Aneurysmen scheinen mir ganz leichte Durchwärmungen, die den Blutdruck nicht beeinflussen, zulässig. Sie wirken oft sehr günstig auf die Beschwerden. Immerhin wird man bei der Gefährlichkeit des Behandlungsobjektes die äußerste Vorsicht walten lassen.

2. **Akut infektiöse Prozesse (Eiterungen).** Die Diathermie ist ferner kontraindiziert bei allen akuten Infektionsprozessen, namentlich, wenn diese zur Eiterung neigen oder gleichzeitig Fieber besteht. Dazu gehören die akut schmerzhaften Erkrankungen der Gelenke, die akuten Entzündungen innerer Organe, wie etwa die Pleuritis und Appendizitis, weiters akute Peri- und Parametritis, Adnexerkrankungen, fieberhafte Mittelohrentzündungen u. dgl. Die Erfahrung lehrt, daß die Diathermie in solchen Fällen in gleicher Weise, wie dies von der Heißluft oder anderen aktiv hyperämisierenden Prozeduren seit langem bekannt ist, eine Vermehrung der Schmerzen, der lokalen Entzündungserscheinungen sowie eine Steigerung des Fiebers zu erzeugen vermag, womit die Gefahr eines örtlichen Umsichgreifens der Infektion gegeben ist. Kontraindikationen für die Diathermie bilden auch frische, sehr schmerzhafte Fälle von Ischias, Brachial- und anderen Neuralgien, bei denen die Durchwärmung in der Regel eine Vergrößerung der Schmerzen herbeiführt. Anders als die akuten verhalten sich die chronischen Entzündungen, bei denen die elektrische Durchwärmung durch Besserung der Blut- und Lymphbewegung, durch ihre resorptionsfördernde und antibakterielle Wirkung die Heilung unterstützt.

Man vergesse nicht, daß die Diathermie wie viele andere physikalische Methoden eine Reiztherapie ist. Die Wärme, die sie erzeugt, und die Hyperämie, welche sie auslöst, sind Entzündungssymptome, denn Wärme (calor) und gesteigerte Durchblutung (rubor) stellen ja klinisch die zwei wichtigsten Merkmale der Entzündung dar. Eine Steigerung der Entzündung und eine Akutisierung des Prozesses sind in vielen Fällen chronischer Erkrankungen sicher erwünscht, denn sie sind geeignet, die Abwehrreaktion des Körpers zu erhöhen und so die Heilung zu fördern. Anders dort, wo der Organismus selbst sich bereits auf dem Höhepunkt des Abwehrkampfes befindet. Hier wird jede Steigerung der Reaktion nicht selten ein Zuviel bedeuten. Das gesetzte Übermaß an Reiz wirkt hier nicht mehr funktionsanregend, sondern lähmend. Wir werden in diesem Fall die Körperzellen in ihrem Kampf gegen die Erkrankungen nicht fördern, sondern nur schädigen. Die Kunst des Therapeuten besteht bei der Diathermie wie bei jeder Reizbehandlung darin, die Größe des gesetzten Reizes richtig zu bemessen.

II. Die Erkrankungen der Gelenke und Knochen.
Anzeigen und Gegenanzeigen.

Allgemeines. Die Wärme in ihren verschiedenen Anwendungsformen ist seit langem eines der wirksamsten Mittel bei Gelenkserkrankungen. Es lag darum nahe, die Diathermie zuerst bei diesen zu versuchen. Zeynek und seine Mitarbeiter berichteten bereits in ihrer ersten Veröffentlichung (April 1908) über zehn Fälle von Arthritis, die sie mit Diathermie behandelt hatten und zum Teil geheilt, zum Teil gebessert entlassen konnten. Diese günstigen Erfahrungen wurden in weiterer Folge von zahlreichen anderen Autoren bestätigt.

Vornehmlich sind es die chronischen und subakuten, weniger die akuten Gelenkserkrankungen, bei denen die elektrische Durchwärmung ihre Anzeige findet. Wir wollen im folgenden die Aussichten, welche uns die Diathermie bei den verschiedenen Erkrankungsformen bietet, der Reihe nach besprechen. Leider herrscht in der Nomenklatur der chronischen Arthritiden eine derartige Sprachverwirrung, daß es notwendig erscheint, um etwaigen Mißverständnissen vorzubeugen, mit einigen Worten auf die klinische Charakteristik des in Rede stehenden Leidens einzugehen.

Arthritis infectiosa acuta. Die akute rheumatische Polyarthritis wird wohl kaum Gegenstand einer Diathermiebehandlung sein. Hier ist die Ruhigstellung der Gelenke im Verein mit einer Salizyltherapie in erster Linie am Platz und kaum durch irgend ein physikalisches Heilverfahren ersetzbar. Auch andere Formen der Infektarthritis, wie sie im Anschluß an septische Prozesse, Anginen oder andere Infektionen auftreten, werden sich zunächst nicht zur Durchwärmung eignen. Hier tritt die Diathermie erst nach Ablauf des akuten Stadiums in ihre Rechte, wenn es sich darum handelt, den Rückbildungsprozeß, der sich häufig in dem einen oder anderen Gelenk verzögert, anzuregen oder zu beschleunigen. Man wird jedoch auch hier noch mit Vorsicht zu Werk gehen, um sich zunächst zu überzeugen, daß die Durchwärmung keine Reaktion mehr auslöst, da es ja bekannt ist, daß bei einer im Ablauf begriffenen akuten Arthritis nichts leichter eine Rezidive zu erzeugen vermag als eine zu energische Wärmebehandlung.

Eine besondere Erwähnung unter den infektiösen Arthritiden verdient die Arthritis gonorrhoica. Auch bei ihr gilt es als Regel, die Diathermie erst anzuwenden, wenn die ersten akuten Erscheinungen abgelaufen sind. Zur Beschleunigung des Heilungsprozesses in späteren Stadien ist aber die Diathermie ganz ausgezeichnet geeignet, obwohl ich die Wirkung derselben auf die gonorrhoische Arthritis nicht als spezifisch bezeichnen möchte, wie man das vielfach getan hat. Außerordentlich günstig wirkt die Durchwärmung auch bei gonorrhoischen Achillodynien und Tarsalgien, wo sie nach Laqueur jeder anderen Therapie überlegen ist. Ziemlich unzugänglich erweisen sich dagegen die chronischen Formen der Gelenksgonorrhoe insbesondere wenn sie den Charakter einer Polyarthritis haben. Bei der gonorrhoischen Arthritis wird es sich empfehlen, auch dem primären Infektionsherd die nötige Aufmerksamkeit zu schenken. Bei länger dauernder oder rezidivierender Erkrankung sind nicht selten die Samenblasen oder die Prostata der Ausgangspunkt der immer wiederkehrenden Nachschübe. Es wird deshalb, falls ein solcher Verdacht berechtigt ist, notwendig sein, auch diese Organe diathermisch zu behandeln.

Arthritis chronica progressiva. Wir verstehen darunter jene Form der chronischen Arthritis, die meist ganz allmählich im mittleren Lebensalter beginnt, viel häufiger bei Frauen als bei Männern vorkommt und die Tendenz einer progressiven Verschlechterung zeigt. Sie befällt in der Regel zuerst mit deutlicher Neigung zur Symmetrie

die Finger- und Handgelenke, schreitet dann auf die größeren Gelenke
fort und führt schließlich zu einer weitgehenden Deformation, Ver-
steifung und Ankylose. Daneben findet sich klinisch allgemeine Muskelatrophie und Marasmus, röntgenologisch Knochenatrophie und Knorpel-
schwund.

Die Erfahrung hat gelehrt, daß man auf diese Form der Arthritis
trotz ihrer ausgesprochenen Neigung zur Progression doch öfters einen
deutlichen Einfluß gewinnt. Man kann sie durch energische allgemeine
Durchwärmungen, wie wir sie auf S. 69 näher beschrieben haben, nicht
gar so selten zu beträchtlicher Besserung oder doch wenigstens zu vor-
übergehendem Stillstand bringen.

Die Hartnäckigkeit des Leidens läßt es oft wünschenswert erscheinen, die Wir-
kung der Diathermie noch durch andere physikalische Heilmittel zu unterstützen.
So kann man zur Steigerung des schon durch die Wärme gesetzten Reizes noch
Radiumemanation in großen Dosen, zur Bekämpfung der Muskelatrophie und der
Gelenkskontrakturen Massage, Gymnastik und Schwellströme, zur Hebung des
Allgemeinbefindens Quarzlichtbestrahlungen in Anwendung bringen.

Arthritis deformans. Sie beginnt, soweit sie nicht traumatischen
Ursprunges ist, meist in etwas höherem Lebensalter als die Arthritis
progressiva, ergreift vorwiegend die größeren Gelenke (Knie, Hüfte)
oder aber die Wirbelsäule allein. In der Regel bleibt sie auf ein oder
wenige Gelenke zeitlebens beschränkt. Am häufigsten sah ich sie bei
Frauen jenseits des 40. Lebensjahres in Form einer doppelseitigen
Gonitis. Trotz der starken Deformation, des oft beträchtlichen Reibens
und Krachens, ist die Beweglichkeit der befallenen Gelenke verhältnismäßig wenig eingeschränkt, auch das Allgemeinbefinden ist nicht erheblich gestört. Röntgenologisch findet sich neben Knochenatrophie
Knochenneubildung (Sporne), wodurch es in vorgeschrittenen Fällen
zu einer weitgehenden Formveränderung der knöchernen Gelenks-
komponenten kommt. Zur Arthritis deformans wird von manchen
Autoren auch die Arthritis tabetica gerechnet.

Die Erfolge, welche die Diathermie bei der deformierenden Arthritis
erzielt, sind in der Regel ausgezeichnete und ich muß Tobias bei-
pflichten, wenn er die elektrische Durchwärmung als die geeignetste
Therapie dieser Erkrankung bezeichnet. Man sieht wiederholt ein vollkommenes Schwinden der Schmerzen und eine auffallende Besserung der
Gelenksfunktion, wenngleich die anatomische wie röntgenologische
Deformation des Gelenkes unverändert weiter besteht. Es gibt Fälle,
bei denen dieser Erfolg durch Jahre anhält. Auch dort, wo die Besserung
im Verlaufe der Kur nicht sofort ersichtlich wird, möchte ich in voller
Übereinstimmung mit Laqueur raten, die Behandlung nicht zu früh
abzubrechen. Bisweilen sind 25—30 Sitzungen erforderlich, um einen
deutlichen Einfluß auf das Leiden zu gewinnen, bisweilen, und auch
hier führe ich Laqueur als Zeugen, wird der Erfolg erst nach Abschluß
der Kur offenbar. Sehr günstige Wirkungen ergab mir bei der Arthritis
deformans die Kombination der Diathermie mit intensiven, bis zur Erythembildung gehenden Quarzlichtbestrahlungen der befallenen Gelenke.

Arthritis uratica. Einzelne Autoren wie Stein, Tobias, Lichtenstein empfehlen die Diathermie zur Behandlung des akuten Gicht-
anfalles und geben an, hier von der Durchwärmung öfters eine

rasche Beseitigung der Schmerzen, ja eine Kupierung des Anfalles gesehen zu haben. Nichtsdestoweniger möchte ich die Diathermie im akuten Anfall nicht empfehlen, denn es ist bekannt, daß bei derartigen Kranken die Anwendung von Wärme häufig in jeder Form die Schmerzen nur vergrößert, abgesehen davon, daß sich die Diathermie nicht selten infolge der enormen Schmerzhaftigkeit, die das Anlegen der Elektroden unmöglich macht, von selbst verbietet. Recht günstige Erfolge beobachtet man bei der Behandlung der chronischen Gelenksgicht und der Tophi.

Arthritis tuberculosa. Die Stellung der Diathermie gegenüber der fungösen und kariösen Arthritis ist bis heute nicht geklärt. Da nach Bier bei der Gelenkstuberkulose jedes aktiv hyperämisierende Verfahren gegenangezeigt ist, so könnte man dies auch von der Diathermie annehmen. Einige Beobachtungen scheinen in diesem Sinne zu sprechen. Nach A. E. Stein, der ein paar Fälle versuchsweise behandelte, eignet sich die Arthritis tuberculosa wenig oder gar nicht für die Diathermie, Lichtenstein hatte in 5 Fällen einen negativen Erfolg. Pribram dagegen berichtet von einem Fall, der sich auf die Behandlung besserte. Ich selbst sah in mehreren Fällen eine Besserung, in anderen dagegen keinen Einfluß der Diathermie. Diese wenigen Versuche sind aber in gar keiner Weise hinreichend, um zu einem endgültigen Urteil über den therapeutischen Wert des Verfahrens bei der Gelenkstuberkulose zu gelangen. Eine Entscheidung der Frage könnte man nur von langen, systematisch durchgeführten Versuchsreihen erwarten.

Eine Beobachtung, die ich selbst gemacht habe, scheint mir jedoch erwähnenswert. Es handelte sich um einen jungen 20jährigen Mann, der an den zweiten Metakarpalknochen beider Hände eine symmetrische fistulöse Karies hatte. Mit Rücksicht auf die symmetrische Lokalisation und auf den Umstand, daß die Erkrankung beiderseits so ziemlich gleichweit vorgeschritten war, schien mir dieser Fall zur Bildung eines Urteils über die therapeutische Leistungsfähigkeit der Diathermie besonders brauchbar. Ich nahm nun die um ein wenig schlechtere Seite in Behandlung, diathermierte sie täglich durch 20 Minuten, während ich die Erkrankung der anderen Hand unter einem trockenen Verband sich selbst überließ. An der in Behandlung stehenden Hand ging die Sekretion in kurzer Zeit zurück, die Fisteln schlossen sich und waren nach Ablauf von 7 Wochen vollkommen übernarbt. Die unbehandelte Seite war in dieser Zeit eher schlechter als besser geworden.

Eine besondere Stellung in der Reihe der tuberkulösen Gelenkserkrankungen nimmt die von Poncet als Rhumatisme tuberculeux bezeichnete Erkrankung ein, die trotz ihrer Häufigkeit und praktischen Bedeutung bei uns noch keine allgemeine Anerkennung gefunden hat. Ich habe in verschiedenen Fällen von tuberkulösen Arthralgien und entzündlichen Ergüssen recht schöne Erfolge von der Diathermie gesehen, wenn es uns auch nicht wundernehmen darf, daß die Durchwärmung bei der Hartnäckigkeit des Leidens nicht selten versagt.

Gelenkkontrakturen, fixierter Plattfuß. Eine wichtige Indikation findet die Diathermie weiters bei der Behandlung von Gelenkskontrakturen, wie sie nicht selten nach Gelenksentzündungen und Verletzung oder auch nach einfacher Ruhigstellung der Gelenke in fixierenden Verbänden etwa wegen Fraktur zurückbleiben. Hier wird die Durchwärmung im Verein mit Massage, aktiven und passiven Bewegungen die Wiederherstellung der Beweglichkeit wesentlich fördern. An dieser Stelle

möchte ich auch des fixierten Plattfußes Erwähnung tun, der meist
auf einem Spasmus der Pronationsmuskulatur beruht und von Muskat,
Stein u. a. zur Diathermiebehandlung empfohlen wurde.

Die Metatarsalgie. Es ist dies ein Sammelname für verschiedene
Schmerzzustände im Bereich des Metatarsus bzw. der Metatarsopha-
langealgelenke, deren Ätiologie keine einheitliche ist. Zum Teil handelt
es sich um eine statische Deformität im Sinne eines Pes transverso-
planus, wobei das Quergewölbe des Fußes eingesunken ist. In anderen
Fällen liegt eine Arthritis osteodeformans des zweiten, vielleicht auch
des dritten oder vierten Metatarsophalangealgelenkes (Köhlersche
Erkrankung) vor, in wieder anderen Fällen haben wir es mit einer
Mortonschen Neuralgie zu tun, wobei sich die Schmerzen vorwiegend
auf das 3.—5. Metatarsophalangealgelenk lokalisieren. Auch die sog.
Fußgeschwulst (Deutschländersche Erkrankung) des Mittelfußes
gehört hierher, wobei man im Röntgenbild meist eine traumatische
(entzündliche?) Veränderung an den Mittelfußknochen beobachtet.
Ich möchte nicht verfehlen, auf die günstige Wirkung der Diathermie
bei diesen verschiedenen Krankheitszuständen hinzuweisen. Ich habe
in manchen Fällen von Metatarsalgie von der Diathermie ganz erhebliche
Erfolge gesehen, einerseits bestehend in einer Beseitigung der Schmerzen,
die hauptsächlich bei Belastung des Fußes auftreten, andererseits in
einer Rückbildung bestehender Schwellungen.

Die Verletzungen der Knochen und Gelenke. Von den Verletzungen
der Knochen kommen vor allem die Frakturen in Betracht, die besonders
bei verzögerter Heilung Gegenstand einer Diathermiebehandlung werden.
Bucky, Folkmar, Hirsh u. a. konnten den Einfluß der Durchwärmung
auf die Kallusbildung nachweisen. Dieser Einfluß ist auch für die Behandlung von Pseudarthrosen von Bedeutung. Laqueur lobt die schmerzstillende Wirkung der Hochfrequenzwärme bei der Behandlung alter
Schenkelhalsfrakturen. Auch bei entzündlichen Erkrankungen der
Knochen, in erster Linie bei der chronischen Osteomyelitis hat man die
Diathermie mit Erfolg angewendet (Stein, Hirsh, Carey, Brooke).

Bei Verletzungen der Gelenke sind es wieder die Distorsionen und
Kontusionen, intra- und periartikuläre Blutungen, bei denen uns die
schmerzstillende und resorptionsfördernde Wirkung der Diathermie
zugute kommt. Auch eine Reihe von Meniskusverletzungen des Kniegelenkes habe ich mit sehr gutem Erfolg diathermisch behandelt. Man
soll die Behandlung in solchen Fällen möglichst frühzeitig beginnen
und sie tunlichst mit einer unmittelbar anschließenden Massage und
Gymnastik verbinden. Auch zur Nachbehandlung von Luxationen
ist die Kombination von Diathermie und Mechanotherapie wärmstens
zu empfehlen.

Die Technik der Gelenksdiathermie.

Allgemeines. Die Arm- und Beingelenke lassen sich fast alle in
zweifacher Weise durchwärmen; einmal derart, daß man den Strom
in der Längsrichtung der Extremität, ein andermal, daß man ihn
quer zu dieser durch das Gelenk schickt. In einem Fall wird sich

diese, in einem anderen jene als die einfachere und zweckmäßigere Technik erweisen. In jedem Fall ist es von Wichtigkeit, daß der Strom auch durch die Mitte des Gelenkes geht, soll eine wirkliche Tiefendurchwärmung erreicht werden. So selbstverständlich diese Forderung vielleicht klingt, so wird sie nichtsdestoweniger häufig nicht erfüllt. Es werden bei der Ausführung der Diathermie verschiedene technische Fehler begangen, welche dieses Ziel vereiteln und auf die im folgenden aufmerksam gemacht werden soll.

Sprechen wir zunächst von der Querdurchströmung. Man glaube nicht, daß die Durchwärmung eines Gelenkes dabei um so vollkommener sei, je größer die Elektroden sind und je mehr sie das Gelenk in seinem

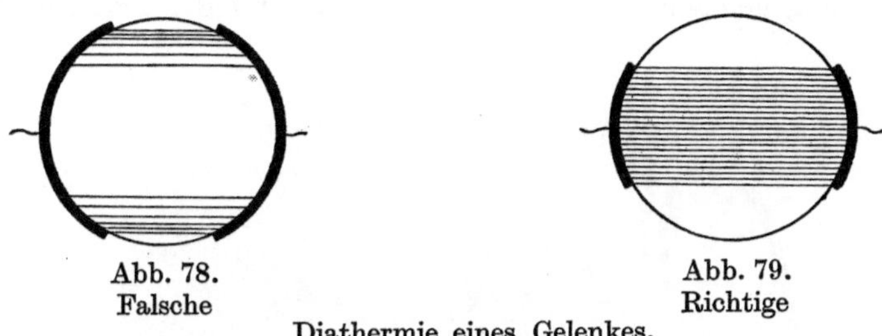

Abb. 78.   Abb. 79.

Falsche   Richtige

Diathermie eines Gelenkes.

ganzen Umfang umschließen. Legt man derart große Elektroden an, daß jede von ihnen das Gelenk fast in einem Halbkreis umfängt, so wird der Strom, der stets dem geringsten Widerstand, das heißt dem kürzesten Wege folgt, hauptsächlich von Elektrodenrand zu Elektrodenrand, also vornehmlich durch die peripheren Anteile des Gelenkes gehen, während die Mitte desselben stromfrei bleibt (Abb. 78). Es kommt dabei leicht zu einer Randwirkung, zu einer Überhitzung der Haut längs der einander nahegerückten Elektrodenkanten. Die richtige Größe und Lage der Elektroden zeigt Abb. 79. Bei dem Anlegen der Elektroden wird man auch darauf achten müssen, daß der Abstand zwischen ihren Rändern an beiden Seiten des Gelenkes gleich ist, damit sich der Strom nicht vorwiegend auf eine Seite legt.

Bei der Längsdurchwärmung eines Gelenkes wird häufig der Fehler gemacht, daß die Elektroden in nicht genügend weitem Abstand voneinander, also zu nahe dem Gelenk angelegt werden. Die Folge davon ist auch hier, daß die Stromlinien nicht in die Tiefe steigen, sondern sich durch die Hautbrücke rings um das Gelenk herum ausgleichen.

Man kann auch die Längsdurchwärmung mit einer Querdurchwärmung kombinieren, indem man mit Hilfe des auf S. 39 beschriebenen Kreuzfeuerapparates den Strom einmal in der Längsrichtung, einmal in der Querrichtung durch das Gelenk schickt. Der Gedanke, auf diese Weise eine intensive und gleichmäßige Durchwärmung der Gelenksteile zu erhalten, ist sicherlich nicht schlecht, es ist nur die Technik eine etwas komplizierte.

Die Durchwärmung bei der chronischen Arthritis soll eine möglichst ausgiebige sein, nur in frischen Fällen ist Vorsicht geboten. Man diathermiere, wenn möglich, jeden Tag in einer Dauer von 20 bis 30 Minuten.

Von verschiedenen Autoren wurde die Kombination der Diathermie mit Mechanotherapie empfohlen, um versteifte Gelenke wieder beweglich zu machen. Die durch die Wärme geschaffene Hyperämisierung und Schmerzstillung sowie die Verminderung der reflektorischen Muskelspannung lassen es angezeigt erscheinen, die Massage, die aktiven und passiven Bewegungen im unmittelbaren Anschluß an die Diathermie auszuführen, und in der Tat kann man auf diese Weise, ohne dem Kranken besondere Schmerzen zu bereiten, Gelenksversteifungen oft in erstaunlich kurzer Zeit beseitigen. Lichtenstein und Adam haben auch den Vorschlag gemacht, die Bewegungen während der Durchwärmung

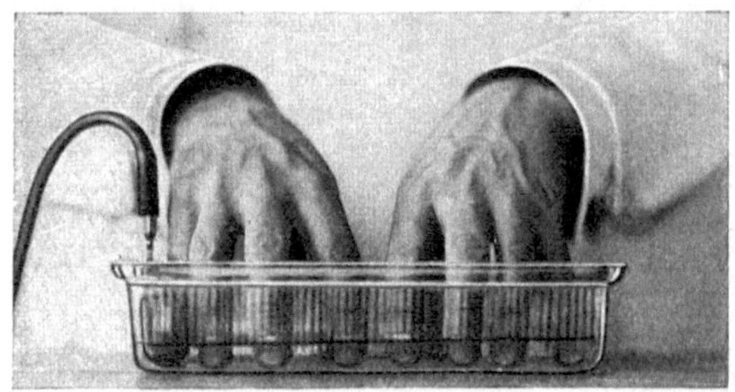

Abb. 80. Diathermie der Fingergelenke.

selbst ausführen, wobei jedoch die Elektroden so angelegt werden müssen, daß es bei der Bewegung des Gelenkes nicht zu einer Verschiebung oder Abhebung derselben kommt, was nur für die Längsdurchwärmung zutrifft.

Die Fingergelenke werden selten einzeln für sich, meist zu mehreren gleichzeitig behandelt. Man läßt die Spitzen der Finger auf eine Bleiplatte aufsetzen, die man in eine Instrumentenschale legt und die man des besseren Kontaktes wegen etwa 1 cm hoch mit Wasser überschichtet (Abb. 80). Befestigt man dann eine zweite Bleielektrode (200 cm²) an der Streckseite des Unterarmes, so zieht der Strom der Länge nach durch die Finger und das Handgelenk. Seine Stärke wird in diesem Fall durch den Querschnitt dieses Gelenkes, der den engsten Teil der Strombahn darstellt, begrenzt und beträgt durchschnittlich 0,3 Ampere.

Man kann aber auch gleichzeitig beide Hände behandeln. In diesem Fall läßt man die Fingerspitzen beider Hände gemeinsam in die Schale tauchen und legt an beiden Unterarmen je eine Bleielektrode an. Diese werden zusammen an denselben Pol des Apparates angeschaltet. Da sich nunmehr der vom Apparat kommende Strom teilt und durch jede Hand nur die Hälfte des von dem Amperemeter angezeigten Stromes fließt (Parallelschaltung), so muß die Stromstärke jetzt doppelt so groß sein, also etwa 0,6—0,8 Ampere betragen. Will man nicht alle, sondern nur einzelne Finger durchwärmen, so wird man eben nur diese in die

Tasse tauchen lassen, wobei die Stromstärke begreiflicherweise entsprechend verringert werden muß. Es dürfte aber wohl auch bei Erkrankung einzelner Fingergelenke nicht schaden, wenn man die gesunden miterwärmt.

Das Handgelenk läßt sich sehr einfach durchwärmen, wenn man eine zylindrische Griffelektrode in die Hand nimmt und eine Bleiplatte

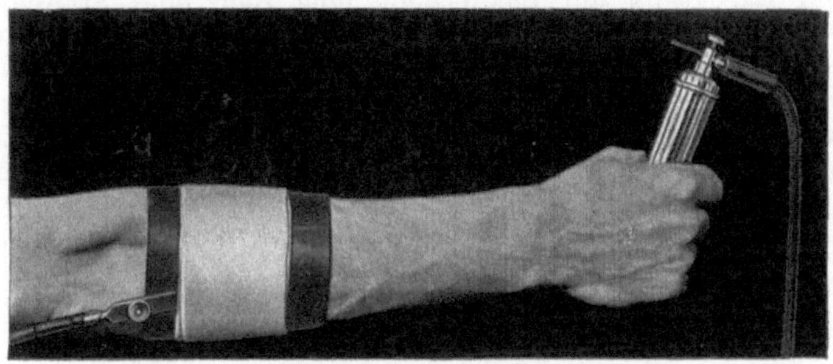

Abb. 81. Diathermie des Handgelenkes.

(200 cm²) auf die Streckseite des Unterarmes legt (Abb. 81). Das Handgelenk, das den kleinsten Querschnitt der Strombahn bildet und gleichzeitig infolge seiner Zusammensetzung aus Bändern und Knochen auch den höchsten Widerstand darstellt, wird sich dabei am

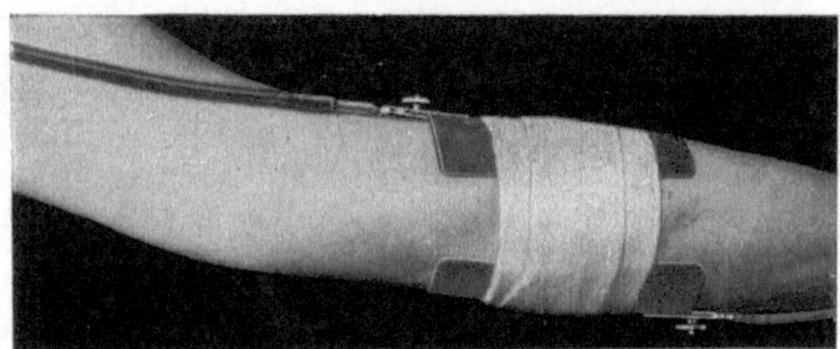

Abb. 82. Diathermie des Ellbogengelenkes (quer).

meisten erwärmen. Dieser Anordnung entspricht eine durchschnittliche Stromstärke von 0,3 Ampere. Da sich bei Mittelstellung des Handgelenkes stets die Beugeseite desselben stärker erwärmt als die Streckseite (s. S. 88), so empfiehlt es sich, das Gelenk etwas dorsal flektieren zu lassen. Es werden dann die Stromlinien mehr auf die Streckseite verlegt und so eine mehr gleichmäßige Durchwärmung erzielt. Sollte man eine Handelektrode, wie sie in Abb. 81 dargestellt ist, nicht vorrätig haben, so kann man sich diese leicht behelfsmäßig herstellen, wenn man eine Bleiplatte zylindrisch zusammenrollt.

Ist dem Kranken das Halten einer Griffelektrode unmöglich, weil er die Finger nicht oder nur unvollkommen zur Faust zu schließen vermag, so kann man eine Bleiplatte etwa in der Größe von 100 cm² an der Handfläche festbinden. Schließlich kann man in diesem Fall auch eine Querdurchwärmung des Handgelenkes machen, wobei man auf dessen Beuge- und Streckseite je eine Blei- oder Stanniolelektrode aufbindet.

Das Ellbogengelenk. Kann dieses gestreckt werden, dann durchwärmt man es am besten quer zur Achse der Extremität. Man bringt beuge- und streckseits auf das Gelenk eine Blei- oder Stanniolelektrode (100 cm²), die man durch Binden befestigt (Abb. 82). Stromstärke 0,8—1,0 Ampere.

Ist das Gelenk nicht vollkommen streckbar, dann diathermiert man dasselbe der Länge nach, indem man an der Streckseite des Unter- und Oberarmes je eine Bleielektrode anlegt (Abb. 83). Man wählt in

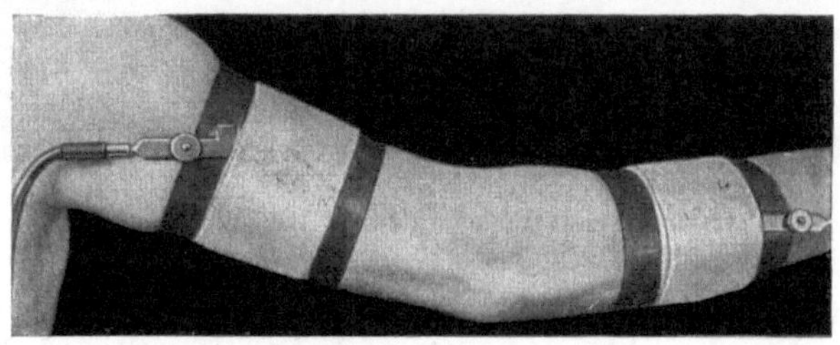

Abb. 83. Diathermie des Ellbogengelenkes (längs).

diesem Fall etwas größere Platten (200 cm²), weil bei der ausgesprochenen Winkelstellung dieser nur die einander zugekehrten Elektrodenhälften für die Stromführung in Betracht kommen. Bei dem Anlegen hat man auf zwei Dinge zu achten. Die Elektroden müssen auf der Streckseite und nicht auf der Beugeseite des Armes angelegt werden, weil der Strom bei jeder Längsdurchwärmung einer Extremität die Neigung bekundet, vorwiegend auf der Beugeseite entlang den großen Gefäßen zu verlaufen. Dieser Weg muß ihm erschwert werden. Es kommt sonst leicht zu einer Überhitzung in der Ellbogenbeuge. Aus diesem Grund halte ich auch die zirkulär angelegten Stanniolbinden nicht für zweckmäßig. Der zweite Punkt, auf den geachtet werden muß, aber ist der, daß die Elektroden voneinander einen hinreichend großen Abstand haben. Liegen sie einander zu nahe, so kommt es nicht zu einem genügenden Tiefgang des Stromes, sondern bloß zu einer unerwünschten Erwärmung des zwischen den Elektroden liegenden Hautstückes, zu einer Randwirkung, die sich in einem Brennen längs der einander zugekehrten Elektrodenränder äußert.

Das Schultergelenk. Die Diathermie des Schultergelenkes kann in verschiedener Weise ausgeführt werden. Will man das Gelenk im sagittalen Durchmesser durchwärmen, dann legt man eine oval geschnittene Bleiplatte (100 cm²) auf die Vorderseite und eine ganz gleiche auf die Rückseite des Gelenkes (Abb. 84). Man verwendet hier ovale und nicht rechtwinkelig geschnittene Platten, weil bei dieser Art der Durchwärmung die Elektroden eine gewisse Winkelstellung gegeneinander einnehmen und infolgedessen die Ecken derselben einander sehr nahe kämen. Dadurch würde an diesen unfehlbar eine Überhitzung auftreten. An Stelle der Bleiplatten kann man aber auch gleichgeformte Stanniolblätter verwenden. Die Elektroden werden mit einer Binde, die man in Form einer Spica humeri anlegt, an der Schulter befestigt. Stromstärke bei der durchschnittlichen Fläche der Elektrode von 100 cm² bis zu 1 Ampere.

Nicht unzweckmäßig ist auch eine andere Art der Durchwärmung, wobei man eine ovale Elektrode auf der Schulterhöhe anlegt (Abb. 85). Man benützt hierzu eine Stanniolfolie, weil sich nur diese durch Faltung ihrer Ränder der Schulterwölbung genügend anpassen läßt.

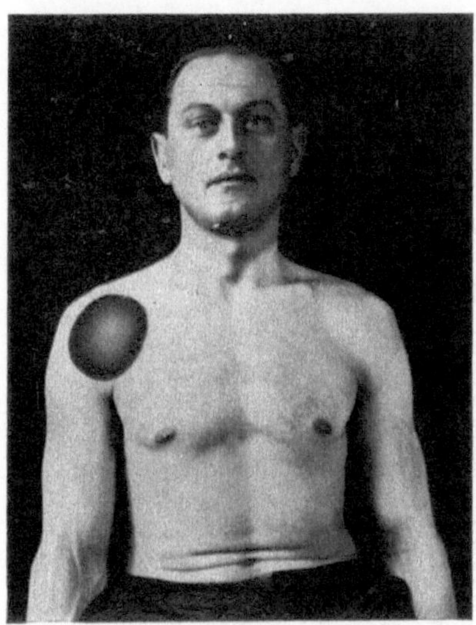

Abb. 84. Diathermie des Schultergelenkes mit zwei aktiven Elektroden.

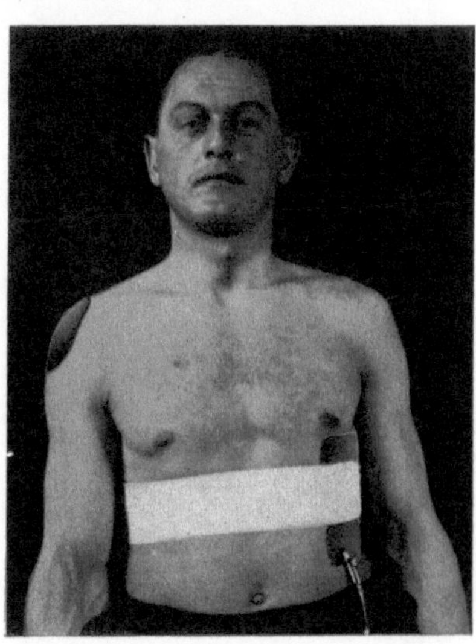

Abb. 85. Diathermie des Schultergelenkes mit einer aktiven Elektrode.

Als zweite inaktive Elektrode dient eine große Bleiplatte (300 cm²), die an der entgegengesetzten Seite der Brustwand befestigt wird. Die Stromlinien verlaufen dann in einer schiefen Pyramide, deren Basis die Bleiplatte, deren Spitze das Schultergelenk bildet, in welchem die Erwärmung infolge der hier stattfindenden Verdichtung der Stromlinien am stärksten wird. Hierbei kommt unter der Annahme, daß die aktive Elektrode eine Größe von ca. 100 cm² hat, eine Stromstärke bis zu 1 Ampere in Betracht.

Ebenso leicht wie die Diathermie eines einzelnen Schultergelenkes ist die gleichzeitige Durchwärmung beider. Man befestigt über beiden Seiten je ein Stanniolblatt in der angegebenen Art und läßt den Strom von Schulter zu Schulter traversieren. Dabei tritt eine merkbare Erwärmung nur in den Schultergelenken auf, weil bei dem großen Abstand der Elektroden und dem breiten Querschnitt der Strombahn die Streuung im Inneren des Brustkorbes eine so bedeutende wird, daß die Erwärmung hier nur ganz geringfügig ist. Bei dieser Art der Elektrodenanordnung

sind beide Gelenke in Reihe oder in Serie geschaltet, es kommt zu keiner
Stromteilung, der Strom durchsetzt ein Gelenk nach dem anderen in
voller Stärke. Es wird daher auch die Stromstärke nicht verdoppelt, wie
in den früher angeführten Fällen von Nebeneinander- oder Parallelschaltung (Hände, Finger).

Die Zehengelenke werden am besten in analoger Weise wie die Fingergelenke mit Hilfe einer Wasserbadelektrode durchwärmt. Zu diesem
Zweck lasse ich den Fuß in eine schiefgeneigte Glas- oder Porzellantasse
stellen, über deren vorderen Rand eine an ein Kabel angeschlossene Bleiplatte derart eingebogen ist, daß gerade noch die Zehen auf sie zu stehen

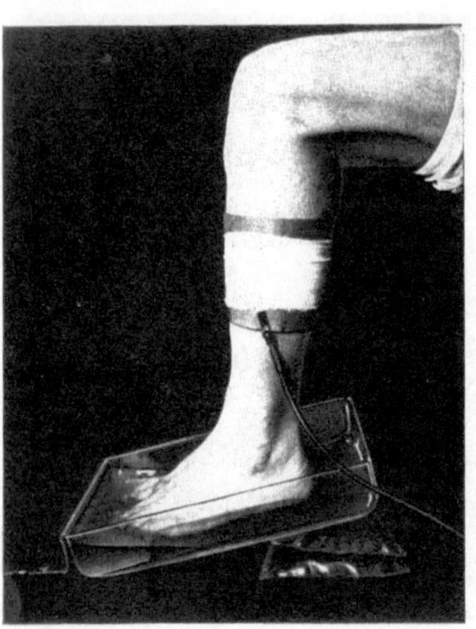

Abb. 86. Diathermie der Zehengelenke.

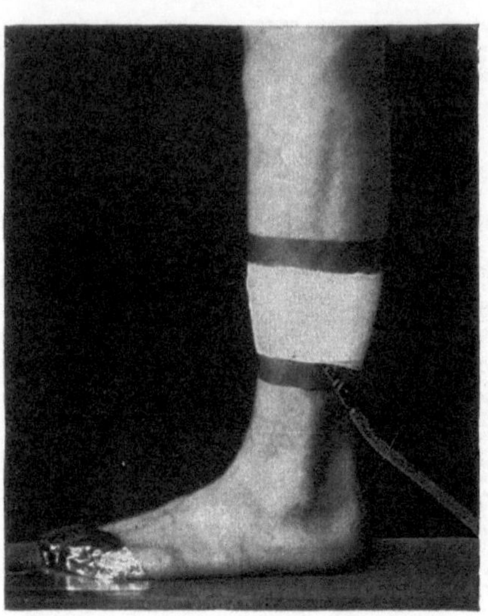

Abb. 87. Diathermie der Zehengelenke.

kommen (Abb. 86). Dann wird in die Schale so viel Wasser eingegossen,
daß dieses etwa bis zu den Metatarsophalangealgelenken reicht. Als inaktive Elektrode dient eine an der Außenseite des Unterschenkels liegende
Bleiplatte (200 cm²). Der an den Zehen eintretende Strom durchwärmt
diese und in seinem weiteren Verlaufe auch den Mittelfuß und das Sprunggelenk. Die anwendbare Stromstärke wird bestimmt durch den engsten
Querschnitt der Bahn, der in diesem Fall durch das Sprunggelenk und
den anschließenden Teil des Unterschenkels gegeben ist. Diesem Querschnitt entspricht eine maximale Stromstärke von 0,5 Ampere.

Will man beide Füße gleichzeitig durchwärmen, so läßt sich das leicht
durch eine Parallelschaltung ausführen, wobei man auch das zweite Bein
in die Tasse stellt und mit einer Unterschenkelelektrode ausrüstet. Die
beiden Unterschenkelelektroden zusammen kommen an den einen Pol.
Die Stromstärke verdoppelt sich hier auf 1 Ampere.

Verfügt man über keine geeignete Tasse für ein Zellenbad, so kann man sich
auch mit einer Stanniolelektrode für die Zehen behelfen. Diese werden, nachdem
man sie vorher mit Seifenwasser angefeuchtet hat, in ein entsprechend großes Stück
Zinnfolie eingeschlagen. Diese Stanniolkappe muß gradlinig mit den Zehenspalten

abschließen und darf keine gegen den Fußrücken gerichteten Zacken aufweisen. An diesen würde es sonst sehr bald zu einem unerträglichen Brennen kommen. Dann stellt man den vorderen Teil des Fußes auf eine Bleiplatte, etwa so weit, daß noch die Köpfchen der Metatarsusknochen auf dieser ruhen (Abb. 87). Diese Platte wird durch ein Kabel mit dem einen Pol des Apparates verbunden und hat einzig und allein den Zweck, den Strom der Stanniolelektrode zuzuführen. Durch einen Sandsack, den man auf die Zehen legt, kann man überdies den Fuß etwas fixieren und das gute Anliegen der Stanniolkappe sichern. Im übrigen ist die Anordnung der zweiten Elektrode und die Dosierung des Stromes die gleiche wie oben.

Das Sprunggelenk. Will man nur das Sprunggelenk und nicht auch die Zehengelenke durchwärmen, dann läßt man den Fuß mit der Sohle

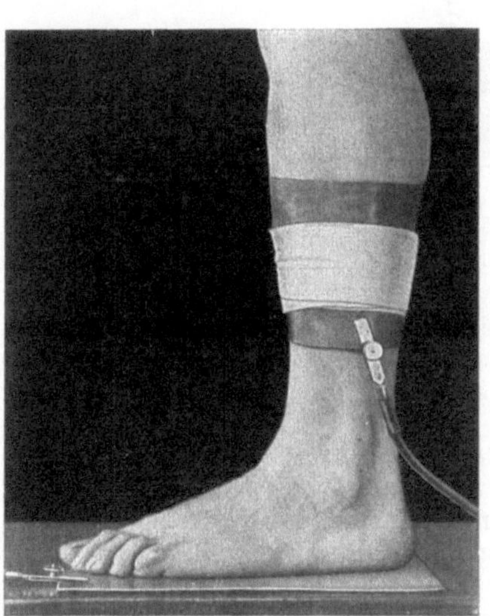

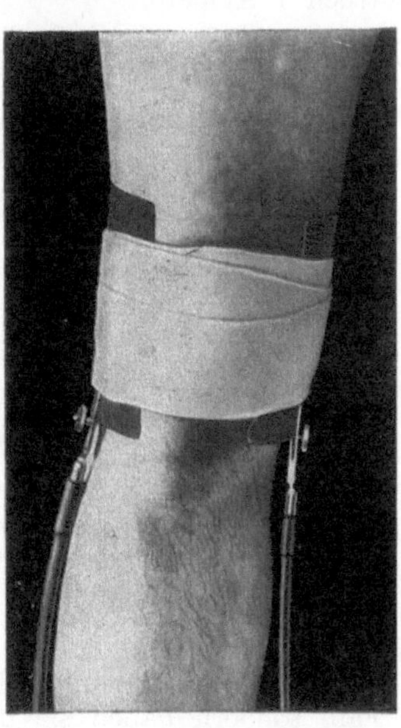

Abb. 88. Diathermie des Sprunggelenkes.   Abb. 89. Diathermie des Kniegelenkes.

einfach auf eine größere Bleiplatte setzen (Abb. 88). Die Unterschenkelelektrode (200 cm²) bleibt die gleiche wie früher. Bei dieser Elektrodenanordnung nimmt der Strom den kürzesten Weg von dem rückwärtigen Anteil der Fußsohle zur Unterschenkelplatte, wobei naturgemäß nur das Sprunggelenk durchwärmt wird. Die Stromstärke wird auch hier durch den Querschnitt dieses Gelenkes mit 0,5 Ampere begrenzt.

Man kann das Gelenk auch im Liegen behandeln, wenn man eine Bleiplatte an der Fußsohle festbindet. Spezialelektroden zur Behandlung des Fußgelenkes, wie sie von manchen Firmen in Form metallischer Plattfußeinlagen hergestellt werden, sind gänzlich überflüssig.

Will man beide Sprunggelenke gleichzeitig diathermieren, so genügt für beide Füße eine gemeinsame Fußplatte, der man zwei Unterschenkelelektroden gegenüberstellt, die zusammen an den anderen Pol des Apparates angeschlossen werden. Da auf diese Weise zwei parallele Stromkreise zustandekommen, verdoppelt sich natürlich auch die zurAnwendung kommende Stromstärke.

Das Kniegelenk wird am besten im Liegen behandelt, wobei das Gelenk gestreckt ist. Je eine Blei- oder Stanniolelektrode (100 cm²) wird an der medialen und lateralen Seite des Gelenkes mittels umlaufender Binden befestigt (Abb. 89), wobei man darauf zu achten hat, daß die Ränder der Elektroden an der Vorder- wie an der Rückseite voneinander gleichweit abstehen. Andernfalls kommt es dort, wo die Elektroden einander zu nahe sind, sehr bald zu einer Überhitzung der zwischen ihnen liegenden Hautbrücke, was sich in einem unangenehmen Brennen längs der Elektrodenränder kundgibt. Die Stromstärke beträgt durchschnittlich 1 Ampere.

Es lassen sich auch leicht beide Kniegelenke gleichzeitig durchwärmen, wenn man sie in der eben angegebenen Weise mit Elektroden

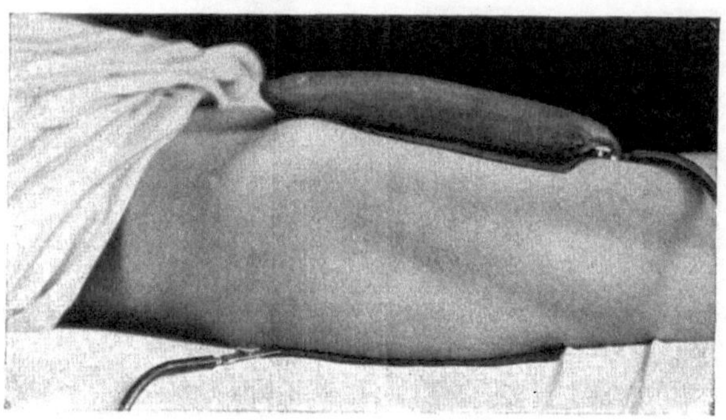

Abb. 90. Diathermie des Hüftgelenkes.

ausrüstet und nun die beiden inneren Elektroden an den einen, die beiden äußeren an den anderen Pol anschließt. Daß die beiden medialen Elektroden gleichpolig sind, soll nicht übersehen werden. Ist das nicht der Fall, sondern haben sie ungleiche Polarität, dann kommt es bei einer zufälligen Berührung zwischen ihnen zu einem Kurzschluß, d. h. zu einer direkten metallischen Verbindung beider Pole, wobei praktisch kein Widerstand eingeschlossen ist. Bei doppelseitiger Durchwärmung muß mit Rücksicht auf die Stromteilung auch die oben angegebene Stromstärke verdoppelt, also auf 1,5—2,0 Ampere erhöht werden.

Das Hüftgelenk ist wegen seiner tiefen Lage für sich allein nicht zu durchwärmen, es müssen immer gleichzeitig die breiten Muskelmassen, in die es eingebettet ist, mit durchwärmt werden. Der Kranke legt sich mit der einen Gesäßhälfte auf eine Bleiplatte (200—300 cm²), während man eine zweite gleichgroße Platte auf die Leistenbeuge bringt und hier durch Auflegen eines Sandsackes festhält (Abb. 90). Stromstärke je nach Elektrodengröße 1,5—2,0 Ampere.

Auch die gleichzeitige Durchwärmung beider Hüftgelenke läßt sich unschwer ausführen. Man legt die Elektroden links und rechts in der eben beschriebenen Weise an und verbindet nun die beiden rückwärtigen mit dem einen, die beiden vorderen mit dem anderen Pol des Apparates.

Das Kiefergelenk diathermiert man, indem man auf dasselbe eine kleine runde Bleielektrode (3 cm Durchmesser) als aktiven Pol auflegt und eine größere Bleiplatte als inaktive Elektrode auf die Wange der entgegengesetzten Seite bringt. Bei doppelseitiger Erkrankung werden zwei gleichgroße Elektroden einander gegenübergestellt.

Die Wirbelgelenke. Man kann entweder die ganze Wirbelsäule auf einmal oder einzelne Teile derselben durchwärmen. Im ersten Fall legt man auf die Mittellinie des Rückens einen Bleistreifen, der vom Hinterhaupt bis zum Steißbein reicht und eine Breite von 6 cm hat (Abb. 91). Die Fixation des Streifens erfolgt am einfachsten dadurch, daß der Kranke sich auf diesen legt, wobei man durch Unterpolstern an den konkaven Teilen des Rückens für ein gutes Anliegen Sorge tragen muß. Als Gegenpol dienen zwei Bleiplatten in der Größe von 300 cm², von denen man eine auf das Sternum, die andere auf das Abdomen legt und mit ein paar leichten Sandsäcken beschwert. Diese beiden Platten werden an denselben Pol angeschlossen und bilden zusammen die inaktive Elektrode. Die Rückenelektrode, welche den aktiven Pol darstellt, kann mit einer Stromstärke von 2,0—2,5 Ampere belastet werden.

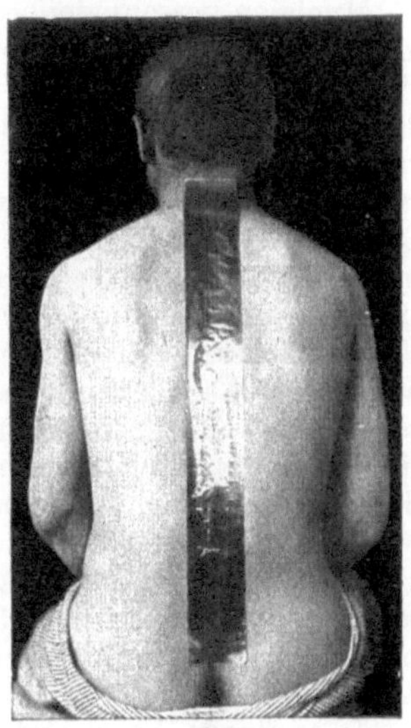

Abb. 91. Diathermie der Wirbelsäule.

Will man nicht die ganze Wirbelsäule, sondern nur einzelne Teile derselben durchwärmen, dann nimmt man eine gleichbreite, jedoch entsprechend kürzere Rückenelektrode, der man eine Bleiplatte von 2—3 mal größerer Fläche gegenüberstellt. Die anwendbare Stromstärke ist natürlich entsprechend geringer.

Die Diathermie ungleichnamiger oder zahlreicher Gelenke. Wie wir gesehen haben, lassen sich symmetrische Gelenke leicht zu gleicher Zeit behandeln, indem man sie parallel oder hintereinander in den Strom schaltet. Da wir annehmen können, daß der Widerstand symmetrischer Teile praktisch genommen der gleiche ist, so gilt das auch für die Erwärmung. Haben wir zwei ungleichnamige Gelenke zu behandeln, etwa ein Sprung- und ein Hüftgelenk, die sich bei einer einfachen Parallelschaltung nicht gleichmäßig durchwärmen, so haben wir in dem auf S. 37 abgebildeten Verteilwiderstand ein Mittel, die Differenz auszugleichen. Wir schalten in den Stromkreis jenes Gelenkes, das sich mehr als erwünscht erwärmt, einen Teil des regulierbaren Widerstandes ein. Bei den Apparaten mit zwei Stromkreisen ist die Möglichkeit einer getrennten Regulierung von vorneherein gegeben. Sind von der Erkrankung zahlreiche oder fast alle Gelenke des Körpers ergriffen, wie das so häufig bei der Polyarthritis chronica progressiva vorkommt, dann wird man der mehrfachen örtlichen Durchwärmung die Allgemeindiathermie vorziehen. Dem Charakter der Erkrankung entsprechend empfehlen sich hier möglichst intensive Durchwärmungen, wie wir sie auf S. 69 näher beschrieben haben. Die Allgemeindiathermie mit folgender Trockenpackung und abschließendem

Vollbad hat mir gerade bei der chronischen Polyarthritis oft ausgezeichnete
Dienste geleistet. Trotz der kräftigen Reaktion ist diese Art der Behandlung weniger anstrengend als andere Formen der Hyperthermiebehandlung mit heißen Bädern, Moor-, Schlamm- oder Sandpackungen.

III. Die Erkrankungen der Muskeln.
Die Myalgie.

Myalgien verschiedener Art, besonders diejenigen, welche wir als rheumatische zu bezeichnen pflegen, reagieren oft in erstaunlich günstiger
Weise auf die Diathermie. Allerdings ist dabei im Auge zu behalten, daß
derartige Erkrankungen häufig auch auf andere Methoden wie eine
Heißluftbehandlung, eine Massage oder faradische Pinselung überraschend schnell zurückgehen, was in dem flüchtigen, sprunghaften
Charakter vieler Myalgien begründet ist. Nichtsdestoweniger sieht man
nicht selten Muskelschmerzen, die den verschiedensten Heilversuchen
trotzten und die auf wenige Diathermiebehandlungen verschwinden.

Als bekannteste Form der Myalgie sei die **Myalgia lumbalis** hier
angeführt. Die Technik ihrer Behandlung ist folgende. Man bedeckt die
schmerzhaften Muskelpartien mit einer Bleiplatte (200 cm^2), die dadurch
fixiert wird, daß sich der Kranke auf diese legt. Ihr gegenüber auf
die vordere Bauchwand bringt man eine etwas größere Platte (400 bis
500 cm^2), die man durch einen aufgelegten Sandsack andrücken läßt.
Die Stromstärke schwankt zwischen $1{,}0-1{,}5$ Ampere, die Dauer der
Behandlung beträgt $20-30$ Minuten. Recht zweckmäßig erscheint es
mir, in geeigneten Fällen unmittelbar an die Durchwärmung eine Massage
anzuschließen.

In analoger Weise verfährt man bei der Behandlung **anderer Myalgien.**
Nur in seltenen Fällen wird es möglich sein wie vielleicht an den Extremitäten, die erkrankten Muskeln zwischen zwei gleichgroße Elektroden
zu fassen. In der Regel wird man so wie bei der Lumbago zwei ungleichgroße Elektroden benützen, von denen man die kleinere als aktiven
Pol auf die schmerzhafte Muskelgruppe bringt, die größere als inaktiven
ihr möglichst diametral gegenüberstellt. Dies trifft zum Beispiel für
alle Durchwärmungen an der Muskulatur des Rumpfes zu.

Die Verletzungen der Muskeln.

Quetschungen, Dehnungen und Zerreißungen der Muskulatur bilden
ein sehr dankbares Behandlungsobjekt für die Diathermie, welche vor
allem die Schmerzen günstig beeinflußt und den hypertonischen Reizzustand der Muskeln herabsetzt, womit die Beschwerden der Kranken
rasch beseitigt werden. Gleichzeitig wird es möglich, Massage und
Heilgymnastik zur Förderung der Heilung frühzeitig anzuwenden.

Zweimal hatte ich Gelegenheit, die Diathermie bei Myositis ossificans zu versuchen. In dem einen Fall, bei dem es sich um eine lokale Erkrankung infolge
eines Traumas handelte, war der Einfluß der Durchwärmung ein sehr günstiger,
in dem zweiten, bei dem eine chronisch verlaufende allgemeine Muskelerkrankung
vorlag, war dieser Einfluß ein geradezu spezifischer.

Erwähnen möchte ich noch, daß mir auch bei einer Dystrophia musculorum die
kombinierte Anwendung von Diathermie und Massage gute Dienste leistete.

Die Erkrankungen der Sehnenscheiden und Schleimbeutel.

Auch hier sind es gleich wie bei der Arthritis nicht die akuten, sondern vor allem die subakuten und chronischen Erkrankungen, die ein geringes Heilungsbestreben zeigen, welche für die Diathermie in Betracht kommen. Bei frisch entzündlichen, stark schmerzhaften Ergüssen in Sehnenscheiden oder Schleimbeutel ist die Diathermie entweder überflüssig, weil die Entzündung unter Ruhigstellung und feuchten Umschlägen von selbst zurückgeht, oder sie ist sogar nachteilig, weil sie durch die Hyperämisierung den Reizzustand überflüssigerweise vergrößert. Darum warte man, bis die akut entzündlichen Erscheinungen geschwunden sind.

Ich habe in einigen Fällen von chronischer Tendovaginitis, von welchen mehrere Klavierspielerinnen betrafen, einen recht guten Einfluß von der Diathermie gesehen, indem es mir gelang, die lange bestehenden Erkrankungen zur Heilung zu bringen. Auch hier halte ich die Kombination der Diathermie mit einer Massage, welche der Durchwärmung unmittelbar folgen soll, für sehr zweckmäßig. Entgegen der allgemeinen Ansicht, daß eine aktive Hyperämisierung bei tuberkulösen Prozessen kontraindiziert sei, habe ich die Diathermie in verschiedenen Fällen von tuberkulöser Sehnenscheidenentzündung angewendet und in der Mehrzahl derselben einen ausgesprochen günstigen Erfolg gesehen. Shelly berichtet über eine Reihe von Sehnenscheidenentzündungen in der Hohlhand, die er bei Soldaten im Felde beobachtete, welche mit Schaufel und Picke angestrengt gearbeitet hatten. Unter der elektrischen Durchwärmung verschwanden die Knötchen und Schwielen, die man in der Hohlhand tasten konnte, und gleichzeitig erhielten die Finger wieder ihre volle Streckfähigkeit.

Von den Erkrankungen der Schleimbeutel waren es vorwiegend Entzündungen der Bursa subdeltoidea und subacromialis (Periarthritis humero-scapularis), die ich mit Diathermie behandelte. Auch hier war der Erfolg der Durchwärmung ein recht günstiger, indem die Schmerzen rasch schwanden und die Beweglichkeit des Armes wieder hergestellt wurde.

IV. Die Erkrankungen des Nervensystems.
Die Neuralgie und Neuritis.

Allgemeines. Die Neuralgie läßt sich von der Neuritis diagnostisch nicht scharf abgrenzen, noch weniger ist das therapeutisch der Fall. Es gelten daher für beide die gleichen Grundsätze der Behandlung.

Die Wirkung der Diathermie bei neuralgischen und neuritischen Schmerzen ist eine inkonstante. Wir sehen überraschende Erfolge in Fällen, die lange Zeit völlig ergebnislos mit anderen Methoden behandelt worden sind, und wir sehen andererseits wieder Fälle, in denen die Diathermie vollkommen versagt. Das wird den erfahrenen Praktiker nicht überraschen, der weiß, wie launisch, wechselnd und unfaßbar gerade die neuralgischen Schmerzen sind. Es wird dies verständlich, wenn wir bedenken, daß wir über das Wesen und die Ätiologie vieler Neuralgien noch so gut wie gar nichts wissen. Wir sind hier therapeutisch auf das reine Probieren angewiesen. Die Diathermie teilt in diesem Punkte das Schicksal manches anderen Heilverfahrens, das sich einmal außerordentlich wirksam, ein anderes Mal in einem anscheinend ganz gleichen Fall vollkommen wirkungslos erweist. Immerhin aber dürfen wir behaupten, in der elektrischen Durchwärmung ein Mittel zu besitzen, das in der Reihe der physikalischen Antineuralgika einen allerersten Rang einnimmt.

Verspricht die diathermische Behandlung Aussicht auf Erfolg, so macht sich dieser in der Regel sehr rasch bemerkbar. Man sieht nicht selten schon nach ein, zwei oder drei Sitzungen ein auffallendes Nachlassen der Schmerzen. Ist nach 10 Sitzungen keine Besserung, auch nicht eine solche geringen Grades, zu erkennen, dann halte ich es für geraten, die Diathermie als aussichtslos aufzugeben und mit einem anderen Verfahren zu vertauschen.

Bei der Diathermie von Neuralgien sei man anfangs vorsichtig, insbesondere in frischen Fällen. Hier können schon Durchwärmungen mäßigen Grades die Schmerzen oft beträchtlich steigern. Nicht selten tritt diese Schmerzsteigerung bereits während der Durchwärmung auf. Empfinden die Patienten während der Durchwärmung eine Zunahme des Schmerzes, berichten sie, daß sich in dem erkrankten Nerven das Gefühl des Ziehens, ähnlich dem Gefühl eines Zahnschmerzes einstelle, so ist das ein sicherer Beweis dafür, daß die angewendete Stromstärke zu groß ist. Eine Verminderung derselben läßt den charakteristischen Diathermieschmerz prompt verschwinden. Beachtet man jedoch diese Mahnung nicht, so kann eine viele Stunden, ja tagelang während Verschlimmerung des Leidens die unmittelbare Folge des therapeutischen Eingriffes sein. Je vorsichtiger man zu Werke geht, desto sicherer wird man derartige unerwünschte „Reaktionen" vermeiden.

Man beginne daher die Behandlung stets mit kleinen Stromdosen. Man wird beobachten, daß viele Kranke schon auf ganz leichte Durchwärmungen eine ausgesprochene Erleichterung ihrer Schmerzen fühlen. Wird die Behandlung gut vertragen, so kann man langsam mit der Stromstärke steigen, bis man die bestmögliche Wirkung erzielt. Die Durchwärmung wird, je nach der Art der Erkrankung, jeden oder jeden zweiten Tag wiederholt, die Dauer derselben beträgt 20—30 Minuten. Bei älteren, hartnäckigen Fällen scheinen prolongierte Sitzungen in der Dauer von 40—50 Minuten die Wirkung oft noch zu verbessern. Wird die Diathermie dagegen nicht vertragen, so breche man rechtzeitig ab, um das Leiden nicht zu verschlimmern.

Die Neuralgia ischiadica ist die häufigste Form der Neuralgie und, was über diese im allgemeinen gesagt wurde, gilt für die Ischias in ganz besonderer Weise. Bekommt man einen Kranken mit einer Ischias zur Behandlung, so ist es von vornherein nie zu sagen, wie dieser auf die Diathermie reagieren wird. Man steht also bei jedem neuen Kranken immer wieder vor dem Versuch. Es ist aber außer Zweifel, daß die Diathermie sich öfters in Fällen wirksam erweist, die früher vergeblich anders behandelt worden sind.

Erstrecken sich die Schmerzen über das ganze Bein, so soll dieses möglichst seiner ganzen Länge nach durchwärmt werden. Eine homogene

Durchwärmung der ganzen unteren Extremität ist technisch nicht einfach. Mit zwei Elektroden allein läßt sich dieses Ziel kaum erreichen. Legt man eine Elektrode an der Hüfte, die andere am Unterschenkel an, so wird man bald bemerken, daß sich die Erwärmung vor allem in dem distalen Teil des Unterschenkels, dessen Querschnitt ein sehr kleiner ist, und dann weiterhin in der Kniekehle bemerkbar macht, wo der Strom den gutleitenden Gefäßen folgt, daß dagegen die breiten Muskelmassen des Oberschenkels und Gesäßes kaum eine Erwärmung zeigen.

Wesentlich gleichmäßiger kann man die Erwärmung gestalten, wenn man drei Elektroden nimmt in der abgestuften Größe von 200, 300 und 400 cm². Die kleinste von ihnen (200 cm²) legt man an der Außenseite der Wade an, und befestigt sie hier mit Binden, die zweite (300 cm²) bringt man unter das Gesäß, wo sie durch das Körpergewicht in ihrer Lage erhalten

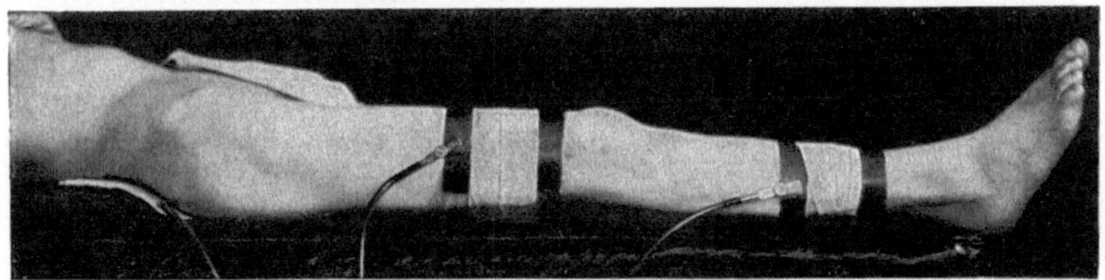

Abb. 92. Diathermie des Beines bei Ischias.

wird, die größte Platte (400 cm²) legt man quer über die Streckseite des Oberschenkels und fixiert sie mit einigen Bindentouren (Abb. 92). Sind die Elektroden in Lage, so verbindet man sie mit dem Apparat in der Weise, daß man die mittlere für sich allein an den einen Pol, die beiden anderen zusammen an den zweiten Pol anschließt. Der von dem Apparat kommende Strom teilt sich an der Oberschenkelelektrode in einen knieaufwärts und einen knieabwärts steigenden Zweig. Da die Widerstände dieser beiden Wege jedoch verschieden sind, sind es auch die Stärken der beiden Teilströme. Entsprechend dem kleinen Abstand zwischen Oberschenkel- und Gesäßelektrode und dem breiten Querschnitt der durchströmten Teile wird hier die Hauptmasse des Stromes fließen. Nur ein kleinerer Teil desselben wird den längeren und gleichzeitig auch engeren Weg zum Unterschenkel gehen. Da die große Masse des Oberschenkels und Gesäßes mehr Strom braucht als die kleinere Masse des Unterschenkels, wird jetzt auch die Durchwärmung eine gleichmäßigere sein als bei der Verwendung von nur zwei Elektroden.

Sollte dies aber trotzdem nicht im gewünschten Maße der Fall sein, so kann man einen Unterschied in der Erwärmung auch noch dadurch ausgleichen, daß man mit Hilfe eines Verteilers in jenen Stromkreis etwas Widerstand einschaltet, in dem die größere Erwärmung fühlbar ist. Verfügt man über einen Diathermieapparat mit zwei regulierbaren Kreisen, dann kann man jeden der beiden Teilkreise an ein gesondertes Klemmenpaar legen. Die zur Anwendung kommende Stromstärke beträgt insgesamt 1,5—2,0 Ampere, was der Summe beider Teilströme entspricht.

Sind die Schmerzen, wie nicht selten, vorwiegend oder ausschließlich auf das Gesäß und die Rückseite des Oberschenkels lokalisiert, so kann man sich auf die Erwärmung dieser Teile beschränken, wobei man sich am besten folgender Methode bedient. Der Patient legt sich auf einen Bleistreifen, der vom oberen Darmbeinrand über das Gesäß bis zur Kniekehle reicht und der eine Breite von etwa 8 cm hat. Durch eine entsprechende Unterpolsterung wird man dafür sorgen, daß diese Elektrode der Rückseite des Beines gut anliegt. Ihr gegenüber auf die Leistengegend und die Streckseite des Oberschenkels legt man zwei große Bleiplatten von je 300 cm², die zusammen an denselben Pol angeschlossen werden und die inaktive Elektrode darstellen. Entsprechend der kleineren Oberfläche der rückwärtigen Elektrode wird sich die Wärme vorwiegend auf die Hinterseite des Beines entsprechend dem Verlauf des Ischiadikus konzentrieren. Die Größe dieser Elektrode gestattet es leicht, einen Strom von 2 Ampere und darüber zu verwenden.

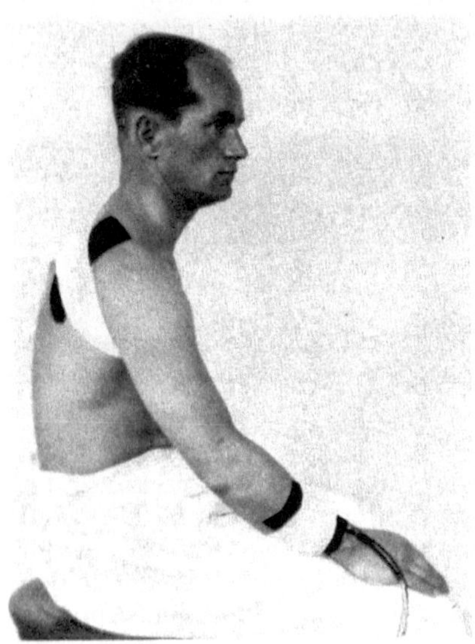

Abb. 93. Diathermie eines Armes bei Brachialneuralgie.

Dort, wo eine Myalgia glutaealis vorliegt und sich die Schmerzen auf die Gesäßmuskulatur beschränken, durchwärme ich diese allein, indem ich den Kranken auf eine Bleiplatte (200 cm²) lege und dieselbe mit dem einen Pol des Apparates verbinde. An den zweiten Pol schließe ich mit Hilfe eines geteilten Kabels zwei Platten von je 200 cm², von denen die eine über, die andere unterhalb der Leistenbeuge aufgelegt wird. Die Stromlinien und damit die Wärme konzentrieren sich auch hier unter der rückwärtigen Elektrode.

Die Neuralgia brachialis erfordert meist eine Durchwärmung des ganzen Armes. Die Ausführung dieser ist verhältnismäßig einfach. Da der Querschnitt des Armes an verschiedenen Stellen nicht solche Unterschiede aufweist wie der des Beines, genügt es meist, eine Elektrode (200 cm²) an der Streckseite des Unterarmes, eine zweite an der Schulter oder über dem Schulterblatt anzulegen (Abb. 93). Beide Elektroden sollen mit ihren Längsseiten einander zugekehrt sein. Die Stromstärke, die durch den Querschnitt des Armes bestimmt wird, beträgt je nach der Größe dieses 0,5—0,7 Ampere.

Gleichmäßiger wird allerdings die Durchwärmung des Armes, wenn man sich, wie bei der Behandlung der Ischias, dreier Elektroden bedient, wobei die mittlere, am Oberarm liegende an den einen Pol, die Schulter- und Unterarmelektroden zusammen an den zweiten Pol des

Apparates geschaltet werden. Die Stromstärke ist dann wegen der Stromteilung eine etwas größere und kann bis 1,5 Ampere erreichen. Man gewöhne sich daran, die Elektroden stets auf die Streckseite und nicht auf die Beugeseite der Extremität zu legen, weil der Strom sonst vorwiegend den großen Gefäßen folgt und es dadurch leicht zu einer Überhitzung in der Ellenbogenbeuge kommt. Um diese zu vermeiden, ist es auch zweckmäßig, den Arm bei der Durchwärmung möglichst gestreckt zu halten.

Die Neuralgie des Nervus trigeminus wird, falls sie gleichzeitig alle drei Äste betrifft, am besten mit einer Halbmaske aus Blei behandelt, die entsprechende Ausschnitte für das Auge und den Mund besitzt (Abb. 94). Diese Elektrode wird der kranken Gesichtshälfte gut angepaßt und durch Binden festgehalten. Als inaktive Elektrode dient eine Bleiplatte (200 cm²), die man auf den Rücken legt. Wenn in diesem Fall die beiden Elektroden

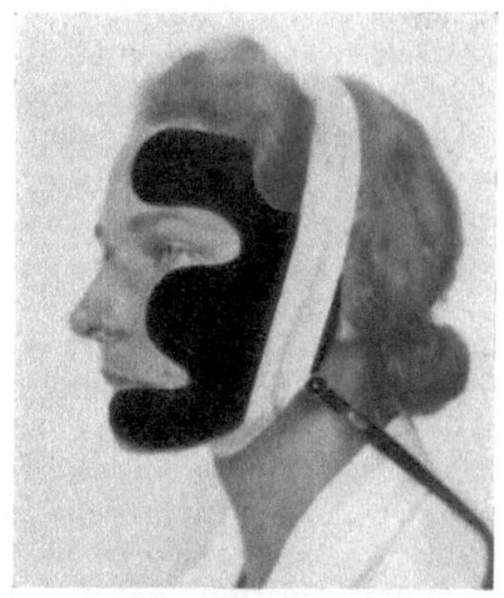

Abb. 94. Diathermie bei Trigeminusneuralgie.

einander nicht direkt gegenüber liegen, so hat das deshalb nichts zu bedeuten, weil es sich hier vorwiegend um eine Erwärmung oberflächlich liegender Teile handelt, die auf jeden Fall von den Stromlinien durch-

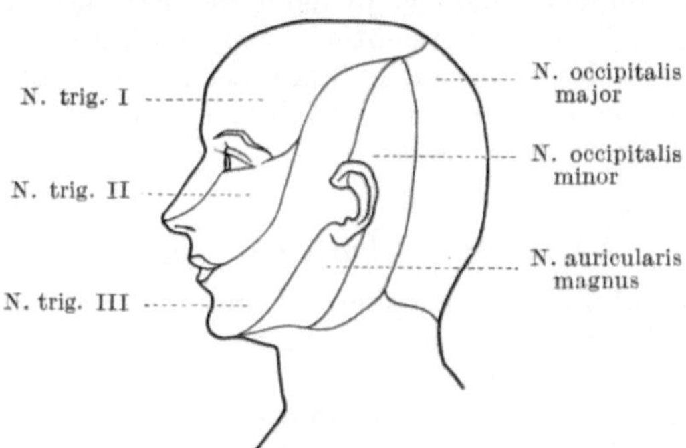

Abb. 95. Hautnerven des Kopfes.

setzt werden. Die zur Anwendung kommende Stromstärke sei mäßig und betrage nicht mehr als 0,5—0,6 Ampere. Die Behandlung darf nie ein Hitzegefühl, sondern nur eine leichte angenehme Wärmeempfindung auslösen.

Sind nicht alle drei, sondern nur der eine oder andere Ast des Trigeminus erkrankt, dann wird man sich an Stelle der Halbmaske eine entsprechend kleinere, dem erkrankten Gebiet entsprechende Bleielektrode zurechtschneiden (Abb. 95). Demgemäß kleiner wird auch die anwendbare Stromstärke sein.

Die Aussichten, welche die Diathermie bei der Trigeminusneuralgie eröffnet, hängen wesentlich von der Schwere der Erkrankung ab. Bei akuten, nicht allzu lange bestehenden Neuralgien scheint die Diathermie die Heilungsdauer abzukürzen, bei den typischen schweren Fällen von chronischer Neuralgie, wie wir sie ja alle zur Genüge kennen, habe ich wohl vorübergehende Besserungen, aber kaum jemals einen entscheidenden Einfluß der Diathermie auf das Leiden beobachten können.

Die Interkostalneuralgie. Da es kaum möglich ist, das ganze Ausbreitungsgebiet eines Interkostalnerven gleichmäßig zu durchwärmen, so beschränkt man sich meist darauf, den Ausgangspunkt oder den Hauptsitz des Schmerzes zum Angriffspunkt der Behandlung zu machen. So werden wir bei Herpes zoster, als dessen Ursache wir eine Entzündung des Spinalganglions ansehen, vorzugsweise dieses diathermisch behandeln. Eine Bleielektrode (100—150 cm²) legen wir als aktiven Pol auf die Gegend, welche dem erkrankten Ganglion entspricht, eine etwas größere Bleiplatte als inaktiven Pol ihr gegenüber auf die vordere Brustwand. Ein paar umlaufende Bindentouren halten beide Elektroden fest.

Ist vorzugsweise der vordere Ast eines Interkostalnerven von der Neuralgie ergriffen, dann kann man auch zwei gleichgroße Elektroden (150—200 cm²) verwenden, von denen die eine auf das Schmerzgebiet, die zweite auf jenen Rückenmarksabschnitt zu liegen kommt, aus dem die betroffene Nervenwurzel entspringt. Stromstärke 0,5—1,0 Ampere.

Die Polyneuritis. Handelt es sich um Schmerzen im Gebiete mehrerer oder zahlreicher Nerven, so wird es zweckmäßig sein, statt einer mehrfachen örtlichen Behandlung eine allgemeine Diathermie zu machen. Der Grad der Durchwärmung ist je nach der Art des Falles ein verschiedener. Man wird um so vorsichtiger sein, je akuter die Erkrankung ist. Während man sich in frischen Fällen mit einer ganz gelinden Durchwärmung begnügt, kann man diese bei länger bestehenden Schmerzen bis zum Schweißausbruch steigern.

Periphere Lähmungen.

Auch zur Behandlung von peripheren Lähmungen wurde die Diathermie von manchen Autoren wie Labbé und Blanche, Tobias, Bordier, Fr. Kraus u. a. herangezogen. Da den Hochfrequenzströmen ein unmittelbar erregender Einfluß auf die motorischen Nerven und Muskeln nicht zukommt, so dürfte ihre Wirkung bei Lähmungen im wesentlichen in einer Besserung der Zirkulation und lokalen Ernährung bestehen, die weiterhin die regenerativen Vorgänge unterstützt und so zu einer rascheren Wiederherstellung der Funktion führt. In diesem Sinne kann die Diathermie sicherlich empfohlen werden. Eine Verbindung der Durchwärmung mit einer nachfolgenden Galvanisation oder Faradisation, wie sie Tobias vorgeschlagen hat, scheint mir recht zweckmäßig zu sein. Auch Bordier lobt diese Art der Behandlung insbesondere bei der peripheren Fazialislähmung. Er berichtet über Fälle, bei denen er nach längerer vergeblicher Galvanisation eine Heilung erst dann erzielen konnte, als er die galvanische Behandlung mit einer diathermischen kombinierte.

Poliomyelitis acuta anterior.

Von Bordier[1]) wurde die kombinierte Behandlung der Poliomyelitis mit Röntgenstrahlen und Diathermie empfohlen, und zwar in der Weise, daß unmittelbar nach Ablauf des febrilen Stadiums die mutmaßlich erkrankten Teile des Rückenmarks mit harten Röntgenstrahlen behandelt werden, während die später zurückbleibenden Gefäßlähmungen mit Diathermie bekämpft werden sollen. Bordier sieht in der Diathermie das wirksamste Mittel, um die lokale Hypothermie und Unterernährung, die vorhandene Zyanose und das damit verbundene unangenehme Kältegefühl zu beseitigen oder wenigstens zu bessern. Auch dem Zurückbleiben im Wachstum wie dem späteren Auftreten von Erfrierungen an den gelähmten Teilen dürfte in dieser Weise am wirksamsten vorgebeugt werden können. Wie ich aus eigener Erfahrung glauben möchte, ist die Diathermie zur Bekämpfung aller dieser Zustände in vorzüglicher Weise geeignet. Nach jeder Durchwärmung ist die früher kalte und zyanotische Extremität intensiv arteriell durchblutet, hellrot und warm, eine Wirkung, die in dieser Weise kaum durch eine andere Behandlung zu erreichen ist. Die Erfolge der Bordierschen Methode wurden auch von Bergamini, Duhem, Chizzola, Sighinolfi u. a. bestätigt.

Aufgefallen ist mir bei solchen Durchwärmungen immer der große Widerstand, den die gelähmten Teile dem elektrischen Strom entgegensetzen und der darin seinen Ausdruck findet, daß man ausnehmend hohe Spannungen, ja oft die Höchstspannung des Apparates verwenden muß, um verhältnismäßig geringe Stromstärken zu erzielen. Die Ursache des großen Widerstandes ist offenbar die stark verminderte Durchblutung.

An dieser Stelle möchte ich auch eines Vorschlages von Picard[2]) gedenken, der die Diathermie zur Frühbehandlung der Poliomyelitis empfiehlt. Picard berichtet über eine Reihe derartig behandelter Kranker und die bei ihnen erzielten Erfolge. Daß die Diathermie eine Heilwirkung bei der Poliomyelitis ausübt, scheint mir durch die Mitteilungen Picards bisher nicht erwiesen, da wir ja alle wissen, wie weitgehend sich bei dieser Erkrankung die Lähmungserscheinungen im Verlaufe der ersten Wochen spontan bessern können. Zweifellos aber ist die theoretische Voraussetzung dieser Behandlungsmethode, daß die Diathermie des Rückenmarks eine Druckentlastung desselben herbeiführt, ganz und gar unwahrscheinlich.

Tabes dorsalis.

Allgemeines. Da bei der Tabes vorwiegend die sensiblen Neurone von der Degeneration ergriffen sind, stehen die Schmerzen häufig im Vordergrund des ganzen Krankheitsbildes. Es war darum naheliegend, den erwiesenermaßen beruhigenden Einfluß der Diathermie auch bei tabischen Schmerzen zu erproben, um so mehr als bei diesen die Hochfrequenztherapie in Form der Arsonvalisation schon seit langem erfolgreich verwendet wird. In der Tat sieht man auch von der Anwendung der Diathermie bei den Schmerzen der Tabeskranken manchen überraschenden Erfolg. Ich erinnere mich an einige Kranke, bei denen lange bestehende Schmerzen mit den verschiedensten Methoden vergeblich bekämpft worden waren und die nach Anwendung der Diathermie schon nach kurzer Zeit eine überzeugende Besserung erfuhren.

[1]) J. de Radiol. **1923**, No 12.
[2]) Mschr. Kinderheilk. **1924**, H. 3.

Jedoch möchte ich nicht unerwähnt lassen, daß es ebenso wie andere auch tabische Neuralgien gibt, die auf die Diathermie nicht reagieren. In vielen Fällen ist der Erfolg auch nur ein ganz vorübergehender. Immerhin halte ich die elektrische Durchwärmung für ein sehr wertvolles Mittel zur Bekämpfung der oft so quälenden tabischen Schmerzen, zumal bei diesen häufig alles andere versagt.

Die Technik der Durchwärmung. Vor der Behandlung jedes Tabikers überzeuge man sich, ob seine Temperaturempfindung eine normale ist. Trifft das nicht zu, dann mache man die Diathermie mit größter Vorsicht, um eine Verbrennung zu vermeiden; insbesondere verwende man nicht zu kleine Elektroden, damit die Stromdichte keine zu große wird.

Die Durchwärmung soll im allgemeinen mäßig stark sein, Überhitzungen sollen vermieden werden, da erfahrungsgemäß Tabeskranke extreme Temperaturanwendungen wie heiße Bäder u. dgl. schlecht vertragen. Ist das die Regel, so möchte ich doch beifügen, daß ich Kranke gesehen habe, welche angaben, daß die Durchwärmung um so wirkungsvoller wäre, je stärker sie sei.

Während ich mich früher bemühte, die verschiedenen Schmerzen der Tabiker dadurch zu beeinflussen, daß ich vor allem die Schmerzzonen durchwärmte, also ähnlich verfuhr wie bei der Behandlung von Neuralgien, lege ich heute mein Hauptaugenmerk auf die Durchwärmung des Rückenmarks und der hinteren Wurzeln, in denen ich den Ausgangspunkt der Schmerzen sehe. Ich durchwärme diese Teile entweder allein oder ziehe sie wenigstens in das Stromgebiet mit ein.

Sitzen die Schmerzen vorwiegend in den unteren Extremitäten, so ist das Lumbalmark Gegenstand der Behandlung. Sitzen sie in den oberen Extremitäten, so wird in erster Linie das Zervikalmark durchwärmt. Zu diesem Zweck wird auf den in Frage kommenden Rückenmarksabschnitt ein Bleistreifen in der Länge von 30 cm und einer Breite von 6 cm aufgelegt. Dabei vergesse man nicht, daß die Lumbalanschwellung in der Höhe der unteren Brustwirbelsäule liegt, da das Rückenmark bereits zwischen dem ersten und zweiten Lendenwirbel endigt. Der Rückenelektrode gegenüber wird eine Bleiplatte von 300 cm² auf die vordere Brustwand aufgelegt, die, wenn der Patient liegt, durch einen Sandsack angedrückt wird. Die Stärke des Stromes soll 1 Ampere nicht überschreiten.

Seltener kombiniere ich den Streifen über dem Lumbalmark mit zwei Unterschenkelelektroden oder den über dem Zervikalmark mit zwei Unterarmelektroden. Bei wandernden Schmerzen, die bald hier, bald dort aufschießen, scheint mir eine leichte Allgemeindiathermie vorteilhaft zu sein, wobei ich jedoch statt der üblichen Rücken- oder Gesäßplatte einen Bleistreifen verwende, der vom Hinterhaupt bis zum Kreuzbein reicht (Abb. 91). Bei Magenkrisen bedeckt man die Magengegend mit einer Bleiplatte (200 cm²) und legt die oben beschriebene Rückenelektrode über die untere Brustwirbelsäule.

Erkrankungen des Zentralnervensystems anderer Art.

Die multiple Sklerose. Die Erfahrung, daß die Wärme den gesteigerten Muskeltonus und die Reflexerregbarkeit herabsetzt, legte mir schon vor vielen Jahren den Gedanken nahe, die Diathermie auch bei multipler Sklerose zu versuchen. Ich habe seither zahlreiche Fälle mit gutem Erfolg behandelt und solche Erfolge werden auch von anderen Autoren berichtet. Am zweckmäßigsten scheint eine Allgemeindiathermie mittlerer Stärke zu sein, die man nach Methode I ausführt. Wie bei der Behandlung der Tabes wird man auch hier die Rückenplatte durch einen Bleistreifen ersetzen, der die ganze Wirbelsäule deckt, um so den Strom vorzugsweise auf das Rückenmark zu konzentrieren.

Die Paralysis agitans ist eines der traurigsten Kapitel für die Therapie. Die Aussichtslosigkeit der meisten physikalischen Methoden und die eben dargelegten Erwägungen ließen mich auch hier einen Versuch mit allgemeiner Diathermie machen. Das Ergebnis war ein sehr bescheidenes. In zwei Fällen konnte ich eine leichte Besserung feststellen, bei sechs anderen Kranken, die ich behandelte, war das Resultat ein vollkommen negatives. Nach den Erfahrungen von Larborderie wird die Muskelsteifigkeit eher vermehrt. Hoffnungsreicher sind die Berichte von Cumberbatch[1]) und Bordier[2]).

Cumberbatch erzählt von einer 55jährigen Frau, die seit 2 Jahren an Paralysis agitans litt und die in verschiedener Weise vergeblich behandelt worden war. Eine längere, zweimal in der Woche wiederholte, allgemeine Diathermie von ziemlicher Stärke brachte eine wesentliche Besserung des Zitterns und des Gehens. Bordier berichtet von zwei Fällen, die er ebenfalls mit Diathermie, aber gleichzeitig auch mit großen Arsendosen (Arrhenal) behandelt hatte. Die Durchwärmung in Form einer allgemeinen Diathermie war eine so starke, daß es jedesmal zu einem Schweißausbruch kam. Nach fünf derartigen Sitzungen wurde eine Pause von 2—4 Wochen gemacht und die Behandlung dann in gleicher Weise wiederholt. Ein paar solcher Serien genügten, um in beiden Fällen eine ausgesprochene Besserung zu erzielen. Wieviel die Diathermie, wieviel die gleichzeitige Arsenkur an dem Erfolg beteiligt war, möchte ich dabei unentschieden lassen. Diesen Berichten schließt sich eine Mitteilung von F. Kraus an, der einige Fälle von Paralysis agitans durch die Diathermie günstig beeinflussen konnte. Doch setzte er an Stelle der allgemeinen Durchwärmung eine unmittelbare Durchwärmung des Gehirns, wie sie im nächsten Abschnitt näher beschrieben werden soll.

Encephalitis lethargica. Bemerkenswert sind die Erfolge, welche Fr. Kraus[3]) bei der Encephalitis lethargica bzw. den postencephalitischen Zuständen erzielen konnte. Bei experimentellen Untersuchungen, deren Absicht es war, festzustellen, wie durch eine Diathermie des Gehirns die Harnabsonderung beeinflußt werden könnte, machte dieser Autor die zufällige Entdeckung, daß Kranke, die an den Folgen einer Encephalitis litten, dabei wesentlich gebessert wurden. Er behandelte darauf systematisch eine Reihe derartiger Patienten und konnte bei den meisten von ihnen eine auffallende Besserung des Schütteltremors, der Beweglichkeit und Gehfähigkeit, wie auch des psychischen Verhaltens feststellen.

Die Behandlung erfolgt in der Weise, daß man über der Stirn, wie über dem Hinterhaupt quergestellte Bleistreifen in dem Ausmaß von 5×10 cm anlegt und mit Binden befestigt. Die Durchwärmung soll möglichst stark sein, ja sie soll nach Kraus bis an die Toleranzgrenze gehen, wobei die Stromstärke und Zeitdauer einer individuellen Bemessung unterliegen. Einer solch starken Durchwärmung folgen 1—2 Ruhetage. Die Be-

---

[1]) Diathermy: London: W. Heinemann.
[2]) Arch. Électr. méd. **1927**, No 528.
[3]) Med. Klinik (1929) Nr 50.

handlung ist wegen der Möglichkeit eines auftretenden Schwindelgefühles im Liegen vorzunehmen.

Die Neurasthenie.

Jeder, der sich eine Zeitlang mit Diathermie beschäftigt, wird die Beobachtung machen, daß viele Patienten nach der Behandlung etwas ermüdet sind, daß sie das Bedürfnis haben, sich ein wenig auszuruhen, ja sogar den Wunsch, zu schlafen. Nicht selten sieht man auch, daß die Kranken schon während der Behandlung selbst einschlafen. Derartige Beobachtungen kann man bereits bei örtlichen Durchwärmungen eines Gelenkes oder anderen Körperteiles machen, noch viel häufiger aber bei Durchwärmungen des ganzen Körpers oder solchen des Gehirns.

Die Diathermie übt also zweifellos einen sedativen Einfluß auf das Nervensystem aus. Dabei spielt sicherlich die durch die Erwärmung zustande kommende Veränderung der Blutverteilung, die Verschiebung des Blutes nach der Haut, eine Rolle, daneben dürfte auch ein unmittelbarer Einfluß auf das Zentralnervensystem in Betracht kommen. Es scheinen leichte Allgemeindurchwärmungen in ähnlicher Weise beruhigend zu wirken wie ein laues Bad, während stärkere in ihrer Wirkung einem heißen Bad gleichkommen, das bei längerer Dauer ermüdend wirkt.

Diese eigentümlichen Wirkungen der Diathermie therapeutisch auszunützen, lag sehr nahe. Am geeignetsten schienen für diesen Zweck die verschiedenen Zustände nervöser Übererregbarkeit zu sein, wie sie unter dem Begriff der Neurasthenie zusammengefaßt werden. Und in der Tat bildet die Diathermie hier ein ausgezeichnetes Heilmittel.

Handelt es sich um eine allgemeine psychische Übererregbarkeit, gepaart mit verschiedenen neurasthenischen Symptomen, so halte ich die allgemeine Diathermie für die zweckmäßigste Anwendungsform. Sie kann nach der I. oder II. Methode ausgeführt werden, wobei die Erwärmung aber in jedem Fall nur so stark sein soll, daß sie eine angenehme, wohlige Hauthyperämie, keinesfalls aber einen Schweißausbruch zur Folge hat. Besondere Vorsicht ist bei Vasoneurotikern geboten, die oft in abnorm starker Weise schon auf geringe Durchwärmungen reagieren. In der Regel wird bei der I. Methode eine Stromstärke von 1,5 Ampere, bei der II. Methode eine solche von 2,0 Ampere die obere Grenze darstellen.

Der Einfluß der Diathermiebehandlung auf die psychische Stimmung des Kranken und sein körperliches Wohlbefinden ist oft ein ganz ausgezeichneter. Die nervöse Reizbarkeit, die Schlaflosigkeit und ähnliche Erscheinungen schwinden in überraschend kurzer Zeit. Die Arbeitslust des Kranken wird gesteigert, ihre Lebensfreude vermehrt und ihr nicht selten herabgesetzter Ernährungszustand gebessert. Ich kenne seit Jahren eine Reihe von Kranken, welche immer wieder zur Diathermie ihre Zuflucht nehmen, wenn ihre Nervenkraft erlahmt.

Sehr geeignet für die allgemeine Diathermie scheinen mir auch jene Neurotiker — sie sind in der Regel weiblichen Geschlechts — zu sein, deren Beschwerden in wandernden Schmerzen in verschiedenen Muskel- und Nervengebieten bestehen, welche Beschwerden meist irrtümlich als harnsaure Diathese oder als Muskelrheumatismus angesprochen werden. Es handelt sich aber um nichts anderes als um eine allgemeine Hyperästhesie der Nerven und Muskeln, öfters auch des subkutanen Fettgewebes, die durch eine außerordentliche Druckempfindlichkeit gekennzeichnet ist und die sich bald hier, bald dort zu spontanen Schmerzen verdichtet. Unter einer mehrmaligen allgemeinen Diathermie pflegen diese Hyperästhesien in der Regel rasch zu verschwinden.

Aber auch jene Formen von Neurosen, bei denen die Beschwerden auf einzelne Organe lokalisiert sind, werden durch die Diathermie günstig beeinflußt. Die örtliche Übererregbarkeit ist entweder eine sensible und äußert sich dann in Schmerzen, die bald im Herzen, bald im Magen, in der Harnblase oder in anderen Organen auftreten, oder sie ist eine motorische und kommt in Krämpfen der glatten Muskulatur zum Ausdruck, wie wir sie als Kardiospasmus, Pylorospasmus oder als spastische Obstipation kennen. Die Anwendung der Diathermie bei diesen verschiedenen Störungen wollen wir bei den Erkrankungen der betreffenden Organe behandeln.

Die Beschäftigungsneurosen.

Sie erwachsen gewöhnlich auf einer neuropathischen Grundlage und stehen daher zur Neurasthenie in engster Beziehung. Sie äußern sich entweder in Krämpfen, die bei Ausübung einer bestimmten Beschäftigung störend auftreten, wie das für den Schreibkrampf, den Klavieroder Violinspielerkrampf gilt, oder sie bestehen in einer Schwäche, in einem Ermüdungs- oder auch Schmerzgefühl, das durch eine bestimmte Muskelbetätigung ausgelöst wird. Alle diese Beschwerden sind in der Regel nur als Symptom einer allgemeinen nervösen Veranlagung zu werten. Dementsprechend darf sich die Behandlung nicht nur für dieses einzelne Symptom interessieren, sie muß vielmehr eine doppelte sein: Einerseits eine lokale, die sich gegen die von dem Kranken geklagten Beschwerden richtet, andererseits aber auch eine allgemeine, welche die nervöse Konstitution ins Auge faßt und zu bessern sucht. Nur so ist ein Erfolg zu erhoffen.

Neben dem eindringlichen Gebot, die die Störung auslösende Beschäftigung zu unterlassen, und einem allgemeinen beruhigenden Regime, ist die Diathermie wegen ihrer antispasmodischen Wirkung hier mehr als jede andere elektrotherapeutische Behandlung geeignet. Leider ist ihr praktischer Erfolg, wie das auch für die meisten anderen Behandlungsmethoden gilt, häufig ein recht bescheidener. Bisweilen erzielt man eine leichte Besserung, nicht selten läßt uns die Diathermie bei den Beschäftigungsneurosen aber auch gänzlich im Stich, was wohl darin seinen Grund hat, daß wir die eigentliche Grundlage des Leidens nicht zu beheben vermögen.

Die Technik der Durchwärmung. Da die Beschäftigungsneurosen fast stets nur an den oberen Extremitäten ihren Sitz haben, so wird eine Längsdurchwärmung dieser in Betracht kommen. Man läßt die Finger auf eine Bleiplatte stellen, die in einer Glastasse liegt und mit etwas Wasser überschichtet ist, wie dies die Abb. 80 auf S. 128 zeigt. Die zweite Elektrode legt man über dem Schulterblatt an. Die Stromstärke ist durch den Querschnitt des Handgelenkes mit durchschnittlich 0,3 Ampere begrenzt. Will man größere Stromstärken anwenden um eine intensivere Einwirkung auf die Nerven und Muskeln des Armes zu erzielen, dann ersetzt man die Handtasse durch eine Unterarmelektrode und macht die Durchwärmung in gleicher Weise, wie das für die Armneuralgie (S. 140) beschrieben wurde.

Der Morbus Basedowi.

Nachdem Feiler[1]) auf die günstige Wirkung der Diathermie bei Morbus Basedowi aufmerksam gemacht hat, wurde diese Behandlung neuerdings von Bordier[2]) empfohlen. Ebenso empfehlen Savini und Ackermann[3]) die Durchwärmung, die sie teils allgemein auf dem Kondensatorbett, teils lokal als Durchwärmung der Schilddrüse ausführen.

Auch Nuvoli und La Banca[4]) berichten über günstige Wirkungen der Diathermie bei Morbus Basedowi. Sie nehmen an, daß die Durchwärmung der Schilddrüse eine hemmende Wirkung auf die Thyreoidinsekretion ausübt analog den Versuchen bei Nierendurchwärmung und Phloridzindiabetes (S. 115).

Bordier empfiehlt eine Elektrode in der Größe von 150 cm² über der Struma zu befestigen und eine zweite größere Platte auf den Rücken zu legen. Die Stromstärke beträgt 1,0—1,2 Ampere, die Dauer der Sitzung ½ Stunde. Einer Serie von 10 solchen Sitzungen folgt eine Pause von 12—15 Tagen. Der Erfolg soll ein sehr guter sein, am raschesten bessert sich die Tachykardie, der Umfang des Kropfes nimmt ab, der Exophthalmus geht zurück, nur das Zittern scheint einer Beeinflussung unzugänglich zu sein.

Ich selbst habe nur ein einziges Mal eine Patientin, die an einem Basedowoid litt, mit einer allgemeinen Diathermie behandelt. Der Erfolg war ein ausgesprochen schlechter. Nach vier, und zwar ganz leichten Durchwärmungen war die allgemeine Erregbarkeit hochgradig gesteigert, das Herzklopfen und die Hyperhidrosis so vermehrt, daß ich die Behandlung schleunigst abbrach und durch diese Erfahrung belehrt, begreiflicherweise keine Lust mehr hatte, ähnliche Kranke mit Diathermie zu behandeln. Auch Grünsfeld berichtet über einen Fall von Basedow mit Mitralfehler, bei dem die Diathermie trotz Anwendung ganz schwacher Ströme nicht vertragen und aufgegeben werden mußte.

V. Die Erkrankungen des Herzens und der Blutgefäße.

Die Erkrankungen des Herzens.

Anzeigen. Von den Erkrankungen des Herzens kommen für die Diathermie in Betracht:

1. **Angina pectoris.** Die günstige Wirkung, die man bei der Behandlung verschiedener Schmerzen mit der elektrischen Durchwärmung beobachtet hatte, legten es nahe, sie auch bei Herz- und

---

[1]) 7. Kongr. Balneol. Meran **1912**.
[2]) C. r. **176**, No 11, 790 (1923); Arch. Électr. méd. **1927**, No 528.
[3]) Paris méd. **1926**, No 38.
[4]) Policlinico **1924**, No 12.

Gefäßschmerzen zu erproben. Die Erfahrung lehrte, daß jener neuralgiforme Symptomenkomplex, den wir als Angina pectoris bezeichnen, von der Diathermie oft hervorragend günstig beeinflußt wird (Morlet, Moeris, Kalker, Rautenberg, Nagelschmidt u. a.). Die Diathermie bildet daher einen wertvollen Behelf bei allen Formen von Erkrankungen, die von stenokardischen Beschwerden begleitet werden. Die Schmerzen während des Anfalles lassen oft schon nach einer oder zwei Durchwärmungen nach, die Anfälle werden im Verlauf der Behandlung immer seltener und verschwinden häufig ganz. Die Kranken fühlen sich glücklich und sind dankbar für die ihnen verschaffte Erleichterung, auch dann, wenn der Erfolg kein bleibender ist und sich nach Wochen oder Monaten neuerlich Beschwerden einstellen. In der Regel lassen sich diese durch eine neue Behandlung ebenso rasch wieder beseitigen. Ebenso günstig, vielleicht nur noch zuverlässiger, wirkt die Diathermie auf jenes Oppressionsgefühl, das viele Kranke mit Koronar- oder Aortensklerose auch ohne ausgesprochene Anfälle haben.

Allerdings ist der oft zauberhafte Erfolg der Diathermie bei Angina pectoris kein konstanter. Es gibt Kranke mit typischen stenokardischen Anfällen, bei denen die Diathermie glatt versagt. Das möge immer im Auge behalten werden, um die Methode richtig zu bewerten, um sie vor einer Überschätzung ebenso wie vor einer Unterschätzung zu bewahren. Unter den gegebenen Verhältnissen erscheint es mir aber bei einem so schweren und quälenden Leiden, wie es die Angina pectoris ist, geradezu Pflicht zu sein, auch einen Versuch mit der Diathermie zu machen, wenn andere Mittel, wie ja so häufig, nicht zum gewünschten Ziele führen. Erweist sich die Diathermie in einem gegebenen Fall als wirksam, dann ist der Erfolg schon nach wenigen Sitzungen ersichtlich. Ist nach 5—6 Behandlungen eine Besserung nicht zu verzeichnen, dann ist sie auch kaum mehr zu erwarten und man kann auf weitere Durchwärmungen verzichten.

2. **Herzneurosen.** Der beruhigende Einfluß der elektrischen Durchwärmung macht sich auch bei funktionellen Herzbeschwerden wie Druckgefühl, Schmerzen in der Herzgegend, Herzklopfen u. dgl. in günstiger Weise geltend und es fallen daher auch Störungen rein nervöser Art in das Indikationsbereich der Diathermie.

3. **Herzklappenfehler.** Die gleichen subjektiven Beschwerden, wie sie dem Krankheitsbild einer Herzneurose eigen sind, finden sich auch als Begleiterscheinung organischer Herzfehler und belästigen den Kranken oft in viel höherem Maße als die gleichzeitig vorhandene Kreislaufstörung. Auch hier leistet uns die Diathermie gute Dienste. Ihre Anwendung bei Klappenfehlern hat aber weiterhin gezeigt, daß die Durchwärmung auch auf die motorische Kraft des Herzens einen günstigen Einfluß ausübt. Die Insuffizienzerscheinungen bilden sich im Verlaufe einer Diathermiekur zurück, die Diurese steigt, die Ödeme schwinden, das subjektive Befinden des Kranken wird gebessert.

Rautenberg[1]) war der erste, der auf die günstige Wirkung der elektrischen Durchwärmung bei Herzklappenfehlern aufmerksam machte. Er diathermierte

---

[1]) Verh. Kongr. inn. Med. **1911**, 463.

eine Reihe von Vitien im Stadium der schwersten Inkompensation, meist Mitralfehler, die teilweise schon vergeblich mit Digitalis und diuretischen Mitteln behandelt worden waren. „Das anfangs nur stundenweise vorhandene Wohlbefinden nahm zu, bei drei dieser Patienten trat eine enorme Diurese auf, so daß sie 8 und 10 kg Körpergewicht verloren. Sie konnten noch einige Monate später leichtere Arbeiten verrichten, nachdem es ihnen jahrelang vorher unmöglich gewesen war." Die Mitteilungen Rautenbergs wurden durch Kalker und Kottmaier bestätigt. Auch Laqueur konnte bei einigen leicht dekompensierten Mitralfehlern zumindest eine subjektive Besserung mit Erhöhung der körperlichen Leistungsfähigkeit beobachten.

Auf Reizleitungsstörungen scheint die Diathermie des Herzens keinen Einfluß zu haben. Grünsfeld[1]) berichtet über einen Fall von Sinusblock, bei dem das Elektrokardiogramm, das vor und nach der Behandlung aufgenommen worden war, durch die Diathermie nicht beeinflußt wurde. Auch Wenckebach sah einen Kranken mit einer Überleitungsstörung, bei dem die Diathermie vergeblich angewendet worden war. Überdies haben bereits 1914 Müller- Deham und E. Freund in Versuchen an Gesunden eine Beeinflussung des Elektrokardiogramms durch die örtliche Diathermie des Herzens nicht feststellen können.

Die Technik der Herzdurchwärmung. Man bringt eine Bleiplatte (200 cm²) auf die Herzgegend, eine zweite gleichgroße ihr gegenüber auf den Rücken. Wird die Behandlung im Sitzen vorgenommen, so werden beide Elektroden durch einige um den Brustkorb gelegte Bindentouren festgehalten (Abb. 96). Der Kranke lehnt sich dann gegen ein weiches

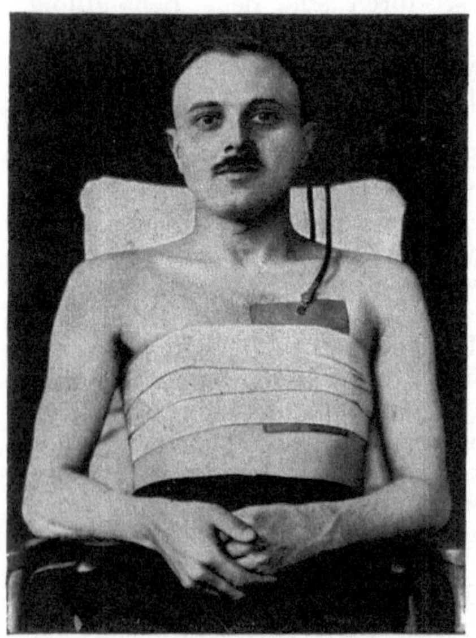

Abb. 96. Diathermie des Herzens.

Polster, während er die vordere Platte mit der flachen Hand andrückt. Bei der Behandlung im Liegen wird die Rückenplatte hinreichend fixiert, wenn sich der Kranke auf diese legt; die vordere wird mit einem leichten Sandsack beschwert.

Die Diathermie des Herzens ist kein therapeutisch gleichgültiger Eingriff, da durch zu starke Ströme das Herz auch geschädigt werden kann. Es ist darum Vorsicht geboten. Man verwende anfänglich keine größere Stromstärke als 0,7 bis 0,8 Ampere und begnüge sich mit einer Behandlungsdauer von 10—15 Minuten. Häufig genügen schon derartig leichte Durchwärmungen, um den gewünschten Erfolg zu erzielen. Ist das nicht der Fall, wird die Behandlung aber gut vertragen, dann kann man mit der Stromstärke vorsichtig auf 1,0—1,2 Ampere steigen. Stets

---

[1]) Z. physik. Ther. **27**, H. 1/2 (1923).

wird man durch die Kontrolle des Pulses während und nach der Behandlung die Einwirkung der Prozedur auf das Herz verfolgen. Nie darf diese das Gefühl einer Ermüdung, Abgeschlagenheit oder eines sonstigen Unbehagens hinterlassen, was darauf hinweisen würde, daß die angewendete Durchwärmung zu stark war. Treten während der Behandlung Herzklopfen oder Schwindelerscheinungen auf, so muß dringend geraten werden, die Behandlung abzubrechen. Man vergesse nicht, daß insbesondere bei Stenokardie eine plötzliche Herzlähmung keine Seltenheit ist, und es wäre ein böser Zufall, wenn eine solche während der Behandlung eintreten sollte. Ich selbst habe es einmal erlebt, daß eine Kranke, die während der Behandlung einen schweren stenokardischen Anfall erlitt, wenige Stunden darauf starb und Grünsfeld erzählt von zwei ähnlichen Erlebnissen.

Die Arteriosklerose.

Die allgemeine Arteriosklerose. Bei der Arteriosklerose ist die Elastizität der Gefäßwandungen, die normalerweise nach Art eines Windkessels den peripheren Kreislauf unterstützen soll, vermindert, wodurch der Übergang des Blutes aus den Arterien in die Kapillaren erschwert wird. Diese Störung kann sich auf den ganzen Kreislauf erstrecken und ist dann klinisch charakterisiert durch die Herabsetzung des Kapillardruckes, die Blässe der Haut und verschiedene degenerative Ernährungsstörungen. Unsere therapeutische Aufgabe wird es hier sein, die periphere Zirkulation zu heben, eine Erweiterung der kleinen und kleinsten Gefäße, eine bessere Durchblutung der Kapillaren herbeizuführen. Hierzu ist die Diathermie in ausgezeichneter Weise geeignet.

Die allgemeine Diathermie fördert den peripheren Blutumlauf. Wie man durch plethysmographische Untersuchungen zeigen kann, läßt sich bereits nach wenigen Minuten der Durchwärmung, ehe es noch zu einer meßbaren Temperaturerhöhung oder zu einem deutlichen Wärmegefühl kommt, eine Erweiterung der Hautgefäße nachweisen, die sich in einer Volumzunahme der Extremitäten ausdrückt (S. 96). Die Verschiebung des Blutes gegen die Hautoberfläche hat eine Entlastung der inneren Gefäße, insbesondere derjenigen des Splanchnikusgebietes zur Folge. Bei Arteriosklerotikern mit erhöhtem Blutdruck findet man fast regelmäßig ein Absinken des arteriellen Druckes, das eine Neigung zu längerer Nachwirkung zeigt (s. S. 98).

Der Einfluß dieser veränderten Blutverteilung auf die Beschwerden der Kranken wie Schlaflosigkeit, Eingenommensein des Kopfes, Druckgefühl in der Herzgegend u. dgl. ist ein ausgezeichneter. Insbesonders günstig wirkt die Durchwärmung auf die vasomotorischen Störungen, auf das Gefühl der Kälte, des Ameisenlaufens und Abgestorbenseins in den Gliedern oder auf die flüchtig wandernden Schmerzen in verschiedenen Körperteilen.

Die Technik der Durchwärmung. Die Behandlung besteht in einer allgemeinen Diathermie. Diese kann nach Methode I oder II vorgenommen werden, doch sei in jedem Fall die Durchwärmung eine ganz leichte. Niemals darf sie das Gefühl einer Ermüdung zurücklassen.

Eine Stromstärke von 1,3—1,5 Ampere bei der I. Methode, eine solche von 1,5—2,0 Ampere bei der II. Methode in einer Dauer von 20 Minuten dürfte genügen.

Vorwiegend amerikanische, aber auch einzelne französische Autoren wie Laquerrière verwenden an Stelle der allgemeinen Diathermie die lokale Diathermie des Herzens. Da die gesamte Blutmenge in wenigen Minuten immer wieder das Herz durcheilt, glauben sie auf diese Weise am wirksamsten allgemeine Zirkulationsstörungen beeinflussen zu können. Sie übersehen dabei, daß in den wenigen Sekunden, in denen das Blut bei seinem Durchgang durch das Herz den Hochfrequenzströmen ausgesetzt ist, eine nennenswerte Erwärmung desselben gar nicht stattfinden kann. Erwärmt wird einzig und allein der Herzmuskel mit seinem Nervenapparat. Was soll das für einen Zweck haben, wenn die peripheren Arterien erkrankt sind? Ist es da nicht logischer und wirksamer, diese selbst zum Angriffspunkt der Behandlung zu machen?

Die örtliche Arteriosklerose: Claudicatio intermittens, Gangrän. Die Kreislaufstörung kann sich auch auf einzelne Gefäßbezirke beschränken oder in diesen mit besonderer Stärke auftreten. Es machen sich dann mehr örtliche Erscheinungen geltend, die teils in Schmerzen und anderen subjektiven Symptomen, teils in Kälte, Blässe, Zyanose oder spezifischen Funktionsstörungen ihren Ausdruck finden. Als typisches Beispiel einer solchen örtlichen Gefäßinsuffizienz mag die Dysbasia angiosclerotica (Claudicatio intermittens) dienen. Im weiteren Verlaufe der Erkrankung kann es zu einem Verschluß der Gefäße (Endarteriitis obliterans) und schließlich zur Gangrän kommen.

Ich habe eine beträchtliche Zahl derartiger Erkrankungen, teils Fälle von Claudicatio intermittens, teils solche mit obliterierender Endarteriitis behandelt und dabei die Überzeugung gewonnen, daß wir in der physikalischen Therapie kein wirksameres Mittel besitzen, um eine örtliche gestörte Zirkulation wieder herzustellen, als die Diathermie. Mag auch die unmittelbar sichtbare Hyperämie, die ein galvanisches oder ein Heißluftbad erzeugt, eine größere sein, nachhaltiger und durchgreifender ist zweifellos die Wirkung, welche die elektrische Durchwärmung auf den Kreislauf des Blutes ausübt.

Unter verschiedenen Erfolgen, die ich mit der Diathermie erzielte, ist mir insbesondere ein Fall von Endarteriitis obliterans in Erinnerung, bei dem es mir gelang, dem Kranken die von den Ärzten als unvermeidlich angesehene Amputation des Beines zu ersparen. Es handelte sich um einen Arzt, der bereits seit mehreren Monaten an heftigen arteriosklerotischen Schmerzen zuerst in der Wade, dann auch im Fuß litt. Nach vergeblicher Anwendung von Wärme in verschiedener Form, wechselwarmen Fußbädern u. dgl. zeigten sich im Frühling 1921 die ersten Erscheinungen einer beginnenden Gangrän an zwei Zehen des linken Fußes. Die behandelnden Ärzte, darunter Prof. Eiselsberg, hielten die Abtragung des Beines am Oberschenkel für indiziert. Der Zufall wollte es, daß einer der Kollegen zwei Fälle von Raynaudscher Erkrankung gesehen hatte, die ich mit Diathermie behandelt und kurz vorher in einer wissenschaftlichen Gesellschaft vorgestellt hatte. Auf seinen Vorschlag wurde dem Kranken noch eine Frist von 14 Tagen gewährt, um einen letzten Versuch mit Diathermie zu machen. Nach 12 Sitzungen waren die Erscheinungen der drohenden Gangrän zurückgegangen, die Schmerzen waren wesentlich gebessert. Nach 25 Sitzungen ging der Patient geheilt nach Hause, ohne daß er auch nur eine Zehe verloren hätte. Er geht heute nach wie vor seinem ärztlichen Berufe nach.

Die Wirkung der Diathermie in diesen und in ähnlichen Fällen mag im ersten Augenblick vielleicht wunderbar erscheinen, sie verliert aber viel von diesem Wunderbaren, wenn man überlegt, wie sie überhaupt zustande kommt. Es ist kaum anzunehmen, daß die Diathermie schwer veränderte Gefäße wieder normal oder bereits verschlossene Gefäße wieder durchgängig macht. Sie fördert aber sicherlich die Zirkulation, soweit sie überhaupt noch vorhanden ist; sie fördert damit auch die Ausbildung eines kollateralen Kreislaufes und kommt dadurch der Natur in ihren Heilbestrebungen zu Hilfe. Gelingt es uns, durch Anregung der Zirkulation die Blutversorgung in den bedrohten Teilen nur so lange aufrecht zu erhalten, bis sich die auxiliären Blutbahnen genügend ausgebildet haben, so haben wir damit auch die Gangrän verhindert, den Arm oder das Bein gerettet. Das, was wir hier über die arteriosklerotische Gangrän sagten, gilt natürlich in ganz gleicher Weise für die Gangrän aus anderen Ursachen wie Diabetes, Nikotinabusus u. dgl. (s. die Arbeiten von Cluzet und Badin, Chevallier, Paizis).

Die Technik der Durchwärmung. Haben wir eine Claudicatio intermittens vor uns, dann wird es zweckmäßig sein, nicht allein die Waden, die gewöhnlich den Hauptsitz des Schmerzes darstellen, sondern möglichst das ganze Bein zu durchwärmen, um so die Blutbewegung nicht nur in den kleinen, sondern auch in den größeren Gefäßen zu bessern. Man verwendet hierzu vielleicht am besten jene Methode, die ich zur Behandlung der Ischias angegeben habe, wobei eine Elektrode (200 cm²) auf die Wade, eine zweite (400 cm²) auf die Streckseite des Oberschenkels und eine dritte (300 cm²) unter das Gesäß zu liegen kommt (s. S. 139). Bei doppelseitiger Claudicatio intermittens wird es vielfach genügen, wenn man je eine Elektrode (200 cm²) an beiden Waden befestigt und mit dem einen Pol verbindet, während man den zweiten Pol in Form einer größeren Platte unter das Gesäß legt. Die Erwärmung ist wohl nicht ganz gleichmäßig, da der Strom vorzugsweise den großen Gefäßen folgt, was aber im gegebenen Fall vielleicht sogar ein Vorteil ist.

Liegt eine Endarteriitis obliterans mit lokaler Asphyxie oder bereits beginnender Gangrän an den Zehen vor, so wird man begreiflicherweise den Wunsch hegen, auch die peripheren Teile in den Stromkreis einzubeziehen. Ich möchte aber ausdrücklich darauf aufmerksam machen, daß von den meisten derartigen Kranken eine örtliche Durchwärmung der Zehen schlecht vertragen wird. Diese sind hochgradig empfindlich und reagieren auf einen Wärmereiz meist ebenso mit einem Schmerzanfall, wie sie dies auf einen Kältereiz tun. Schon ein gewöhnlicher Thermophor löst nicht selten unerträgliche Schmerzen aus und das gleiche habe ich bei Anwendung mäßiger, ja nicht selten ganz minimaler Diathermieströme beobachtet. Ich sehe deshalb in solchen Fällen in der Regel von einer direkten Durchwärmung der Zehen ab und begnüge mich damit, die Blutversorgung dieser Teile indirekt zu heben, indem ich das ganze Bein nach einer der eben angeführten Methoden durchwärme. Eine Erweiterung und stärkere Durchblutung der größeren Arterien hat auch eine Besserung des Blutumlaufes in den peripheren Teilen zur Folge. Erst dann, wenn sich die Zirkulation wieder etwas gebessert hat, kann man versuchen, die Zehen in den Stromkreis miteinzuschließen. Doch sei man auf jeden Fall sehr vorsichtig und verwende zunächst nur ganz geringe Strommengen. Treten während der Behandlung oder unmittelbar nach dieser stärkere Schmerzen auf, so war die Dosierung unbedingt zu hoch. Im übrigen möchte ich bemerken, daß meiner Erfahrung nach eine extreme Empfindlichkeit gegen den Diathermiestrom stets als prognostisch ungünstiges Symptom gewertet werden muß.

W. Hollmann[1]) hat uns durch kapillarmikroskopische Untersuchungen eine Erklärung für dieses eigentümliche Verhalten der Gefäße gegenüber dem Diathermiestrom gegeben. Er konnte zeigen, daß unter der Einwirkung des Stromes die kapillare Durchblutung sich bessert, indem der Blutstrom beschleunigt wird, spastisch kontrahierte Schlingen sich erweitern und eine bestehende Stase verschwindet. Dies alles jedoch nur bei einer gewissen nicht zu großen Stärke des Stromes. Wird diese überschritten — oft genügt eine Erhöhung um nur 0,05 Ampere — dann tritt das gerade Gegenteil ein, nämlich eine Verlangsamung der Zirkulation, die teilweise bis zum Stillstand derselben führen kann. Es ist kein Zweifel, daß bei der Behandlung peripherer Gefäßerkrankungen die Dosierung des Stromes eine entscheidende Rolle spielt.

Die Gefäßneurosen, die Gefäßlähmung und Erfrierung.

Von den sonstigen örtlichen Erkrankungen der Gefäße seien hier noch im besonderen besprochen:

Die Gefäßneurosen. Bei diesen ist der Tonus der Gefäße entweder im Sinne einer Über- oder Untererregung, also im Sinne einer Hypertonie oder Hypotonie geändert. Im ersten Fall haben wir es mit einem Gefäßkrampf, einem Angiospasmus zu tun, der meist anfallsweise auftritt und am häufigsten an den Fingern und Händen lokalisiert ist. Er gibt sich kund durch ein Erblassen der Haut, das an den Fingerspitzen einsetzt und proximal fortschreitet, entweder nur einzelne Finger oder auch die ganze Hand ergreift und von Kältegefühl, Parästhesien, ja selbst Schmerzen begleitet ist.

Bei der Gefäßschwäche, der Angioparese dagegen handelt es sich um einen mehr dauernden Zustand, der gleichfalls durch Kältegefühl und Parästhesien, aber im Gegensatz zum Gefäßkrampf durch eine bläuliche Verfärbung der Haut gekennzeichnet ist. Die angiospastischen Gefäße sowohl wie die angioparetischen sind gegen Kälteeinflüsse ungemein empfindlich. Die Beschwerden sind in der kälteren Jahreszeit, also im Winter, in der Regel viel schlechter, im Sommer, in der Wärme wesentlich besser oder auch vollkommen fehlend. Es lag darum nichts näher, als diese Erfahrung ausnützend, bei den Angioneurosen die Diathermiewärme zu versuchen. In der Tat hat sie sich sowohl bei dem Gefäßkrampf wie bei der Gefäßschwäche äußerst nützlich erwiesen. Die Hochfrequenzströme setzen durch ihren beruhigenden Einfluß die gesteigerte Reflexerregbarkeit herab, sie wirken also krampflösend, andererseits erweisen sie sich aber auch durch die arterielle Hyperämie, welche sie erzeugen, gegen die venöse Stauung bei der Gefäßparese wirksam.

Zu den Angioneurosen rechnet man im weiteren Sinn auch den Morbus Raynaud, die symmetrische Gangrän, die von den meisten Autoren heute als ein zentral bedingtes Leiden angesehen wird. Wenn man bei dieser Erkrankung rechtzeitig eingreift, das will sagen, nicht erst dann, wenn sich die Gangrän dokumentiert, so kann man auch hier mit der Diathermie manches erzielen. Im Stadium der Gangrän allerdings habe ich kaum jemals einen Erfolg gesehen.

---

[1]) Z.-Kreislaufforschg. **1927**, Nr. 23.

Die Gefäßlähmung als Begleiterscheinung einer motorischen Lähmung. Wir sehen sie sowohl bei Lähmungen peripherer Nerven wie des Nervus radialis oder des Nervus peroneus, als auch bei zentralem Sitz der Lähmung wie bei der Poliomyelitis anterior. Die Lähmung kennzeichnet sich objektiv durch die Hypothermie und die Zyanose der von der Lähmung befallenen Teile, subjektiv durch Kältegefühl und Parästhesien. Die letzteren Beschwerden sind oft so stark, daß der Wunsch der Kranken verständlich wird, dagegen etwas zu tun. Auch hier erweist sich die Diathermie sehr vorteilhaft, wie wir bereits bei der Poliomyelitis anterior acuta ausgeführt haben.

Die Erfrierung. Diese ist in den leichteren Graden durch eine Gefäßschwäche oder Lähmung gekennzeichnet, in schwereren Fällen gesellen sich entzündlich exsudative Veränderungen hierzu, die unter dem Namen Frostbeulen bekannt sind. Bei weiterem Verlauf kann es auch zu einem Zerfall des geschädigten Gewebes, zu einer Geschwürsbildung kommen. Die günstige Wirkung der Diathermie bei Erfrierungen wurde von verschiedenen Seiten betont (Bucky, Laqueur, Grünbaum u. a.). Auch meine Erfahrungen bestätigen das gleiche. Am augenscheinlichsten ist der Erfolg dort, wo chronische Infiltrationen in Form von Frostbeulen bestehen. Nicht selten vereinige ich bei Erfrierungen die elektrische Durchwärmung mit einer Quarzlichtbestrahlung, weil diese auch für sich allein erfahrungsgemäß recht günstig wirkt.

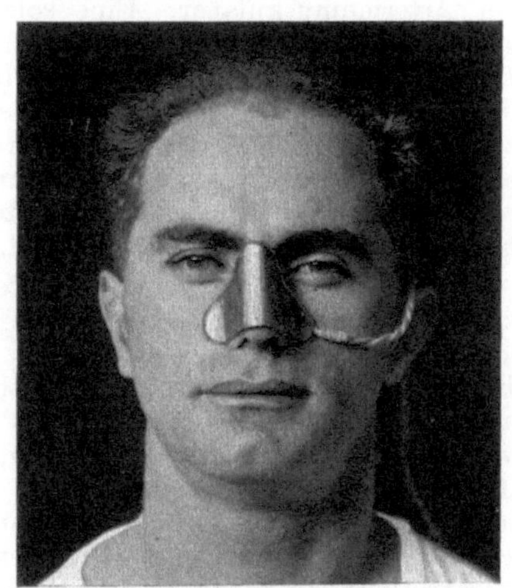

Abb. 97. Nasenelektrode.

Die Technik der Durchwärmung. Bei den besprochenen Erkrankungen wird es sich empfehlen, auch wenn die Erkrankung in den peripheren Teilen, den Fingern und Zehen lokalisiert ist, die Extremität möglichst der ganzen Länge nach zu durchwärmen, um so die Zirkulation möglichst ausgiebig zu beeinflussen. Man wird also bei einer Erkrankung der Hand die Finger in eine Schale tauchen lassen, wie dies in Abb. 80 auf S. 128 dargestellt ist und die zweite Elektrode in Form einer Bleiplatte (200 bis 300 cm²) am Rücken befestigen. Bei einer Erkrankung an den unteren Extremitäten wird man eine Wasserelektrode für die Zehen (s. S. 132) mit einer Rückenelektrode bzw. Gesäßelektrode kombinieren. Man sei aber auch hier mit der Dosierung des Stromes sehr vorsichtig. Jede während der Behandlung auftretende Schmerzempfindung ist ein Zeichen, daß die zulässige Stromstärke überschritten wurde. Zur Behandlung der Nase benütze ich gewöhnlich ein in Abb. 97 dargestelltes Bleiblech mit seitlich aufgebogenen Rändern, an das ein Kabel unmittelbar angelötet ist. Diese Nasenelektrode fixiere ich entweder durch ein Pflaster oder lasse sie, nachdem sie der Isolierung wegen mit einem Tuch bedeckt wurde, von dem Kranken halten. Als Gegenpol dient eine auf dem Rücken liegende Platte (200 cm²). Stromstärke 0,2—0,5 Ampere.

Die arterielle Hypertension.

Allgemeines. Der arterielle Hochdruck ist, wie seit langem bekannt, am häufigsten die Folge einer Schrumpfniere oder Arteriosklerose. Wir sprechen dann von einer sekundären Hypertension. Es kann aber ein arterieller Hochdruck auch ohne nachweisbare andere Erkrankungen, also anscheinend primär vorkommen. In vielen Fällen handelt es sich wahrscheinlich um eine neurogen bedingte funktionelle Übererregbarkeit der Arterienmuskulatur. Eine solche Hypertonie kann eine vorübergehende sein (Gefäßkrisen), sie kann sich aber auch dauernd etablieren. Daß es unter dem bleibenden Hochdruck schließlich zu einer Schädigung der Gefäßwände selbst kommt, ist begreiflich. Hier haben wir die Brücke zu den eigentlichen Gefäßerkrankungen, zur Arteriosklerose. Nicht selten finden wir Kranke, bei denen die neurogene wie die arteriosklerotische Komponente an dem bestehenden Hochdruck in einer kaum zu trennenden Weise beteiligt sind.

Seitdem Moutier zuerst die Mitteilung machte, daß die Hochfrequenzströme bei der Arteriosklerose den Blutdruck herabsetzen, ist die Diskussion über diese Frage nie mehr zur Ruhe gekommen. Die von den Franzosen zuerst empfohlene Autokonduktion im Käfig erwies sich als nicht sehr zuverlässig, wie aus den widersprechenden Urteilen der verschiedenen Forscher hervorging, von denen die einen die Erfolge dieser Methode überschwänglich priesen, die anderen vollkommen leugneten. Mehr Anerkennung wußte sich die Behandlung auf dem Kondensatorbett zu verschaffen, weshalb sie heute von den meisten Elektrotherapeuten der Behandlung im Käfig vorgezogen wird. Einen weiteren und entscheidenden Fortschritt stellt aber die Diathermie dar. Waren früher die Ansichten über die Wirkung der Hochfrequenzströme auf den Blutdruck geteilte, so sind jetzt so gut wie alle Untersucher darüber einig, daß die Hochfrequenzströme in Form der allgemeinen Diathermie den arteriellen Blutdruck herabsetzen.

Wir haben in dem Abschnitt über die physiologischen Wirkungen der Diathermie auf S. 96 bereits eingehend über den Einfluß der Diathermie auf den Blutdruck gesprochen und es würde eine Wiederholung bedeuten, wollten wir das dort Gesagte hier nochmals ausführlich wiedergeben. Es sei nur kurz zusammengefaßt: Eine allgemeine Durchwärmung setzt den arteriellen Druck herab, indem sie die peripheren Gefäße erweitert und damit die Kreislaufwiderstände vermindert (Braunwarth und Fischer, Nagelschmidt, Laqueur, Lahmeyer, Bordier, Cumberbatch u. a.). Eine solche Herabsetzung des Blutdrucks ist schon bei den meisten gesunden Menschen nachweisbar, ist aber noch viel ausgesprochener bei Kranken mit Hypertension. Wesentlich erscheint mir die Beobachtung Lahmeyers, daß das Absinken des Blutdrucks bei solchen Kranken nicht nur stärker, sondern auch anhaltender ist als bei Gesunden. Während bei diesen die durch die Diathermie erzeugte Blutdrucksenkung meist schon nach einer halben Stunde ihren Ausgleich findet, ist sie bei Kranken mit Hypertension noch nach 2 Stunden nachweisbar. Steigt der Blutdruck auch bei ihnen ganz allmählich wieder an, so bleibt doch nach jeder Durchwärmung eine kleine Blutdruckverminderung zurück, die sich bei fortgesetzter Behandlung durch Summation zu einer bleibenden Blutdrucksenkung vergrößert. Der Erfolg scheint dort am ausgesprochensten zu sein, wo der arterielle Hochdruck neurogenen Ursprungs ist, also auf einer hypertonischen Erregung der Arterienmuskulatur beruht. Der beruhigende Einfluß der Diathermie auf das gesamte Nervensystem, insbesondere auf die Reflexerregbarkeit, macht ihre Einwirkung auf die Hypertonie durchaus verständlich. Aber selbst dort, wo ein deutliches Absinken des Blutdrucks nicht zu erzielen ist, kann man häufig eine Besserung der subjektiven Beschwerden beobachten. Der Kopfdruck, das Schwindelgefühl verringern sich, die Kranken fühlen sich wesentlich wohler, ihre geistige und körperliche Leistungsfähigkeit nimmt zu.

Wir haben wohl heute in der physikalischen Therapie kein einziges Mittel, das nur annähernd so zuverlässig einen pathologisch erhöhten Blutdruck zu vermindern imstande wäre wie die Diathermie. Ihr gegenüber müssen auch die älteren Methoden der Hochfrequenztherapie, vor allem die Arsonvalisation im Käfig vollkommen zurücktreten, eine Ansicht, die ich schon lange vertrete und die heute auch von Bordier, Duhem, Delherm und Laquerrière, Cumberbatch und anderen Forschern geteilt wird.

Die Technik der Durchwärmung. Als Behandlungsmethode kann nur die allgemeine Diathermie in Frage kommen, die man entweder nach Methode I oder Methode II ausführt, wobei im ersten Fall eine Stromstärke von 1,5, im zweiten Fall eine solche von 2,0 Ampere als oberste Grenze anzusetzen wäre. Die Erwärmung darf nur eine mäßige sein, es soll zu einem allgemeinen angenehmen Wärmegefühl, nie aber zu einer Überhitzung oder zu einem Schweißausbruch kommen. Bei Verwendung einer zu großen Stromstärke oder bei allzu langer Behandlungsdauer bleibt der Erfolg nicht selten aus, ja er kann sich geradezu in das Gegenteil verkehren, das heißt es kann zu einer Blutdruckerhöhung kommen. Darauf möchte ich nachdrücklich hinweisen. Nach der Behandlung ist eine $^1/_2$—1 stündige Ruhe geboten.

Hat sich nach etwa 20 Sitzungen der Blutdruck auf ein niedrigeres Niveau eingestellt, so wird die Behandlung ausgesetzt. Nach 3 Monaten ist die Kur in gleicher Weise zu wiederholen, eventuell nach Ablauf einer gleichen Pause noch ein drittes Mal, um den Erfolg zu befestigen. In einigen Fällen, wo der Blutdruck ein besonders hoher oder die Beschwerden besonders starke waren, habe ich der Diathermie eine Venaesectio vorausgeschickt und ich glaube, daß dies den Erfolg der Behandlung nicht unwesentlich unterstützt hat.

VI. Die Erkrankungen der Luftwege, der Lunge und des Rippenfelles.

Die Erkrankungen der oberen Luftwege.

Anzeigen. Über die Diathermie bei Erkrankungen der Luftwege ist bisher in der Literatur nicht viel mitgeteilt worden. Tsinoukas[1]) (Athen) glaubt, in einer einzigen Sitzung einen akuten Schnupfen kupieren zu können, indem er mit zwei außen an die Nase angelegten Elektroden einen Strom von 0,5 Ampere 20—25 Minuten lang durchleitet. Ähnliches berichtet auch Hamm. Ich habe mit der unten beschriebenen Technik die Diathermie wiederholt bei akutem Schnupfen angewendet. Die Durchwärmung wird von den meisten Kranken recht angenehm empfunden und hat fast immer eine unmittelbare Erleichterung der Beschwerden zur Folge, eine Kupierung des Schnupfens konnte ich jedoch nur selten feststellen. Hamm will von der Diathermie auch schöne

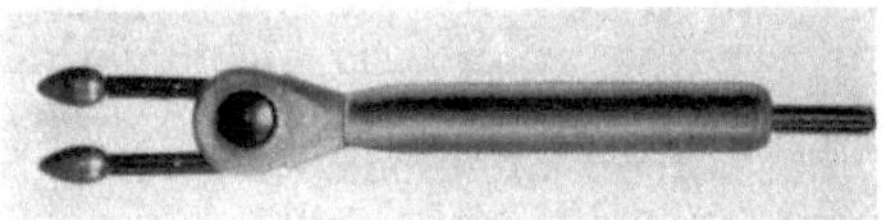

Abb. 98. Nasenelektrode von Kowarschik (Siemens-Reiniger-Veifa).

Erfolge beim Heuschnupfen gesehen haben, desgleichen bei der Ozaena. Blakesley[2]) hat die Hochfrequenzwärme bei hypertrophischen Nasenkatarrhen und Kieferhöhleneiterungen erfolgreich angewendet. Ob die Diathermie bei Erkrankungen der Nebenhöhlen gegenüber der gebräuchlichen Wärmebehandlung mit Glühlichtbestrahlungen und dgl. Vorteile aufweist, ist eine noch offene Frage. Dagegen erweist sie sich bei subakuter und chronischer Laryngitis recht wirksam (Löwenheim[3], Ferrari, Kowarschik u. a.).

Die Technik der Durchwärmung. Zur Durchwärmung des Naseninneren benütze ich eine Elektrode mit olivenförmigen Ansätzen, die in die Nasenöffnungen eingeführt werden (Abb. 98). Sie kann für beide oder auch nur für eine Nasenhälfte gebraucht werden. Um den Strom über das Naseninnere gleichmäßig zu verbreiten, sind zwei inaktive Elektroden nötig. Die eine von ihnen (100 cm²) kommt auf die Stirn und hat die Aufgabe, den Strom nach oben bis zur Keilbeinhöhle zu führen, die andere gleichgroße wird möglichst hoch am Nacken befestigt und soll auch die rückwärtigen Anteile der Nase in das Stromgebiet miteinbeziehen. Bei dieser Elektrodenanordnung kann man eine Stromstärke von 0,3—0,5 Ampere für beide Nasenhälften zur Anwendung bringen.

Zur Durchwärmung der Stirn- oder Kieferhöhlen bedeckt man den diesen Teilen entsprechenden Hautbezirk mit einer passenden Bleiplatte.

[1]) Presse méd. **1927**, No 85.
[2]) Physic. Ther. **1926**, Nr. 1.
[3]) Klin. Wschr. **1925**, Nr. 34, Fortschr. Ther. **1926**, H. 3.

Zur Behandlung der Laryngitis legt man eine solche auf den Kehlkopf (Abb. 99). Als Gegenpol dient in allen Fällen eine im Nacken liegende größere Bleiplatte (200 cm²). Die Stromstärke richtet sich nach der Größe der aktiven Elektrode und schwankt zwischen 0,3—0,6 Ampere.

Die Erkrankungen der Lunge und des Rippenfelles.

Anzeigen. Von den Erkrankungen der Lunge ist es in erster Linie die chronische Bronchitis, welche für die elektrische Durchwärmung in Betracht kommt. Sie ist in vielen Fällen ein dankbares Behandlungsobjekt für die Diathermie. Die Kranken fühlen häufig schon nach wenigen Durchwärmungen eine Verminderung ihrer Atemnot, der Hustenreiz wird verringert, die Expektoration erleichtert. Diese Besserung pflegt im Verlaufe der Kur fortschreitend zuzunehmen und geht Hand in Hand mit einer Besserung des objektiven Befundes (Nagelschmidt, Heß, Braun, Kowarschik, Grünsfeld u. a.).

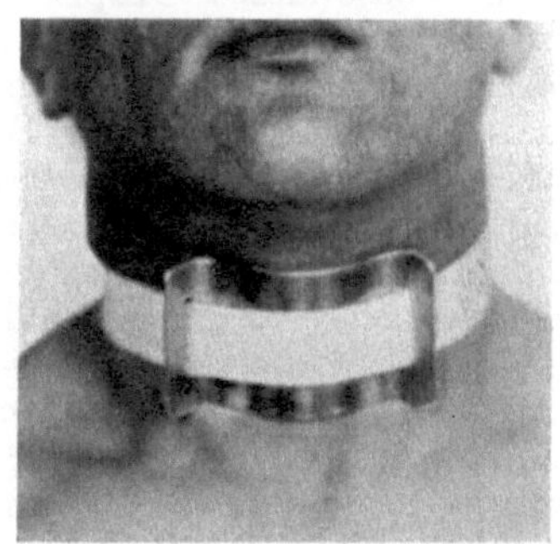

Abb. 99. Diathermie des Kehlkopfs.

Recht günstig wirkt die Diathermie auch beim Asthma bronchiale. Ich pflege hier die Durchwärmung mit Quarzlichtbestrahlungen zu verbinden, die bis zur intensiven Erythembildung getrieben werden. Die Behandlung wird in der Weise durchgeführt, daß man die Lungen täglich durchwärmt und parallel laufend damit ein oder zweimal wöchentlich je ein Quarzlichterythem in der Ausdehnung von 15 × 15 cm auf Brust, Rücken oder die seitlichen Teile des Brustkorbes setzt. Ich habe von dieser Simultantherapie ausgezeichnete Erfolge gesehen. Sicher trägt der intensive Lichtreiz dazu bei, die Umstimmung des autonomen Systems zu unterstützen.

In der amerikanischen Literatur spielt heute die zuerst von Stewart[1]) angegebene Behandlung der kruppösen Pneumonie mit Diathermie eine große Rolle. Nach diesem Autor soll die Behandlung möglichst frühzeitig, d. h. sofort mit Beginn des Fiebers einsetzen und 2—3 mal täglich in der Dauer von 20—30 Minuten (1,5 Ampere mit einer Elektrodengröße von 200 cm²) bis zur Entfieberung fortgesetzt werden. In schweren Fällen kann man auch eine Stunde lang durchwärmen, dann eine Stunde aussetzen, um wieder eine Stunde zu diathermieren usw. Die Zirkulation in der Lunge wird nach Stewart dadurch wesentlich gebessert, was in einer Verlangsamung und Kräftigung des Pulses seinen Ausdruck findet. Besonders auffallend ist das rasche Nachlassen der Schmerzen und die Erleichterung der Expektoration. Durch reichliche Schweißbildung soll die Ausscheidung der Toxine gefördert werden. Die Mortalität der Erkrankung wird durch eine frühzeitig eingeleitete Behandlung

---

[1]) Internat. Clin. **3**, 65 (1924). — Diathermy with special reference to pneumonia New York: P. B. Hoeber.

wesentlich vermindert. Diese Angaben Stewarts werden von Sampson, Snow, Miller, Mercier, Walsh und Groesbeck Forbes, Hibben, Seybold u. a. bestätigt.

Ich selbst habe die Diathermie wohl nicht im akuten Stadium der Pneumonie angewendet, doch hatte ich Gelegenheit in 5 Fällen, bei denen sich die Lösung des Exsudates stark verzögerte und bei denen trotz Abfall des Fiebers die Dämpfung und das Bronchialatmen, begleitet von Zyanose, Atemnot und Husten, weiter bestanden, einen günstigen Einfluß der Diathermie auf die Resorption des Exsudates zu beobachten.

Ebstein[1]), Kleinschmidt[2]) und Herzer berichten über Erfolge, die sie bei der Behandlung des Keuchhustens mit der Diathermie erzielten.

Ein besonderes Kapitel stellt die Lungentuberkulose dar. Einzelne Autoren wie Rautenberg und Kalker[3]) haben bei dieser über günstige Beobachtungen berichtet, letzterer sah in einigen Fällen eine „eklatante, objektive Besserung“. Auch mir schien in ein paar Fällen von Apizitis, die ich diathermierte, der Einfluß der Durchwärmung ein günstiger zu sein. Mercier sah in allen behandelten Fällen Besserungen, ja sogar Heilungen, in keinem Fall eine Verschlimmerung des Leidens. Er lobte besonders die gute Wirkung auf die begleitenden bronchialen Erscheinungen. Alle diese Beobachtungen zusammengenommen sind aber ihrer Zahl nach zu gering, um aus ihnen ein endgültiges Urteil über die Bedeutung der Diathermie für die Lungentuberkulose abzuleiten. Immerhin scheint mir auch bei der Diathermie tuberkulöser Lungen Vorsicht geboten. Ich halte es nicht für ausgeschlossen, daß durch eine allzu intensive Durchwärmung örtlich begrenzte Prozesse aktiviert, das heißt zu einer akut fieberhaften Reaktion gebracht werden können, womit die Gefahr einer Ausbreitung der Infektion gegeben ist.

Eine Gegenanzeige für die Durchwärmung der Lunge bildet die Hämoptoe oder die Neigung zu solcher, da die Erzeugung einer arteriellen Hyperämie die Gefahr einer Blutung erhöht.

Die eben für die Lungentuberkulose angestellten Erwägungen gelten in gleicher Weise auch für die Pleuritis, die ja in den meisten Fällen tuberkulöser Natur ist. Bei frischen, insbesondere von Fieber begleiteten Erkrankungen möchte ich die Diathermie für unzweckmäßig halten. Nach Abklingen des akuten Stadiums oder bei chronischem Verlauf dagegen scheint die Diathermie bei der serösen sowohl wie bei der fibrinösen Pleuritis einen nicht ungünstigen Einfluß zu haben. Es macht den Eindruck — wir haben hier leider keinen anderen Maßstab als den subjektiven —, als ob die Exsudate unter der Diathermiebehandlung rascher zur Aufsaugung gebracht werden könnten. Gewiß aber werden die Schmerzen wie auch der Hustenreiz gebessert. Hirsh sah eine gute Wirkung der Diathermie auch bei Empyemen und berichtet ausführlich über einen Fall, der nach wiederholtem und erfolglosem chirurgischen Eingriff durch die Diathermie geheilt wurde.

---

[1]) Münch. med. Wschr. **1916**, Nr 2.
[2]) Med. Klin. **1920**, Nr 47.
[3]) Berl. klin. Wschr. **1912**, Nr 36.

Adam, Grünbaum, Grünsfeld, Laqueur u. a. empfehlen die Diathermie auch zur Behandlung der Adhäsionsschmerzen. Gleichwie bei den akut entzündlichen kann man auch bei den durch Adhäsion bedingten Schmerzen des Rippenfells dem Kranken durch die Diathermie eine wesentliche Erleichterung verschaffen.

Die Technik der Lungendiathermie ist verschieden, je nachdem man die ganze Lunge oder nur Teile derselben durchwärmen will. Im ersten Fall verwendet man zwei gleichgroße Bleiplatten (300—400 cm^2), die man auf die Vorder- und Rückseite des Brustkorbes auflegt und durch Binden befestigt, wenn man es nicht vorzieht, den Kranken in liegender Stellung zu behandeln, wobei die rückwärtige Platte, die auf einem weichen Polster liegt, durch das Körpergewicht, die vordere durch einen oder zwei leichte Sandsäcke angedrückt wird. Stromstärke 1,0 bis 1,5 Ampere.

Bei der Durchwärmung einer Lungenhälfte oder eines Lungenlappens wählt man entsprechend kleinere Elektroden. Sollen wandständige Infiltrate, pleurale Adhäsionen oder umschriebene Schwarten behandelt werden, so kann man auch zwei ungleichgroße Elektroden verwenden, von denen die kleinere als aktive über dem Krankheitsherd, die größere als inaktive, ihr diametral gegenüber zu liegen kommt.

Adam[1]) empfahl zur Nachbehandlung der Pleuritis, um die Verwachsungen der Pleurablätter zu verhindern oder um bereits vorhandene Verwachsungen zu lockern, die Diathermie mit der Überdruckatmung in der pneumatischen Kammer zu kombinieren, und zwar in der Weise, daß die Durchwärmung der Behandlung in der Kammer unmittelbar vorausgeht.

VII. Die Erkrankungen der Verdauungsorgane.
Die Erkrankungen des Magens.

Magenschmerzen (Gastralgie). Die Wärme wirkt schmerzstillend und beruhigend auf die sensiblen Nerven, eine Erfahrung, die wir uns therapeutisch seit langem zu Nutze machen, indem wir warme Umschläge, Thermophore u. dgl. bei Magenschmerzen verordnen. Die elektrische Durchwärmung zeigt sich nun häufig jeder anderen Wärmeanwendung überlegen und die Diathermie erscheint mir daher als eines der geeignetsten Mittel bei Übererregbarkeit der sensiblen Magennerven.

Motorische Störungen (Atonie, Pylorospasmus, Kardiospasmus). Wie Lüdin[2]) sowohl durch Röntgenuntersuchungen als durch das Tierexperiment nachweisen konnte (S. 103), wirkt die Diathermie fördernd auf die Peristaltik des Magens. Die peristaltischen Wellen werden kräftiger und tiefer und die Entleerungszeit des Magens wird durch die Diathermie deutlich abgekürzt. Diese Förderung der Peristaltik war im Tierexperiment auch dann nachweisbar, wenn die physiologische Magenbewegung durch Vagusdurchschneidung, Atropin- oder Urethanwirkung gehemmt worden war. Wir dürfen aus diesen Versuchsergebnissen wohl die Berechtigung ableiten, die Diathermie bei atonischen Zuständen

---

[1]) Z. physik. und diät. Ther. **1917**, H. 8.
[2]) Z. exper. Med. **1919**, H. 1/2.

des Magens therapeutisch anzuwenden. Das ist wohl bisher noch nicht in entsprechendem Maße geschehen.

Viel häufiger verwenden wir die Wärme bei hypertonischer Erregung der Magenmuskulatur, besonders beim Pylorospasmus und Kardiospasmus, und, wie die Erfahrung lehrt, mit gutem Erfolg. Der Widerspruch, der in diesen gegensätzlichen Indikationen zu liegen scheint, fand durch die Untersuchungen Lüdins seine Aufklärung. Dieser Autor diathermierte eine Reihe von Kranken, bei denen klinisch und röntgenologisch die Erscheinungen eines Pylorospasmus (Pylorusstenose) nachweisbar waren, um den Einfluß der Wärme auf die Magenentleerung

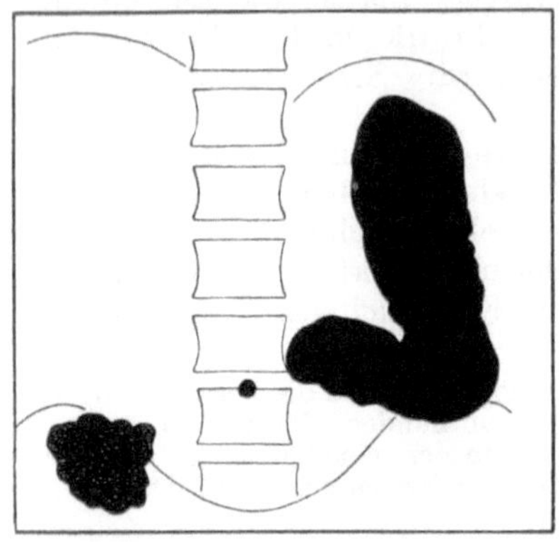

Abb. 100. Aufnahme (liegend) 8 Stunden nach Einnahme des Bariumbreies ohne Diathermie

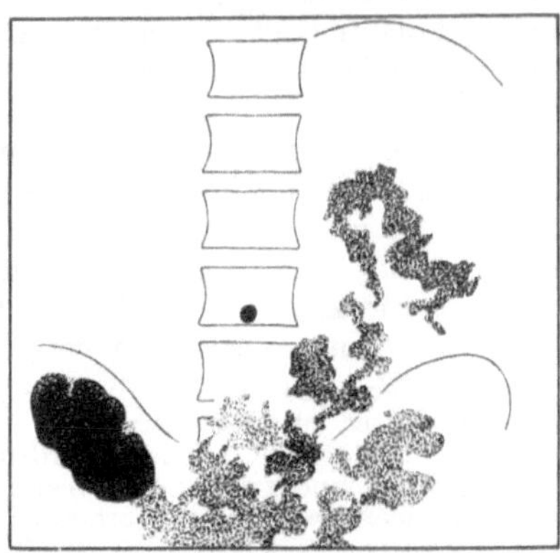

Abb. 101. Aufnahme (liegend) 4 Stunden nach Einnahme des Bariumbreies nach Diathermie.

zu beobachten. Die Beobachtung geschah mit Hilfe der Röntgenstrahlen. Dabei handelte es sich ausschließlich um Kranke, bei denen später entweder durch Operation oder Sektion die Richtigkeit der klinischen Diagnose sichergestellt werden konnte. Es zeigte sich nun, daß unter dem Einfluß der Diathermie die Magenentleerung wesentlich beschleunigt wurde, was wohl in erster Linie der krampflösenden Wirkung der Wärme zuzuschreiben ist. Der bei allen Untersuchten röntgenologisch festgestellte „Sechs-Stunden-Rest" war unter dem Einfluß der Wärme ausnahmslos verschwunden. Ein ganz besonders in die Augen springendes Beispiel dieser Art zeigen die Abb. 100 und 101, die ich der Arbeit Lüdins entnehme. Es besteht also kein Zweifel, daß wir in der Diathermie ein ausgezeichnetes Mittel besitzen, um spastische Zustände der Magenmuskulatur erfolgreich zu bekämpfen. Ich selbst habe die Diathermie bei solchen Zuständen oft mit Erfolg angewendet. Tobler[1]) sah eine günstige Wirkung der Durchwärmung beim Pylorospasmus von Säuglingen, Fraikin gleiches bei Erwachsenen.

Ich selbst habe einmal einen Kardiospasmus bei einem jungen Mädchen in 15 Sitzungen geheilt. Die Behandelte konnte wieder Fleisch und Gemüse essen, was sie seit 4 Jahren nicht mehr vermochte. Über einen ähnlichen Fall berichtet

---

[1]) Z. Kinderheilk. **1929,** H. 3.

Brünner-Ornstein[1]. Es handelte sich um einen Kardiospasmus, der seit 18 Jahren bestand und nach 3 Diathermiesitzungen geheilt war.

An dieser Stelle sei auch einer Indikation Erwähnung getan, die zuerst von Picard[2] aufgestellt wurde. Es ist dies die kombinierte Behandlung von gutartigen Oesophagusstrikturen mit Diathermie und Dilatation. Die der Durchwärmung folgende Hyperämie und seröse Durchtränkung des Narbengewebes macht dieses leichter dehnbar und setzt gleichzeitig die Schmerzhaftigkeit des Eingriffes herab. Für die Behandlung kommen natürlich nur gutartige Strikturen in Betracht, nicht aber solche, welche durch maligne Tumoren gesetzt werden.

Sekretorische Störungen. Lüdin konnte bei seinen Untersuchungen an 23 Magenkranken einen Einfluß der Diathermie auf die Magensekretion nicht nachweisen. Weder die Gesamtazidität, noch auch der Gehalt an freier Salzsäure oder Labferment wurde durch eine lokale Durchwärmung des Magens in deutlicher oder regelmäßiger Weise beeinflußt.

Im Gegensatz dazu stehen die Mitteilungen anderer Autoren. Bordier lobt vor allem den Einfluß der Diathermie bei sekretorischen Magenstörungen (Gastropathies). Sowohl bei Hyper- wie bei Hypoazidität erweist sich nach ihm die elektrische Durchwärmung gleich wirksam. Auch Setzu[3] teilt eine Reihe ausführlicher Krankengeschichten mit, welche die günstige Wirkung der Diathermie auf die gestörte Sekretion des Magens dartun. Fortlaufende chemische Untersuchungen des Magensaftes zeigten, daß sich unter der Diathermiebehandlung die mangelhafte Salzsäuresekretion zunehmend besserte oder daß eine übermäßige Salzsäureausscheidung abnahm. Gleichzeitig hob sich auch die motorische Funktion des Magens. Hand in Hand damit verschwanden die subjektiven Beschwerden dieser Kranken, bestehend in Schmerzen nach dem Essen, Blähungen, Aufstoßen oder Erbrechen.

Kauftheil und Simo[4] konnten einen ausgesprochenen Einfluß der Diathermie auf die Magensekretion beim Ulcus duodeni nachweisen, bei dem sich regelmäßig ein recht bedeutendes Absinken des Säuregehaltes im Mageninhalt ergab. Nicht ganz so verhielten sich Fälle von Ulcus ventriculi, Gastritis und Atonie. Sie zeigten ein wechselndes Verhalten, wobei jedoch mit wenigen Ausnahmen gleichfalls eine Neigung zur Aziditätsabnahme deutlich hervortrat. Personen mit gesundem Magen ließen keine oder eine nur unwesentliche Beeinflussung der Sekretion erkennen.

Das Ulcus ventriculi (duodeni). Wie bekannt, hat schon vor vielen Jahren Leube die systematische Wärmebehandlung mittels Kataplasmen beim Ulcus ventriculi empfohlen und diese Therapie hat sich, wie die Erfahrung zeigte, auch ausgezeichnet bewährt. Es liegt nun der Gedanke nahe, an Stelle der Kataplasmen die tiefer und gleichmäßiger wirkende Diathermie zur Anwendung zu bringen. Dagegen könnte man nun einwenden, daß die Diathermie durch die aktive Hyperämisierung der Schleimhaut die Gefahr einer Blutung erhöht, und

---

[1] Wien. klin. Wschr. **1927**, Nr 43.
[2] Klin. Wschr. **1923**, Nr 39.
[3] Riforma med. **36**, 125 (1920).
[4] Z. physik. Ther. **1926**, H. 2.

dieser Einwand würde in der Tat von verschiedenen Autoren erhoben. Wie steht es nun mit der Gefahr einer solchen Blutung? Zunächst muß festgestellt werden, daß auch bei der Anwendung von Kataplasmen eine Hyperämisierung der Magen-Darmschleimhaut zustande kommt, die auch im Tierexperiment nachgewiesen wurde, und daß Leube und mit ihm viele andere gerade in dieser Hyperämisierung die Heilwirkung der Kataplasmen beim Ulkus erblicken. Nun hat die Praxis gelehrt, daß durch die Leubesche Behandlung die Gefahr der Blutung eher vermindert als erhöht wird. Das liegt wohl darin, daß die Wärme, wie Lüdin in seinen schönen Untersuchungen zeigte, den Pylorospasmus und damit die Stagnation des Mageninhaltes rasch und prompt beseitigt. Damit aber entfällt gleichzeitig eine der Hauptquellen für die Blutung, die mechanische Reizung der Geschwürsfläche, die zweifellos viel gefährlicher ist als die durch die Wärme bedingte Hyperämie. Dazu kommt, daß die Diathermie auf die bei Ulkus in der Regel bestehende Hyperazidität einen günstigen Einfluß ausübt, wie dies Bordier, Setzu, Kauftheil und Simo nachwiesen. Ich glaube daher, daß die früher aus theoretischen Erwägungen abgeleiteten Bedenken bezüglich der Blutungsgefahr nicht mehr zu Recht bestehen und daß die Diathermiebehandlung des Magen- und Duodenalgeschwürs, wie sie zuerst von Rubens[1]), dann später von Nemours empfohlen wurde, ihre volle Berechtigung hat.

Die Technik der Magendiathermie ist einfach. Man legt eine Bleiplatte (200 cm²) auf die Magengegend, eine etwas größere ihr gegenüber auf den Rücken. Die Stromstärke sei eine mäßige, etwa 1,0—1,5 Ampere, die Einwirkung dafür aber eine möglichst lange dauernde. Will man im besonderen auf die Kardia oder den Pylorus einwirken, so wird man die Platten in der Höhe dieser einstellen. Im Gegensatz zu der von mir geübten Durchwärmung empfehlen Bordier und Setzu wesentlich intensivere Einwirkungen, die bis zum Schweißausbruch führen.

Zur Behandlung von Oesophagusstrikturen benützt Picard eine biegsame metallische Sonde, die er in die Speiseröhre einführt und der er in der Höhe der Striktur zwei Bleiplatten gegenüberstellt, von denen eine am Rücken, die andere auf der vorderen Brustwand liegt. Brünner-Ornstein verwendet eine Oesophaguselektrode in der Art einer Gottstein-Sonde, d. h. eines Schlauches, der an seinem unteren Ende eine tierische Blase trägt, die mit Wasser gefüllt wird. Diese Blase übernimmt einerseits die Stromleitung, andererseits wirkt sie durch den Wasserdruck mechanisch dilatierend. Es werden also hier in einem Akt Erwärmung und mechanische Dehnung miteinander vereinigt.

Die Erkrankungen des Darmes.

Anzeigen. Die seit alters her bekannte krampflösende Wirkung der Wärme ermächtigt uns, die Diathermie bei allen jenen Zuständen zu versuchen, die wir ursächlich auf spastische Kontraktionen der Darmmuskulatur zurückführen. Diese zeigen sich bald unter dem Bild der spastischen Obstipation, bald wieder äußern sie sich in kolikartigen

---

[1]) Med. Klin. **1915**, Nr 93.

Schmerzen, Blähungen, Appetitlosigkeit, dem Gefühl von Schwere im Unterleib u. dgl., Erscheinungen, die nicht selten als chronische Appendizitis, organische Stenose oder peritoneale Adhäsionen mißdeutet werden. Das rasche Verschwinden dieser Beschwerden oft schon nach wenigen Durchwärmungen ist meiner Ansicht nach auch diagnostisch verwertbar, indem es für eine funktionelle und gegen eine anatomische Ursache spricht. Ich habe in vielen Fällen von spastischen Störungen der Darmtätigkeit die Diathermie mit ausgezeichnetem Erfolg verwendet.

Ähnliches gilt auch für die Appendizitis im subakuten und chronischen Stadium. Die akute Appendizitis möchte ich gleich anderen akuten infektiösen Prozessen (s. S. 122) als Gegenanzeige betrachten mit Rücksicht darauf, daß die reaktiv gesteigerte Blut- und Lymphbewegung leicht zu einer Verschleppung der Eiterungserreger und damit zu einer Ausbreitung der Entzündung führen kann. In chronischen Fällen mag die Durchwärmung am Platze sein. Natürlich immer unter der Voraussetzung, daß kein Eiterherd vorhanden ist, der einen chirurgischen Eingriff angezeigt erscheinen läßt. Die wichtigste Aufgabe fällt der Diathermie meiner Ansicht nach dort zu, wo nach einer bereits vollzogenen Appendektomie immer noch Schmerzen bestehen, die teils durch chronisch entzündliche Vorgänge am Peritoneum, teils durch narbige Verwachsungen desselben bedingt sein können. Hier vermag die Diathermiewärme oft besser als irgendein anderes Mittel die Beschwerden zu lindern. Ich möchte die Diathermie daher weniger zur Behandlung als zur Nachbehandlung der Appendizitis für geeignet halten, vor allem in jenen Fällen, wo der chirurgische Eingriff die Beschwerden nicht vollkommen zu beseitigen vermochte. In diesem Sinn wird die Durchwärmung auch von Durand und Nemours gelobt.

Die gleich günstige Wirkung, welche die Diathermie bei pleuritischen Adhäsionen entfaltet, können wir auch bei Verwachsungen des Bauchfelles feststellen, welche als die Folge der verschiedensten entzündlichen Vorgänge des Magens, des Darms, der Gallenblase und anderer Bauchorgane zurückbleiben. Werden durch die Diathermie auch die narbigen Verklebungen nicht gelöst, so werden durch sie doch die subjektiven Beschwerden der Kranken, die Schmerzen und Verdauungsstörungen in auffallender Weise gebessert.

Von sonstigen Erkrankungen des Darmes käme noch die Colitis membranacea in Betracht, die von Laqueur, Bordier und Fraikin zur Diathermiebehandlung empfohlen wird. In analoger Weise wie für die Behandlungen von gutartigen Strukturen des Oesophagus wurde von Picard die Diathermie mit anschließender Dehnung auch bei Rektumstrikturen in Vorschlag gebracht.

Die Technik der Darmdiathermie. Bei der Durchwärmung legt sich der Kranke mit dem unteren Teil des Rückens auf eine Bleiplatte (300—400 cm²), während eine etwas kleinere Platte (200—300 cm²), durch einen Sandsack beschwert, auf dem Bauche ruht. Stromstärke 1,0—1,5 Ampere. Will man die Durchwärmung auf bestimmte Darmteile oder Organe beschränken, so nimmt man entsprechend kleinere Elektroden, die man einander diametral gegenüberstellt.

Zur Behandlung der Rektumstrikturen benützt man am besten als Elektrode eine Hegarbougie in einer Stärke, die gerade noch die engste Stelle der Striktur passiert. Sie wird mittels Klemme und Kabel an den einen Pol des Apparates angeschlossen. An den zweiten Pol kommen zwei Bleiplatten, von denen die eine unter das Kreuzbein, die andere über die Symphyse gelegt wird. Stromstärke bis 1,5 Ampere. Behandlungszeit 20—30 Minuten.

Die Erkrankungen der Gallenwege.

Anzeigen. Wir wollen unter den Erkrankungen der Gallenwege vornehmlich die Cholangitis, die Cholezystitis und die Cholelithiasis verstehen, die ja alle untereinander in enger ätiologischer Beziehung stehen. Die Cholangitis führt häufig zu einer Cholezystitis, diese wieder zur Cholelithiasis. Umgekehrt kann die Steinbildung die Ursache einer Cholezystitis und Cholangitis sein. Wie für alle Anwendungen der Diathermie gelten auch hier akut entzündliche Erkrankungen der Gallenwege, besonders wenn sie von Fieber begleitet sind, als Gegenanzeigen, da bei ihnen die Durchwärmung nicht allein die Beschwerden steigert, sondern auch zur Verschleppung der Entzündungserreger Veranlassung geben kann. Bei allen subakuten und chronischen Prozessen der Gallenwege, wenn sie fieberlos verlaufen, wie chronischer Cholezystitis, Cholangitis und ihren Folgezuständen, peritonealen Adhäsionen und Steinbildung ist die Diathermie ein ganz ausgezeichnetes Heilmittel. Hier kommt uns einerseits ihre spezifisch schmerzstillende Wirkung zugute, andererseits ihr hyperämisierender, resorptionsfördernder Einfluß auf entzündliche Prozesse. Nicht an letzter Stelle möchte ich ihre antispasmodische Komponente stellen, die sie befähigt, auf die glatte Muskulatur der Gallenblase und Gallengänge beruhigend und krampflösend zu wirken. Kaum ein anderes Mittel vereinigt alle diese Eigenschaften in so vollkommener Weise in sich.

Grube[1]) war es, der die Diathermie zuerst bei chronischer Gallenblasenentzündung und Steinbildung empfahl, welcher Empfehlung sich dann Laqueur u. a. anschlossen. Neuerdings treten unter den französischen Autoren besonders Aimard[2]) und Rouzaud[3]) für die Anwendung der Diathermie bei Erkrankungen der Gallenwege ein. Sie haben die elektrische Durchwärmung in Vichy teils mit, teils ohne gleichzeitige Trinkkur an mehreren hundert Kranken erprobt und waren mit den Erfolgen derselben sehr zufrieden. Insbesondere dort, wo die Gallenblase sehr empfindlich war und das Trinken des Wassers schmerzhafte Reaktionen auslöste, erwies sich die Diathermie infolge ihrer schmerzstillenden Wirkung als wertvolles Unterstützungsmittel der Kur. Nur in jenen Fällen, bei denen es wegen eines lang bestehenden Steinleidens bereits zur Sklerosierung der Gallenblase gekommen war, blieb die Diathermie unwirksam.

---

[1]) Med. Klin. **1918**, Nr 17.
[2]) Presse méd. **1921**, 981. J. Rad. et Électrol. **1923**, No 5. Bull. méd. **1923**, No 16.
[3]) Presse méd. **1923**, No 5.

Koza hat darauf aufmerksam gemacht, daß man die Diathermie vorteilhaft bei der Cholecystographie verwenden kann. Wenn man eine Stunde nach der Injektion von Tetragnost „Merck" 20 Minuten lang diathermiert und die Diathermie jede folgende Stunde wiederholt, dann kann man dadurch eine viel raschere Füllung der Gallenblase erreichen und die röntgenographische Untersuchung, die sonst 18—20 Stunden dauert, in 3—5 Stunden beenden.

Die Technik der Durchwärmung. Man legt auf die Lebergegend quer über den Rippenbogen eine Bleiplatte von 200 cm², ihr gegenüber auf den Rücken eine etwas größere Platte von 300 cm². Eine Stromstärke von 1,2—1,5 Ampere erzeugt ein leichtes angenehmes Wärmegefühl. Die Behandlung wird am besten im Liegen vorgenommen, wobei die rückwärtige Platte durch das Körpergewicht, die vordere durch einen leichten Sandsack festgehalten wird.

VIII. Die Erkrankungen der Harnorgane.

Die Erkrankungen der Niere.

Anzeigen. Schüller und Bronner[1]) haben Untersuchungen über das Verhalten der gesunden Niere unter derEinwirkung von Diathermieströmen angestellt, wobei die Tätigkeit der Niere mit Hilfe eines Weitwinkelkystoskops teils ohne, teils nach vorausgegangener Injektion von Indigokarmin kontrolliert wurde. In anderen Fällen wurden nach Einführung eines Ureterenkatheters die ausfließenden Tropfen vor und nach der Diathermie gezählt. Das Gesamtergebnis der Untersuchungen geht dahin, daß eine deutliche Steigerung der Diurese, wie man sie durch die hyperämisierende Wirkung der Wärme hätte erwarten können, nicht festgestellt werden konnte.

Weinstein und Klein[2]) untersuchten den Einfluß der Diathermie auf die Ausscheidung von Harnstoff und Chloriden. Nach einer Durchwärmung von 20 Minuten ergab sich sowohl bei Gesunden wie in einem Fall von chronischer Nephritis und einem solchen von Pyelitis in dem durch Uretersondierung gewonnenen Harn eine Vermehrung der Chlorid- und Harnstoffausscheidung, die besonders deutlich bei dem Nephritiker war.

Was den therapeutischen Wert der Diathermie bei Erkrankungen der Niere betrifft, so liegen diesbezüglich verschiedene Mitteilungen vor, die jedoch noch kein abgeschlossenes Bild über Anzeigen und Gegenanzeigen gestatten.

Ob die Diathermie bei der akuten Nephritis angezeigt ist, erscheint zweifelhaft. Kolischer[3]) hält sie im allgemeinen für kontraindiziert. Dagegen wird sie bei der subakuten und chronischen Nephritis von verschiedenen Autoren empfohlen. Nagelschmidt, Rautenberg und Kalker beobachteten bei ihrer Anwendung eine Vermehrung der Harnmenge, ein Schwinden der Ödeme und der sie begleitenden Störungen. Auch der Eiweißgehalt soll mit fortschreitender Besserung eine Abnahme erfahren, Alkewicz gibt an, eine günstige Wirkung der Diathermie

---

[1]) Münch. med. Wschr. **1927**, Nr 43.
[2]) Jllinois med. J. **1927**, Nr 5.
[3]) Arch. physic. Ther. **1926**, Nr 10, J. Amer. physik. Ther. **1926**, Nr 3.

auf die Albuminurie und Zylindrurie bei Kriegsnephritis gesehen zu haben. Auch Kolischer hält die Durchwärmung der Niere bei Glomerulonephritis für angezeigt, weil dadurch eine Erweiterung der Nierengefäße, also eine Verbesserung der Zirkulation und damit eine Vermehrung der Diurese zustande kommt. Für die Nephrosen dagegen empfiehlt er die Diathermie auf dem Kondensatorbett, daneben eine örtliche Diathermie der Extremitäten, um durch Vermittlung des gesamten Kapillarsystems die Chloridretention zu bekämpfen. Bergell und Baumstark[1] konnten in einem genau beobachteten Fall von Nierensklerose eine günstige Wirkung der Diathermie in dem Sinne feststellen, daß unmittelbar nach der Durchwärmung das verminderte spezifische Gewicht des Harns für kurze Zeit, etwa 2 Stunden, wieder normal wurde. Dieselben Autoren machten auch die Beobachtung, daß Phosphaturien auf die Diathermie mit einer prompten Aziditätssteigerung reagierten, allerdings auch nur vorübergehend.

Von sonstigen Anwendungen der Diathermie bei Nierenerkrankungen sei noch ein Bericht von Grünbaum[2] erwähnt, der eine reflektorische Anurie durch eine einmalige Erwärmung heilte. Ein 54 jähriger Mann, der seit mehr als 20 Stunden keinen Harn mehr gelassen hatte, klagte über Schmerzen in der linken Lenden= gegend. Die Harnblase war leer. In der Annahme, daß es sich um einen reflek- torischen Krampf der Nierengefäße handle, diathermierte Grünbaum die linke Niere 30 Minuten lang. $2^{1}/_{2}$ Stunden später erfolgte der erste Harnabgang, mit dem auch eine Menge Harngrieß entleert wurde.

Stone Chester Tilton[3] hat einen Kranken mit linksseitiger Nierentuberkulose mit Diathermie behandelt. Nach 3 monatlicher Behandlung waren die früher massenhaft vorhandenen Tuberkelbazillen vollkommen verschwunden und der Urin klar. Der Kranke hatte an Gewicht zugenommen und war wieder arbeits- fähig geworden.

Die Technik der Nierendiathermie. Man legt auf den Rücken, entsprechend der Projektion beider Nieren, zwei Bleiplatten (150 cm²), die man gemeinsam an den einen Pol des Apparates anschließt. Als Gegenpol benützt man eine große Bleiplatte (400—500 cm²), die man auf den Bauch bringt. Stromstärke 1,0—1,5 Ampere.

Die Erkrankungen der Harnblase.

Anzeigen. Unter diesen steht in erster Reihe die Hyperaesthesia oder Neurosis vesicae, die durch eine gesteigerte sensible Reizbarkeit wie durch eine erhöhte motorische Reflexerregbarkeit (Pollakisurie) gekennzeichnet ist. Letztere kann sich bis zum unwillkürlichen Harnabgang, Enuresis, steigern. Die verminderte Kapazität der Blase und die erhöhte elektrische Erregbarkeit ihrer Muskulatur, die in vielen Fällen nachweisbar ist, lassen vermuten, daß es sich hier um einen hypertonischen Zustand des Detrusors handelt, der meiner Erfahrung nach mittels der elektrischen Durchwärmung der Blase recht günstig beeinflußt wird. Ich habe manche Fälle von Enuresis auf diese Weise geheilt. Allerdings vergesse man nicht, daß bei derartigen Kranken, in der Regel sind es ja Kinder, vielfach eine neuropathische Konstitution

---

[1] Z. physik. u. diät. Ther. **1922**, H. 12.
[2] Wien. Klin. Wschr. **1923**, Nr 43.
[3] Med. Rec. **100**, 765 (1921).

vorliegt und daß infolgedessen bei ihnen das suggestive Moment eine nicht unwesentliche Rolle spielt, was ich daraus entnehmen möchte, daß ich häufig schon nach der ersten oder zweiten Sitzung, wenn ich die entsprechende psychische Beeinflussung nicht außer acht ließ, einen vollen Erfolg erzielte und daß ich den gleichen Erfolg auch mit anderen elektrotherapeutischen Methoden zu erreichen vermochte. Auch Büben betont die günstige Wirkung der Diathermie bei Enuresis nocturna.

Eine weitere Anzeige findet die Diathermie in der Cystitis chronica. Ich sah in einigen Fällen ganz wesentliche Besserungen und das gleiche konnte auch Theilhaber feststellen. Büben[1]) berichtet über eine größere Zahl von Blasenerkrankungen, bei denen er durch die Diathermie Besserung oder Heilung erzielte. Am raschesten verschwanden die Schmerzen beim Urinlassen, länger dauerte es, bis eine bestehende Inkontinenz zur Heilung gebracht werden konnte, erfolglos war die Behandlung in zwei Fällen von Blasentuberkulose.

Dourmaschkin[2]) hat die Diathermie auch bei eingeklemmten Harnsteinen erfolgreich zur Anwendung gebracht. Zweimal saß der Stein im unteren Abschnitt des Ureters, einmal im hinteren Abschnitt der Harnröhre. Die Durchwärmung führte zur spontanen Ausstoßung bzw. ermöglichte es, den Stein zu extrahieren. Einen Fall von eingeklemmtem Ureterstein, der unmittelbar nach einer halbstündigen Durchwärmung abging, konnte auch ich beobachten.

Die Technik der Blasendiathermie. Eine streng auf die Harnblase lokalisierte Erwärmung läßt sich schwer ausführen; wir verwenden daher bei Erkrankungen der Blase jene Technik, die bei der Durchwärmung der Beckenorgane zur Anwendung kommt. Die Behandlung wird im Liegen vorgenommen. Eine Bleiplatte (300 cm²) kommt unter das Kreuzbein, eine zweite, etwas kleinere (200 cm²) auf die vordere Bauchwand knapp über die Symphyse, wo sie durch einen aufgelegten Sandsack festgehalten wird. Stromstärke 1,0—1,5 Ampere.

Man kann die Harnblase aber auch bei Männern in der Weise durchwärmen, daß man eine Elektrode, wie man sie z. B. zur Prostatadiathermie verwendet (s. S. 175), in den Mastdarm einführt und eine zweite in Form einer Bleiplatte auf den Bauch oberhalb der Symphyse legt. Bei Frauen verwendet man an Stelle der rektalen eine vaginale Elektrode (s. S. 181). Auf diese Weise kann die Harnblase direkt zwischen die Elektroden gefaßt werden.

Lindemann und Büben verwenden auch eine intravesikale Methode, wobei sie eine Elektrode in die Harnblase selbst einführen. Die Elektrode von Büben besteht aus einem Metallkatheter, der seiner ganzen Länge nach bis auf das vorderste, etwa 2 cm lange Endstück, das blank ist, von einem aus Seide und Gummi bestehendem Isolationsgewebe umsponnen ist. Durch diesen Elektrodenkatheter wird die Harnblase mit 100—300 cm³ steriler Kochsalzlösung gefüllt, dann wird durch Absperren eines Hahnes das Ausfließen der Lösung verhindert und an die an der Elektrode befindliche Klemmschraube ein Kabel angeschlossen. Legt man nun als zweite Elektrode eine Bleiplatte über die Symphyse, so fließt der Strom von der metallischen Spitze des Katheters zur vorderen oberen Blasenwand. Eine gleichmäßige Durchwärmung der ganzen Blasenschleimhaut, wie sie Büben annimmt, kommt auf diese Weise natürlich nicht zustande. Auch halte

---

[1]) Dtsch. med. Wschr. **1922**, Nr 49. Zbl. Gynäk. **1922**, Nr 28.
[2]) Med. Rec. **1922**, Nr 9.

ich die in dieser Weise ausgeführte intravesikale Behandlung durchaus nicht für ungefährlich. Wenn durch irgendeinen Zufall das metallische Ende des Katheters mit der Blasenwand in unmittelbare Berührung kommt, statt von ihr durch eine Flüssigkeitsschicht getrennt zu sein, dann kann es bei einer Stromstärke von 0,5—1,0 Ampere, wie sie Büben anwendet, leicht zu einer Verbrennung kommen.

IX. Die Erkrankungen der männlichen Geschlechtsorgane.

Urethritis gonorrhoica.

Allgemeines. Die Tatsache, daß Gonokokken in Kultur durch eine Temperatur von 40° C bereits in sechs Stunden zum Absterben gebracht werden können, legte begreiflicherweise den Gedanken nahe, die akute Urethritis durch Wärme zu kupieren. Es wurden zahlreiche Verfahren ersonnen, um die in der Urethralschleimhaut nistenden Gonokokken unmittelbar durch die Wärme zu töten. Leider mit wenig Erfolg. Versuche mit einfachen Heißwasserspülungen, mit Hohlsonden, die von heißem Wasser durchströmt wurden, mit elektrischen Heizbougies, die stundenlang zur Anwendung gebracht wurden, ergaben ein negatives Resultat. Wir wissen heute auch warum: Weil die Gonokokken sich im lebenden Körper eben anders verhalten als im Reagenzglas. Auf der Schleimhaut, ihrem natürlichen Nährboden, zeigen sie eine wesentlich größere Widerstandskraft im allgemeinen wie gegen Wärme im besonderen und während sie in Kultur bei 40° C in wenigen Stunden absterben, vertragen sie im menschlichen Körper auch höhere Temperaturgrade, ohne zugrunde zu gehen. Nichtsdestoweniger gab man den Gedanken, eine akute Gonorrhöe durch Hitze zu kupieren, nicht so leicht auf und als durch die Einführung der Diathermie die Möglichkeit gegeben war, Wärme in beliebiger Gewebstiefe zu erzeugen, wurde das Problem von neuem aufgenommen. Man hoffte, daß die Diathermie sich infolge ihrer Tiefenwirkung den älteren Methoden überlegen zeigen würde, indem sie es ermöglichte, auch jenen Gonokokken beizukommen, die in der Tiefe der Schleimhaut, in den Drüsen sich verborgen hielten. Trotz der Bemühungen verschiedener Autoren und trotz der Anwendung der kompliziertesten Methoden gelang es aber auch diesmal nicht, das erstrebte Ziel, die infizierte Schleimhaut thermisch zu sterilisieren, in die Wirklichkeit umzusetzen. Es sei dies gleich vorausgeschickt, ehe wir im folgenden einen kurzen Überblick über die bisherigen therapeutischen Versuche geben.

Eitner[1]) war der erste, der die Diathermie bei der Gonorrhöe der Harnröhre versuchte (1909). Er verwendete eine Metallsonde, die er in die Harnröhre einführte, und eine feuchte Außenelektrode, die den Penis rings umschloß. Durch die von der Sonde strahlenförmig ausgehenden Stromlinien konnte die Schleimhaut, allerdings nur in ihrem vorderen Anteil, ihrer ganzen Tiefe nach durchwärmt werden. Eine täglich zweimalige Erwärmung auf 40—42° C in der Dauer von 40 Minuten ergab zwar ein Verschwinden der Gonokokken, der Harn jedoch blieb trüb und nach Aussetzen der Behandlung traten auch die Gonokokken wieder auf. Auf die Schmerzen und die sonstigen subjektiven Symptome wirkte die

---

[1]) Wien. klin. Wschr. **1909**, Nr 34.

Behandlung wohl günstig, die erzielten Erfolge waren jedoch zu bescheiden, um die komplizierte Technik und den notwendigen Zeitaufwand zu rechtfertigen; Eitner gab daher sein Verfahren selbst wieder auf.

Später wurden die Versuche von Santos (1913) fortgesetzt. Dieser stellte zunächst durch Voruntersuchungen fest, daß die Gonokokken bei einer Temperatur von 43⁰ C in 76 Minuten, bei 44⁰ C in 54 Minuten, bei 45⁰ C in 37 Minuten absterben. Dann galt es, eine Technik zu finden, die es ermöglichte, die Harnröhrenschleimhaut ihrer ganzen Länge nach so gleichmäßig als irgend möglich zu durchwärmen. Während diese Aufgabe für den vorderen Anteil der Schleimhaut entsprechend der Pars pendula verhältnismäßig leicht zu lösen war, indem man nach dem Vorgang Eitners eine sondenförmige Elektrode in die Harnröhre einführte und eine zweite außen um das Glied legte, gestaltete sie sich für den fixen Anteil der Harnröhre außerordentlich schwierig. Nach vielen Bemühungen gelang es Santos im Verein mit Boerner[1]) eine Elektrode zu konstruieren, welche die geforderten Bedingungen erfüllte.

Das hierzu notwendige Instrumentarium, von der Firma Siemens & Halske hergestellt, ist sehr kompliziert (Abb. 102). Auf seine nähere Beschreibung muß daher verzichtet werden. Es besteht im wesentlichen aus einer in die Harnröhre einzuführenden Hohlsonde und mehreren Außenelektroden, welche die von der Harnröhrenelektrode ausgehenden Stromlinien so richten sollen, daß sie sich über die ganze Schleimhaut in möglichst gleicher Dichte verteilen, damit die Erwärmung überall dieselbe sei. Eigene Widerstände lassen diese Stromverteilung noch besonders regulieren. Mit einer elektrischen Meßeinrichtung kann man die so erzielte Temperatur an jedem Punkt der Harnröhre besonders ablesen und auf diese Weise einer lokalen Überhitzung vorbeugen. Die Durchwärmung wird bei einer Temperatur von 43—44⁰ C täglich in der Dauer von $^1/_2$ Stunde vorgenommen. Um die Heilung rascher herbeizuführen, ist es zweckmäßig, die Diathermie noch mit einer medikamentösen Therapie zu verbinden.

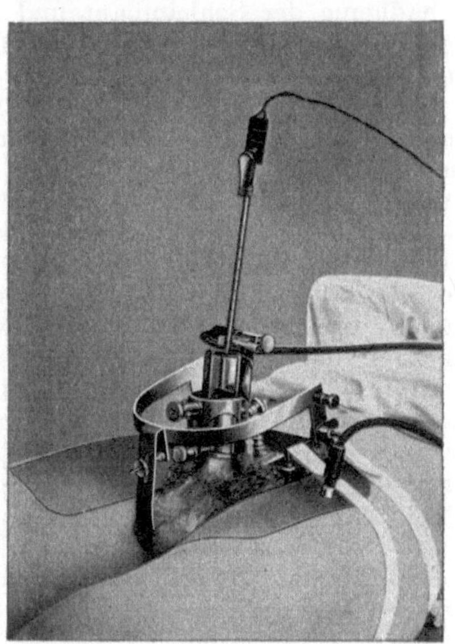

Abb. 102. Diathermie der Harnröhre nach Boerner und Santos.

Boerner berichtet zusammen mit H. E. Schmidt[2]) über die klinischen Erfolge dieser Technik, die sie in 200 Fällen erprobten. Wenn es auch nicht gelang, frische Gonorrhöen in 1—2 Sitzungen zu kupieren, so leistet die Methode doch bei chronischer Gonorrhöe und ihren Komplikationen gute Dienste. In fast allen Fällen von Urethritis, die früher vergeblich medikamentös behandelt worden waren, konnte die Diathermie im Verein mit Spülungen und anderen Maßnahmen die Gonokokken dauernd beseitigen.

W. Müller hat die Methode von Boerner und Santos technisch vereinfacht und nach seiner Angabe mit diesem einfachen Verfahren die gleichen Erfolge erzielt. Auch H. E. Schmidt kam später von der komplizierten Technik Boerners ab und begnügte sich damit, nur den vorderen Anteil der Harnröhre zu durchwärmen, indem er den Penis zwischen zwei starre Metallplatten klemmte.

Den Anregungen ihres Landsmannes Santos folgend haben eine Reihe von spanischen Forschern wie Bertoloty, Corredor, Perez Grande, Bernal, Baquera, Castano die Wirkung der Diathermie bei Gonorrhöe geprüft. In neuerer Zeit sind es besonders französische, amerikanische und englische Autoren

---

[1]) Med. Klin. **1914**, Nr 25. Z. Urol. **9** (1915).
[2]) Strahlenther. **7**, 266 (1916).

welche die Diathermie bei der Urethritis gonorrhoica des Mannes anwenden und empfehlen. Aus einer großen Zahl von Namen seien nur die folgenden erwähnt: Roucayrol, Cumberbatch, Kluckmann, Souzan, Makintosh, Serralach.

Wollen wir das Ergebnis der bisherigen Arbeiten kurz zusammenfassen, so ergibt sich folgendes: Die Kupierung einer akuten Gonorrhöe im Sinne einer Abtötung der Gonokokken durch Diathermie in ein oder zwei Sitzungen, wie man das früher erhoffte, ist praktisch kaum möglich, wenn sie auch in vereinzelten Fällen gelungen sein soll. Eine allzu energische Anwendung der Wärme, wie sie von verschiedener Seite in Vorschlag gebracht wurde, kann unter Umständen selbst zu einer Schädigung der Schleimhaut und zu einer Verschlimmerung und Ausdehnung des Prozesses führen. Immerhin ist die Diathermie in zweckentsprechender Form angewendet ein wertvolles Unterstützungsmittel bei der Behandlung der akuten, noch mehr bei der Behandlung der chronischen Gonorrhöe. Im Verein mit sonstigen Maßnahmen vermag sie die Wirkung dieser wesentlich zu unterstützen. Die Wirkung der Diathermie selbst beruht nicht so sehr in einer direkten Abtötung der Gonokokken durch die Wärme, als vielmehr in der aktiven Hyperämisierung der erkrankten Schleimhaut, wodurch es zu einer Schädigung der Bakterien und zu einer massenhaften Ausschwemmung derselben kommt. Letzteres ist klinisch immer wieder zu beobachten. Selbst in alten Fällen, in denen Gonokokken nicht mehr nachweisbar sind, vermögen 2—3 Durchwärmungen das Erscheinen derselben zu bewirken. Die Diathermie hat also auch im Sinne einer Provokationsmethode diagnostische Bedeutung. Nach Roucayrol[1]) werden bei der Vernichtung der Bakterien deren Toxine in Freiheit gesetzt, die auf den Organismus rückwirkend zum Auftreten polynukleärer Leukozyten führen. Die Anwesenheit dieser beweist nach Roucayrol die Ausscheidung von Toxinen bzw. die latente Anwesenheit von Gonokokken. Die Behandlung ist daher bis zum völligen Verschwinden der Polynukleose fortzusetzen.

Die Technik der Durchwärmung. Die gleichmäßige Durchwärmung der Urethra in ihrem ganzen Verlauf vom Orificium externum bis zu ihrer Einmündung in die Blase ist technisch außerordentlich schwierig. Das von Boerner und Santos angegebene Instrumentarium (s. oben) ermöglicht dies wohl, ist aber so kostspielig und technisch so schwierig zu handhaben, daß es nicht empfohlen werden kann. Auch ist die Gefahr einer Verbrennung eine zu große, wie dies ja die Tatsache beweist, daß die Begründer des Verfahrens selbst in einigen Fällen solche Verbrennungen setzten. Die Methode von Boerner und Santos hat daher auch keine Verbreitung gefunden und ist heute so gut wie vergessen.

Interessant ist es, daß sie in jüngster Zeit in Paris eine Wiederauferstehung gefeiert hat. Roucayrol hat eine ganz ähnliche Apparatur zur Durchwärmung der männlichen Harnröhre gebaut, die durch Makintosh noch eine Verbesserung erfuhr. Es dürfte vielleicht genügen, wenn ich erwähne, daß bei dem Apparat von Makintosh die in der Harnröhre auftretende Temperatur gleichzeitig an vier Galvanometern

---

[1]) C. r. **182**, No 10 (1926). Paris méd. **1925**, No 32.

kontrolliert werden muß, um zu zeigen, wie kompliziert diese Technik ist. Sie wird wohl kaum viele Nachahmer finden.

Ungleich einfacher als die Durchwärmung der ganzen Harnröhre ist die Behandlung der Pars anterior oder Pars posterior für sich. Zur Diathermie des vorderen Harnröhrenanteiles kann man sich des schon von Eitner angegebenen Verfahrens bedienen. Man führt eine Metallsonde oder einen Metallkatheter in die Harnröhre ein, die man in geeigneter Weise mit dem einen Pol des Apparates in Verbindung setzt. Als zweite Elektrode dient eine kleine Bleiplatte, die man zylindrisch um den Penis legt. Stromstärke 0,5—1,0 Ampere.

Ich bediene mich in der Regel der nachstehenden noch einfacheren Methode. Ich schlage das Glied nach oben auf die Bauchwand, dann lege ich auf dieses eine kleine, leicht gebogene Bleiplatte (Abb. 103), welche ich durch einen Sandsack andrücken lasse. Als Gegenpol dient eine große, unter dem Kreuzbein liegende Platte. Man kann so mit einer Stromstärke von 0,8—1,0 Ampere die Harnröhre bis zu ihrem perinealen Anteil in einfachster Weise gründlich durchwärmen. Sitzt die Erkrankung im hinteren Anteil der Harnröhre, dann verwende ich ganz die gleiche Technik, die auf S. 174 zur Behandlung der Prostata beschrieben ist. Da die hier verwendete Rektalelektrode genau der Krümmung der hinteren Harnröhre folgt, so wird diese nebst der Prostata gleichmäßig durchwärmt. Bei der Behandlung der Urethritis,

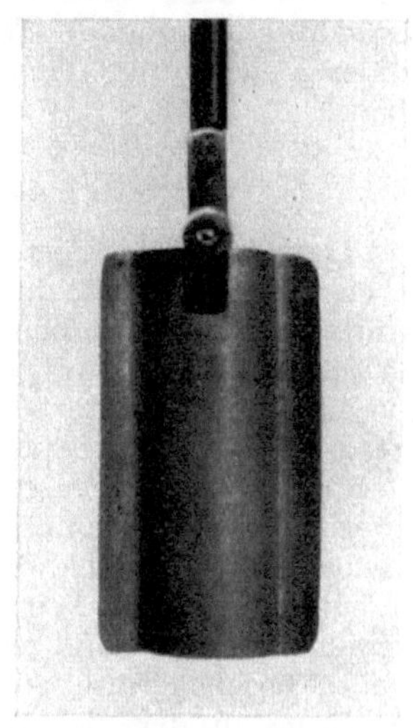

Abb. 103. Peniselektrode.

besonders ihrer chronischen Formen, halte ich eine etwas längere Behandlungszeit, 30 bis 40 Minuten, für angezeigt.

Die Strikturen der Harnröhre.

Allgemeines. Es war zuerst H. E. Schmidt[1]), der die Diathermie zur Behandlung von Strikturen der Harnröhre empfahl. Unabhängig davon machte M. Grunspan in Frankreich denselben Vorschlag. Neuerdings wird von H. Picard[2]) auf die günstige Wirkung der elektrischen Durchwärmung bei Verengerungen der Harnröhre hingewiesen. Nicht daß die Diathermie für sich allein eine Harnröhrenstriktur zu heilen vermöchte, das wäre ja kaum verständlich, aber sie erweicht, sie lockert infolge ihrer hyperämisierenden Wirkung das Narbengewebe und macht es dadurch leichter einer mechanischen Dehnung zugänglich. Die Diathermie ist also ein wesentliches Unterstützungsmittel der Sondenbehandlung und kann in diesem Sinn bestens empfohlen werden. In

---

[1]) Berl. klin. Wschr. **1918**, Nr 8.
[2]) Klin. Wschr. **1923**, 1796.

gleicher Weise erweichend wie auf Narbengewebe wirkt die Diathermie
auf periurethrale Infiltrate, die im Verlaufe einer Gonorrhöe auftreten.

Tobias sah in drei Fällen von Induratio penis plastica von der Diathermie
einen wesentlichen Erfolg. Die Einlagerungen schwanden nach einer täglichen
Behandlung in der Dauer von 6 Wochen fast vollständig. Auch Corbus berichtet
über einen Fall, bei dem, wenn auch keine Heilung, so doch eine wesentliche
Besserung eintrat.

Die Technik der Durchwärmung ist verschieden, je nachdem die
Striktur im vorderen oder hinteren Anteil der Harnröhre ihren Sitz hat.
Dementsprechend wird dieser oder jener Teil durchwärmt. Die zur
Anwendung kommende Technik ist ganz die gleiche, wie wir sie oben
bei der Behandlung der Urethritis anterior und posterior geschildert
haben.

Die Prostatitis und Vesiculitis.

Allgemeines. Die Prostatitis, und wir sprechen hier nur vorwiegend von
der chronischen Form derselben, hat sich bisher der Therapie nur in
geringem Maße zugänglich gezeigt. Die systematische Massage der Vor-
steherdrüse und die fortgesetzte Wärmebehandlung mit Hilfe des Arz-
bergerschen Apparates waren so ziemlich alles, was wir von physikalischen
Mitteln gegen dieses Leiden bisher besaßen. Leider führen auch sie in
vielen Fällen nicht zu dem gewünschten Ziel. Es ist darum mit Freude
zu begrüßen, daß wir in der Diathermie eine Methode gefunden haben,
die der bis jetzt angewendeten Wärmeapplikation nach Arzberger
weit überlegen ist. Wenn ich auch nicht der Anschauung Kyaws
zustimmen möchte, daß jede Prostatitis durch Diathermie bedingungslos
geheilt werden könnte, so haben wir durch sie doch einen wesentlichen
Fortschritt in der Behandlung des Leidens erzielt. Man sieht nicht
selten schon nach wenigen Sitzungen eine Verminderung des Harn-
dranges, ein Nachlassen der lästigen in das Rektum, den Damm und
anderwärts ausstrahlenden Schmerzen, man kann sehr bald auch ein
Abnehmen der Schwellung und der Druckschmerzhaftigkeit der Drüse
nachweisen und in vielen Fällen gelingt es, die subjektiven wie die
objektiven Symptome vollkommen zum Verschwinden zu bringen
und eine Heilung zu erreichen. Ähnlich günstig sind die Erfolge bei
der Entzündung der Samenblasen. Meine Erfahrungen wie die Mitteilungen zahlreicher Forscher (Simmonds, Kyaw, Cumberbatch,
Roucayrol, Gluckmann, Souzan u. a.) bestätigen dies in gleicher
Weise.

Die Technik der Durchwärmung. Zur Durchwärmung der Prostata
eignet sich am besten eine Elektrode, wie sie in Abb. 104 wiedergegeben
ist. Der zur Einführung in das Rektum bestimmte Teil ist flach spatel-
förmig und leicht gebogen. Er ist an einem Handgriff befestigt, der
aus Holz besteht und der an seinem freien Ende ein vertieftes Schrauben-
gewinde zum Anschluß eines Kabels besitzt. Diese Elektrode wird,
nachdem man ihren metallischen Anteil durch Eintauchen in warmes
Wasser etwas vorgewärmt und dann gut eingefettet hat, vorsichtig
in das Rektum eingeführt, und zwar so weit, daß sie die Prostata an
ihrer Rückseite vollkommen umgreift. Damit die Elektrode in ihrer

richtigen Lage verbleibt, sich nicht etwa dreht oder herausgleitet, wird der Handgriff durch einen vorgelegten Sandsack gestützt. Ist dies geschehen, so feuchtet man die Haut über der Symphyse der Haare wegen etwas an und legt hier eine Bleiplatte von etwa 200 cm² auf. Durch Beschweren mit einem leichten Sandsack gibt man ihr den nötigen Kontakt.

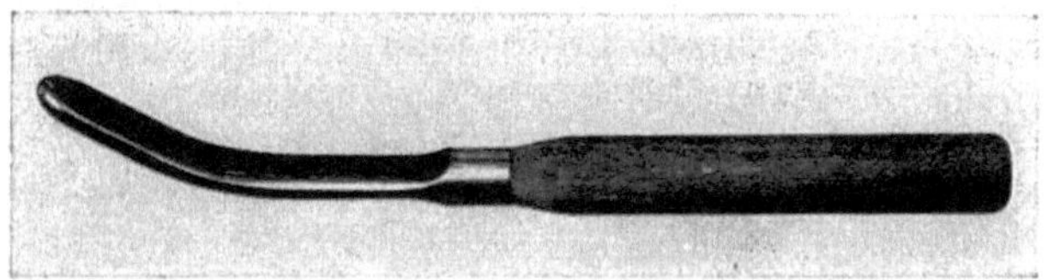

Abb. 104. Prostataelektrode.

Die von der Rektalelektrode ausgehenden Stromlinien müssen auf ihrem Weg zur Bauchelektrode die Prostata in voller Konzentration durchsetzen. Eine Stromstärke von 0,5—1,0 Ampere wird dabei eine genügende Erwärmung erzeugen. Die Behandlung pflege ich auf 30 Minuten und darüber auszudehnen und anfangs täglich, später jeden zweiten Tag zu wiederholen.

Will man vorzugsweise die Samenblasen in den Bereich der Stromlinien bringen, dann wird es sich empfehlen, statt einer medial über der Symphyse liegenden Bleiplatte deren zwei zu verwenden, von denen man die eine links, die andere rechts in die seitliche Unterbauchgegend

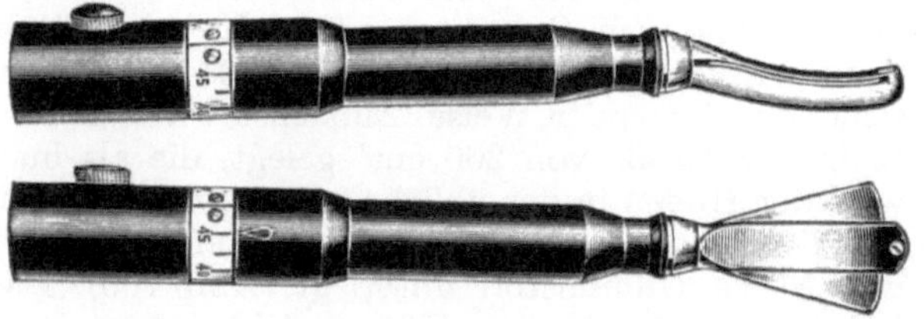

Abb. 105. Prostataelektrode (Sanitas, Berlin). Oben geschlossen, unten geöffnet.

legt. Sie werden an denselben Pol angeschlossen. Auf diese Weise wird der Strom von der Rektalelektrode seitwärts durch die Samenblasen abgelenkt. Serés und Stern haben zur Behandlung der Samenblasen eine Rektalelektrode angegeben, welche nach ihrer Einführung in das Rektum sich fächerförmig ausspannen läßt (Abb. 105).

Die Epididymitis.

Anzeigen. In Analogie mit anderen akuten Erkrankungen hielt man bis vor kurzem auch die Diathermie bei der akuten Epididymitis für kontraindiziert. Es hat sich jedoch gezeigt, daß dies nicht zutrifft und daß die Epididymitis eine jener Erkrankungen ist, bei der schon im akuten Stadium die Diathermie mit Erfolg angewendet werden kann.

Ich selbst habe eine größere Zahl von akuten Entzündungen des Nebenhodens bereits wenige Tage nach dem Auftreten der ersten Erscheinungen mit bestem Erfolg diathermisch behandelt. Die Schmerzen nahmen bald ab, die Schwellung ging rasch zurück, so daß ich heute in Übereinstimmung mit anderen Autoren die Diathermie auch zur Behandlung der akuten Epididymitis empfehlen möchte.

Daß sie bei der chronischen Epididymitis recht günstig wirkt, ist seit langem bekannt. Die derben Infiltrate, welche nach einer Gonorrhöe des Nebenhodens oft lange Zeit bestehen bleiben, reagieren auf die Wärme sehr gut.

Die Technik der Durchwärmung des Nebenhodens bzw. des Hodens, die sich praktisch voneinander nicht trennen lassen, ist nicht ganz einfach. Das genaue Anpassen der Elektroden und ihre Befestigung, bei der jeder schmerzhafte Druck vermieden werden soll, macht einige Schwierigkeiten. Es wurden für diesen Zweck die verschiedensten Methoden angegeben, ohne daß eine von ihnen völlig befriedigen könnte. Man hat Bleielektroden in besonderer Form zurechtgeschnitten (Cumberbatch), man hat schalenförmige Elektroden für den Hoden gebaut (Corbus), man hat das Skrotum in ein mit Wasser gefülltes Gefäß getaucht (Liebesny) u. dgl. — Alle diese Verfahren und noch andere, auf deren Aufzählung hier verzichtet werden kann, sind nicht völlig einwandfrei. Erst in der letzten Zeit glaube ich eine Technik gefunden zu haben, die mir den bisher geübten Methoden überlegen scheint.

Ich benütze als Hodenelektrode ein Metallnetz gleicher Art, wie es zur Anfertigung von Handtäschchen Verwendung findet. Um der Elektrode das nötige Eigengewicht zu geben, besteht sie aus 2 Netzlagen, die an den Rändern geschlossen sind. Zur Befestigung eines Kabels mittels Klemme ist an einer Ecke ein Metallblättchen angebracht[1]). Die Anwendung der Elektrode geschieht in folgender Weise. Zunächst wird unter das Gesäß eine Bleiplatte in der Größe von 200 cm² gelegt, die als inaktiver Pol dient. Dann wird der Hoden in der üblichen Weise mit Hilfe eines handbreit gefalteten Tuches hoch gelagert und mit einem schürzenförmig ausgeschnittenen Stück Gummistoff unterlegt (Abb. 106). Das hat den Zweck, den Hoden gegen den übrigen Körper elektrisch zu isolieren. Dadurch wird verhindert, daß der Strom einen anderen Weg als den durch das Skrotum geht. Ist man so weit, dann taucht man das Metallnetz in warmes Seifenwasser und breitet es über den Hodensack, wobei man darauf achten muß, daß die seitlich herabhängenden Ränder des Netzes überall auf den Gummistoff zu liegen kommen und nicht die Haut berühren, weil eine solche Berührung hier einen Stromübergang und ein unangenehmes Brennen erzeugen würde. Die eigene Schwere des Netzes und das in seinen Maschen befindliche Wasser reichen vollkommen hin, um der Elektrode ein gutes Anliegen zu sichern. Eine weitere Befestigung ist daher nicht nötig. Es wäre nur dafür Sorge zu tragen, daß die Elektrode nicht durch einen zufälligen Zug am Kabel während der Behandlung abgehoben wird. Das verhindert man, indem man auf das über dem Oberschenkel zum Apparat laufende Kabel (aber nicht auf das Skrotum)

------

[1]) Erzeugt von L. Schulmeister, Wien.

einen Sandsack legt. Die anwendbare Stromstärke richtet sich nach der Größe des Skrotalinhaltes, sie beträgt bei normal großem Hoden durchschnittlich 0,6—0,7 Ampere, kann aber bei starker Schwellung infolge Epididymitis bis auf 1 Ampere gesteigert werden.

Die Impotenz.

Anzeigen. Die elektrische Durchwärmung der Keimdrüsen des Mannes kommt ferner bei verminderter oder fehlender Potenz zur Anwendung in der Absicht, das Hodengewebe zu hyperämisieren und so seine inkretorische Funktion zu steigern. In gleicher Absicht wurden ja von Steinach die Vasoligatur, von Doppler die Sympathikusausschaltung durch Pheno-

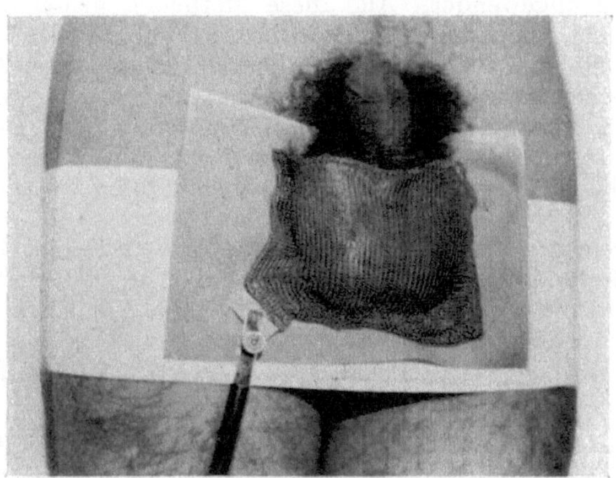

Abb. 106.   Diathermie der Hoden und Nebenhoden.

lisierung der bloßgelegten Arteriae spermaticae empfohlen. Daß man durch die Diathermie nicht nur eine vorübergehende, sondern eine länger dauernde Hyperämie des Hodens erzeugen kann, haben Kolmer und Liebesny experimentell nachgewiesen (S. 94).

Die Diathermie des Hodens kommt vornehmlich dann zur Anwendung, wenn die mangelnde Potenz auf einer Unterfunktion der Keimdrüsen beruht. Es ist ja nicht immer leicht, das festzustellen. Nach Liebesny spricht eine Verminderung des Grundumsatzes, begleitet von einer Steigerung der spezifisch-dynamischen Wirkung für eine solche Ursache. Die Diathermie kann aber auch bei Unvermögen aus anderen Gründen, insbesondere bei solchen auf psychischer Grundlage mit Erfolg verwendet werden. Sicherlich ist hier ja eine Psychotherapie in erster Linie angezeigt. Es wird ihrer Wirkung aber keineswegs Abbruch getan, wenn sie gleichzeitig von einer rationellen physikalischen Therapie, wie es die Diathermie der Hoden ist, begleitet wird, denn abgesehen von der suggestiven Wirkung einer solchen Behandlung, kann eine gesteigerte Hormonbildung doch nur dazu beitragen, eine vorhandene psychische Hemmung leichter zu durchbrechen. In diesem Sinn habe ich die Diathermie der Hoden in zahlreichen Fällen von Potenzstörungen mit Erfolg zur Anwendung gebracht.

Die Technik der Durchwärmung ist die gleiche, wie wir sie oben zur Behandlung der Epididymitis beschrieben haben.

X. Die Erkrankungen der weiblichen Geschlechtsorgane.

Die Thermotherapie spielt als konservative Methode bei der Behandlung von Frauenkrankheiten bekanntlich eine bedeutende Rolle. Sie wird in Form von heißen Sitzbädern, Heißluft-, Schlamm- und Moorbädern, Thermophoren, elektrischen Heizkörpern u. dgl. seit langem und mit Erfolg angewendet. Alle diese Methoden gehen darauf aus, den Geschlechtsorganen der Frau Wärme zu Heilzwecken zuzuführen, eine Aufgabe, die mit Rücksicht auf die tiefe Lage dieser Organe im Innern des kleinen Beckens technisch nicht ganz einfach ist. Als die Diathermie mit ihrer unbeschränkten Tiefenwirkung bekannt wurde, war es daher vorauszusehen, daß sie den bisher geübten und vielfach unzulänglichen Methoden der Wärmebehandlung erfolgreich Konkurrenz machen würde. Und in der Tat hat sie sich auch, wie die Mitteilungen zahlreicher Gynäkologen bezeugen, auf dem Gebiet der Frauenheilkunde außerordentlich wirksam erwiesen. Die elektrische Durchwärmung stellt heute eine wertvolle und bleibende Bereicherung der gynäkologischen Heilmethoden dar.

Sellheim[1]) machte bereits im Jahre 1910 einige Versuche, um sich über die Möglichkeit der Erwärmung der weiblichen Geschlechtsorgane mittels Diathermie zu orientieren. Er konnte feststellen, daß man bei Verwendung einer Scheiden- oder Mastdarmelektrode eine therapeutisch hinreichende Durchwärmung aller Beckenorgane erzielen kann. Bei einer Stromstärke von 1 Ampere ließen sich Temperatursteigerungen bis über 40^0 C in den zwischen den Elektroden gelegenen Teilen ohne Schädigung des Gewebes erzeugen. Therapeutisch wurde die Diathermie von Sellheim nicht angewendet.

Der erste, der über therapeutische Erfahrungen berichtete, war Brühl[2]). Nach ihm ist die Diathermie vor allem bei entzündlichen Adnexerkrankungen angezeigt. Insbesondere leistete sie in alten Fällen von peri- und parametrischen Adhäsionen ausgezeichnete Dienste. Brühl rühmt in erster Linie die lang nachwirkende Schmerzstillung.

Der ersten Mitteilung Brühls folgte dann im Jahre 1914 eine Arbeit von Kowarschik und Keitler[3]), die über 50 mit Diathermie behandelte Fälle berichtete und die Grundlinien der Indikationsstellung und Technik, wie sie auch heute noch Geltung haben, festlegte. Die große Zahl der weiterhin und insbesondere in den letzten Jahren erschienenen Arbeiten zeigen zur Genüge, welche Bedeutung die Diathermie für die Gynäkologie gewonnen hat.

Parametritis (Adnextumoren).

Anzeigen und Gegenanzeigen. Das wichtigste Anwendungsgebiet findet die Diathermie bei der Behandlung der Adnexerkrankungen, seien dieselben nun gonorrhoischer oder nichtgonorrhoischer Natur.

[1]) Mschr. Geburtsh. **1910**, Nr 5.
[2]) Russk. Wratsch. **1910**, Nr 52.
[3]) Wien. klin. Wschr. **1914**, Nr 41.

Die therapeutische Wirksamkeit der Diathermie ist hier eine zweifache: Einerseits beeinflußt sie die subjektiven Beschwerden der Kranken, das sind vor allem die Schmerzen, in hervorragend günstiger Weise und ist in dieser Beziehung wohl den sonstigen Wärmeanwendungen überlegen, andererseits erweist sie sich objektiv wirksam, indem sie durch Beschleunigung der Blut- und Lymphbewegung die Resorption vorhandener Exsudate fördert. Es ist nach der Ansicht namhafter Frauenärzte kein Zweifel, daß die elektrische Behandlung nicht selten einen chirurgischen Eingriff erübrigt. Aber selbst in jenen Fällen, die durch die Behandlung nicht vollkommen geheilt werden, sondern einer späteren Operation zugeführt werden müssen, ist eine vorausgehende energische Diathermierung doch dadurch nützlich, daß sie infolge der serösen Durchtränkung der Gewebe die Lösung der Adhäsionen bei dem chirurgischen Eingriff erleichtert, vielleicht auch infolge ihrer antibakteriellen Kraft die Virulenz etwaiger Eitererreger abschwächt. Wie bei der Appendizitis schon betont wurde, möchte ich die Diathermie aber auch dort für angezeigt halten, wo es gilt, die nach einer Operation nicht selten zurückbleibenden Beschwerden, seien sie durch noch bestehende entzündliche Vorgänge, seien sie durch narbige Adhäsionen bedingt, zu bekämpfen. Die Durchwärmung wirkt hier nicht selten außerordentlich wohltuend.

Die Indikation zur diathermischen Behandlung tritt nach übereinstimmender Ansicht aller Autoren bei der Parametritis bzw. den Adnextumoren erst nach Ablauf des akut entzündlichen Stadiums ein. Die Durchwärmung ist also vornehmlich in subakuten und chronischen Fällen angezeigt. Abgesehen davon, daß frische Exsudate, auch solche von sehr bedeutender Größe, sich nicht selten spontan unter dem Einfluß der Ruhe zurückbilden, also eine aktive Therapie überflüssig machen, kann ein zu frühes Eingreifen auch von nachteiligen Folgen begleitet sein. Die elektrische Durchwärmung kann bei akut infektiösen Prozessen unmittelbar von einem Ansteigen der Körpertemperatur und einer Vergrößerung der Schmerzen gefolgt sein, was sich aus der aktiven Hyperämisierung des Krankheitsherdes erklärt. Tritt nach einer Durchwärmung eine solche Steigerung der Schmerzen, begleitet von einer Fieberreaktion ein, so kann man daraus mit Sicherheit den Schluß ziehen, daß sich im Körper ein noch nicht zur Ruhe gekommener Infektionsherd befindet. Man wird auf jeden Fall gut daran tun, einstweilen von einer Behandlung mit Diathermie abzusehen, es sei denn, daß man die Absicht hat, einen solchen Herd zur raschen eitrigen Einschmelzung zu bringen.

Eine weitere Gegenanzeige bilden Blutungen, die unter dem Einfluß der Wärme fast ausnahmslos verstärkt werden. Auch beobachtet man, daß Blutungen, die eben erst zum Stillstand gekommen waren, durch die Diathermie neuerlich angeregt werden. Diese Beobachtungen zeigen, welch bedeutenden Einfluß die Diathermie auf die Blutversorgung der Beckenorgane ausübt. Im Hinblick darauf ist die Diathermie auch in der Zeit der Menses auszusetzen.

Die Technik der Durchwärmung. Diese kann in dreifach verschiedener Weise vorgenommen werden:

1. Indem man eine Plattenelektrode oberhalb der Symphyse, eine zweite über dem Kreuzbein auflegt und auf diese Weise den gesamten Inhalt des kleinen Beckens in sagittaler Richtung durchströmt. Wir wollen diese Methode als äußere oder perkutane Diathermie bezeichnen.

2. Indem man eine Elektrode geeigneter Form in die Scheide einführt und diese mit einer oder mehreren Elektroden, welche außen auf der Haut liegen, kombiniert. Mit Rücksicht darauf, daß die innere Elektrode die aktive ist, sprechen wir hier von einer vaginalen Diathermie.

3. Indem man an Stelle der vaginalen eine rektale Elektrode benützt und dieser wie bei der vaginalen Diathermie eine oder mehrere Außenelektroden gegenüberstellt. Wir können diese Technik als rektale Diathermie bezeichnen.

Die äußere oder perkutane Diathermie führe ich seit Jahren in folgender Weise aus. Die Patientin legt sich mit dem Kreuzbein auf eine Bleiplatte (300 cm²), die auf einer weichen Unterlage ruht, damit sie sich gut anpaßt. Eine zweite, etwas kleinere Platte (200 cm²), deren untere Ecken stark abgerundet sein müssen, kommt unmittelbar über die Schamfuge auf die vordere Bauchwand, nachdem man die Haare des besseren Kontaktes wegen gut angefeuchtet hat. Diese Platte wird durch Auflegen eines Sandsackes festgehalten. Ungleich große Elektroden wählt man der Erfahrung gemäß, daß bei gleicher Größe stets die rückwärtige wärmer empfunden wird. Das rührt daher, weil der Strom rückwärts den sehr großen Widerstand des Kreuzbeines zu überwinden hat, das sich entsprechend dem Jouleschen Gesetz auch besonders stark erwärmt. Den Unterschied in der Erwärmung zwischen vorne und rückwärts kann man dadurch ausgleichen, daß man die rückwärtige Elektrode etwas größer nimmt. Bei den ersten Durchwärmungen wird eine Stromstärke von etwa 1,0 Ampere genügen, später kann man bis auf 1,3 Ampere steigen.

Der Anfänger macht in der Regel den Fehler, daß er die rückwärtige Elektrode zu hoch anlegt. Der untere Rand dieser Platte soll bis zur Spitze des Steißbeines reichen, denn diese Elektrode hat die Aufgabe, die von der vorderen Platte ausgehenden Stromlinien über den Rand der Symphyse in das kleine Becken gleichsam hineinzuziehen. Nur so wird auch der Uterus mit seinen Adnexen wirklich vom Strom getroffen (Abb. 107). Liegt die hintere Elektrode nicht unter dem Kreuzbein, sondern höher, so werden die Stromlinien nicht das kleine Becken durchsetzen, sondern im besten Fall den oberen Eingang desselben schneiden (Abb. 108).

Die perkutane Methode vermag den Uterus und seine Adnexe nur in verhältnismäßig geringem Grade zu durchwärmen, weil die Stromlinien nach ihrem Eintritt in den Körper auseinanderweichen und daher die Erwärmung im Beckeninneren wesentlich geringer ist als unmittelbar unter den Elektroden. Die Diathermie mit zwei Plattenelektroden kommt infolgedessen nur dort in Betracht, wo aus äußeren Gründen eine Durchwärmung von der Vagina oder vom Rektum aus nicht zulässig ist, oder wo besondere Vorsicht geboten erscheint. In diesem Sinne kann sie auch als Vorbereitung für eine innere Diathermie dienen. Wesentlich wirksamer erweist sich:

Die vaginale Diathermie. Die zur Durchwärmung von der Scheide aus verwendeten Elektroden lassen sich im allgemeinen auf zwei Typen zurückführen. Die einen sind zylindrisch oder walzenförmig und haben im wesentlichen eine Form, wie sie in Abb. 109 dargestellt ist, die anderen haben die Gestalt von kugel- oder eiförmigen Metallkörpern, die an einem Stiel befestigt werden (Abb. 110). Alle diese Elektroden werden in Serien

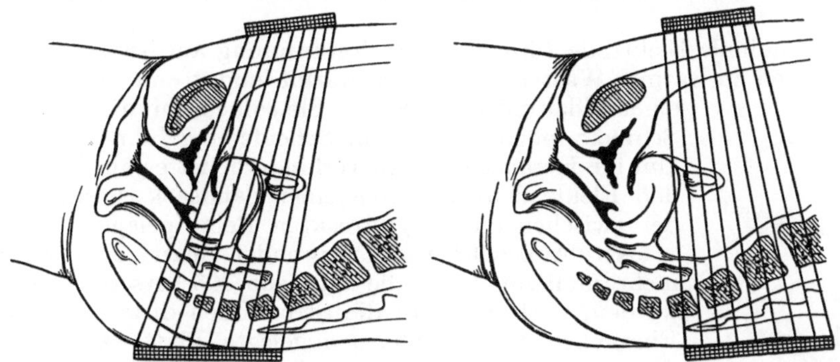

Abb. 107. Stromlinien bei **richtiger** Lage der Elektroden.

Abb. 108. Stromlinien bei **falscher** Lage der Elektroden.

von verschiedener Größe hergestellt. Die von mir angegebenen Vaginalelektroden haben einen Querdurchmesser von 20, 25 und 30 Millimetern. Es ist zweckmäßig, die jeweils größtmögliche Elektrode zu verwenden.

Man hat auch Elektroden konstruiert, die aus mehreren Metallsegmenten bestehen und nach Art der selbsthaltenden Spekula in der Scheide gespannt werden können (Eymer, Kayser, Marselos),

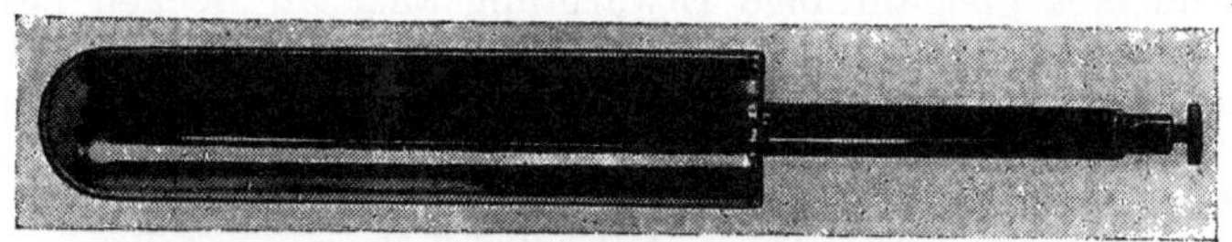

Abb. 109. Vaginalelektrode von Kowarschik.

in der Meinung, daß die Falten der Vaginalschleimhaut ausgeglichen werden müssen, um eine Verbrennung zu verhüten. Diese theoretischen Überlegungen entsprungenen Konstruktionen sind überflüssig kompliziert, ohne dabei einen praktischen Vorteil zu haben. Je einfacher die Elektrode, die man verwendet, um so besser. Bedingung ist auf jeden Fall, daß sie durch Auskochen sterilisiert werden kann. Daher sind alle Elektroden, die Stiele oder andere Teile aus Hartgummi besitzen, unbedingt verwerflich. Ein einfacher Versuch zeigt, daß auch ein Metallstiel, der aus der Scheide herausragt, wenn er mit der Haut in Berührung kommt, nie eine Verbrennung erzeugt, weil es dem Strom gar nicht einfällt, den weiten Umweg durch den Schenkel zu machen, wenn er von der so gut leitenden Scheide aus auf kürzestem Wege zur anderen Elektrode gelangen kann.

Manche Therapeuten verwenden auch Elektroden, in die ein Thermometer eingebaut ist, eine Einrichtung, die, wie ich glaube, wenig praktischen Wert hat. Denn das Thermometer zeigt entweder nur die Temperatur der Elektrode selbst an, die natürlich mit der des Gewebes in gar keiner Weise identisch ist oder es macht uns die Temperatur eines kleinen Schleimhautstückchens ersichtlich, mit dem es zufällig in Berührung ist. Die Erwärmung an einer anderen Stelle kann je nach dem Verlauf der Stromlinien natürlich eine ganz andere, vielleicht schon eine bedenklich hohe sein, ohne daß uns das Thermometer auf diese Gefahr aufmerksam macht.

Die vaginale Elektrode wird vor ihrer Verwendung am besten durch Eintauchen in warmes Wasser etwas vorgewärmt und, wenn nötig, mit einem Gleitmittel versehen. Sie soll so tief, als es ohne Schmerz möglich ist, in die Scheide eingeführt werden. Um ihr Herausgleiten zu verhindern, ist es am besten, den Elektrodenstiel durch einen Sandsack zu stützen, der zwischen die ausgestreckten Beine gelagert wird.

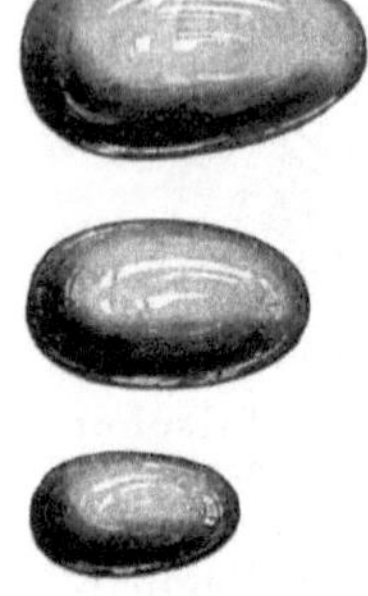
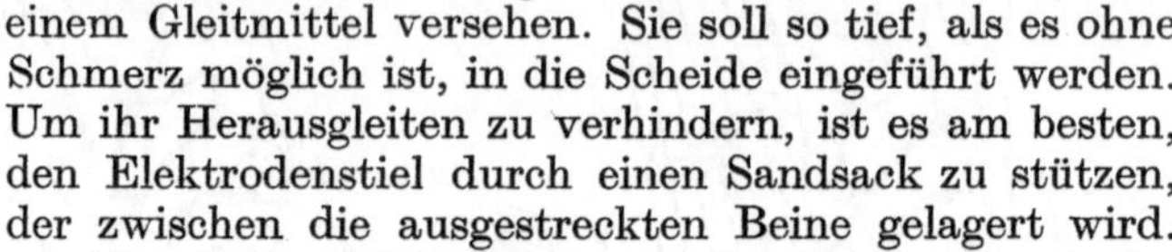
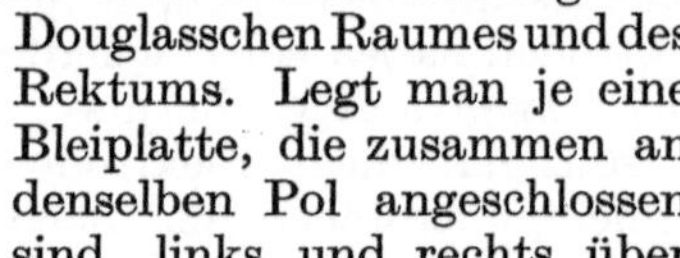

Als Außenelektrode verwendet man eine oder mehrere Bleiplatten, die auf jene Körperseite gelegt werden, nach der man die Stromlinien dirigieren will. Eine über der Symphyse angelegte Platte zieht die Stromlinien nach vorne, wobei vorzugsweise die Blase, und der bei leerer Blase normalerweise anteflektierte Uterus durchwärmt werden. Eine über dem Kreuzbein liegende Elektrode bewirkt eine Durchwärmung des Douglasschen Raumes und des Rektums. Legt man je eine Bleiplatte, die zusammen an denselben Pol angeschlossen sind, links und rechts über

Abb. 110. Vaginalelektroden von Theilhaber.

die Trochantergegend, so wird der Strom vorwiegend durch die Adnexe geleitet. Um eine gleichmäßige Erwärmung aller im Becken liegenden Teile zu bekommen, verwende ich seit Jahren eine gürtelförmige Elektrode, welche das Becken rings umschließt. Diese besteht aus einem Bleistreifen, der eine Breite von 8 cm und eine Länge von 100—120 cm besitzt. Dieser wird, ehe die Patientin sich noch niederlegt, quer über das Behandlungsbett gebreitet, in Kreuzbeinhöhe eingestellt, und dann nachdem die vaginale Elektrode eingeführt worden ist, vorne über der Symphyse geschlossen, am besten in der Weise, daß man die beiden sich überdeckenden Enden des Gürtels zusammen mit einer Elektrodenklemme faßt (Abb. 111). Bei dem Anlegen des Gürtels achte man darauf, daß derselbe genügend tief liegt, das will heißen, daß er rückwärts über das Kreuzbein, seitlich über die Trochantergegend verläuft.

Bei der Verwendung einer vaginalen Elektrode in Verbindung mit einem Beckengürtel erzielt man eine allseits gleichmäßige Verteilung der Stromlinien, welche von der inneren Elektrode strahlenförmig ausgehen. Die Erwärmung ist naturgemäß rings um diese am stärksten. Ihre Oberfläche, welche für die Dosierung maßgebend ist, verträgt eine Belastung von 1,0—1,5 Ampere und darüber. Die Dauer der Behandlung ist 20—30 Minuten.

Die rektale Diathermie. Die Durchwärmung von der Scheide aus ist wohl als die Standardmethode der gynäkologischen Diathermie anzusehen. In einigen Fällen kann sie jedoch vorteilhaft durch eine rektale Diathermie ersetzt werden. Das trifft insbesondere dann zu, wenn es sich um ein im Douglasschen Raum liegendes Exsudat handelt oder um ein solches, welches das kleine Becken fast völlig ausfüllt und vielleicht noch die Scheide vorwölbt, so daß es schwer fällt, eine vaginale Elektrode

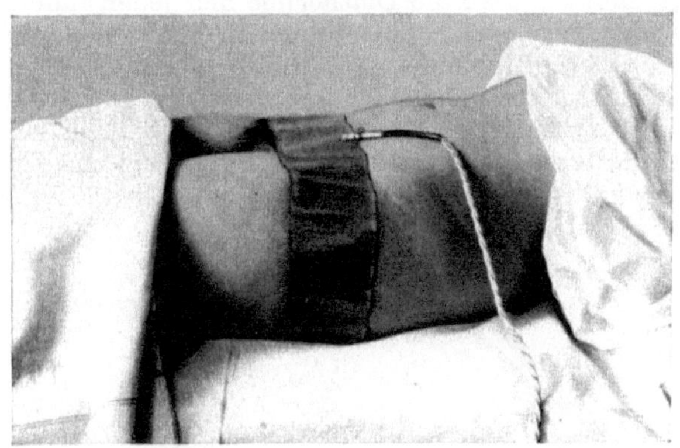

Abb. 111. Gürtelelektrode aus Blei nach Kowarschik.

genügend tief einzuführen. Hier kommt die rektale Diathermie zur Anwendung.

Die hierfür zuerst von Lindemann vorgeschlagenen Elektroden haben sich als zu groß und ihre Anwendung als zu schmerzhaft erwiesen. Sie wurden daher verkleinert. In ihrer heute gebräuchlichen reduzierten Form (Abb. 112) ist ihre leitende Oberfläche aber so klein, daß sie nur ganz geringe Stromstärken anzuwenden gestatten. Ich benütze daher zur rektalen Diathermie bei Frauen die gleiche Mastdarmelektrode, wie sie zur Behandlung der Prostatitis bei Männern gebraucht wird (Abb. 104). Eine solche Elektrode wird, genügend eingefettet, unter Leitung des Fingers in das Rektum eingeführt und vor dem Herausgleiten durch Vorlegen

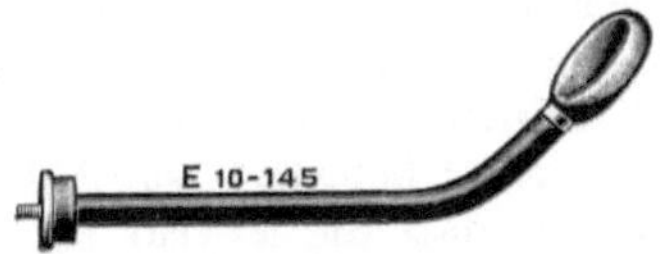

Abb. 112. Rektalelektrode von Lindemann (Koch & Sterzel).

eines Sandsackes geschützt. Als zweite Elektrode dient eine Bleiplatte, die man oberhalb der Symphyse auflegt und durch einen Sandsack beschwert. Stromstärke 0,5—0,8 Ampere.

Cervicitis und Endometritis.

Auch entzündliche Erkrankungen der Uterusschleimhaut, seien sie nun gonorrhoischer oder anderweitiger Natur, sind ein dankbares Objekt für die Diathermiebehandlung. Auszuscheiden sind nach Lindemann[1] nur jene Fälle, bei denen es sich nicht um eine Infektion, sondern um

---

[1] Mschr. Geburtsh. **1923**, H. 2/3.

eine reine Hypersekretion der Cervix etwa auf Grund einer Sekretions-
neurose oder einer Stauung in den Beckenvenen handelt. Hier könnte
die Diathermie mit Rücksicht auf ihre sekretionsanregende Wirkung
sogar Schaden stiften und das Übel verschlimmern. Dagegen ist bei
allen infektiösen Katarrhen die Wärme, wie schon die Erfolge der Heißwasserspülungen nach Zweifel bei Gonorrhöe gezeigt haben, ein ausgezeichnetes Heilmittel. Daß die Diathermie hier jeder anderen Wärmeanwendung überlegen ist, steht außer Frage. Wenn es auch nicht gelingt,
wie man anfangs erhoffte, eine gonorrhoische Infektion in ein oder
zwei Sitzungen zu kupieren, so schädigt doch die wiederholte Durchwärmung die Lebenskraft der Keime, um sie schließlich zu zerstören.
Es ist zum mindesten auffallend, in wie kurzer Zeit zuweilen ein rein
eitriger bakterienhaltiger Fluor einer schleimigen Sekretion Platz macht.

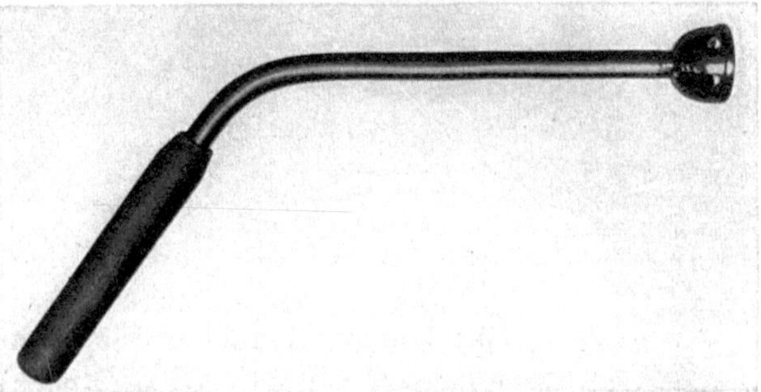

Abb. 113. Uteruselektrode von Lindemann.

Die Diathermie ist bei Cervicitis und Endometritis zweifellos ein neuer
wertvoller Behelf, der in der Behandlung dieser Krankheiten einen
wesentlichen Fortschritt bedeutet.

Die Technik der Durchwärmung. Zur Durchwärmung des Uterus
hat Lindemann eine schalenförmige Elektrode angegeben, die an
einem Stiel befestigt ist (Abb. 113). Sie wird in die Scheide derart eingeführt, daß die Portio in die Schale zu liegen kommt. Als Gegen-
elektrode dient eine Bleiplatte (200 cm²), die über der Symphyse aufgelegt wird. Stromstärke etwa 0,5—1,0 Ampere. Man erreicht so leicht
in der Vagina eine Temperatur von 40—41° C, die Temperatur in der
Cervix dürfte also noch höher sein. Eine Durchwärmung des Uterus
bei dieser Elektrodenanordnung kommt jedoch nur dann zustande,
wenn derselbe mit seinem Körper nach vorne liegt. Denn nur dann
fällt dieser in den Bereich des von der Portio ausgehenden Strahlenkegels. Haben wir eine Retroflexio vor uns, so ist der Uteruskörper
auf diese Weise den Stromlinien nicht mehr erreichbar. Bei einer Retroflexio oder einer Retroversioflexio bringt man die aktive Elektrode
an die Portio, während man die inaktive auf den Rücken legt. Auch
kann man in diesem Fall, dem Vorschlag Lindemanns folgend, eine
Rektalelektrode verwenden, der man eine Bleiplatte, die auf den Unterbauch zu liegen kommt, gegenüberstellt. Die Einführung von intra-

uterinen Elektroden, wie sie von amerikanischen Autoren vorgeschlagen wurde, halte ich nicht nur für überflüssig, sondern auch für gefährlich.

Es ist vorteilhaft, die Wirkung der Diathermie durch medikamentöse Spülungen oder durch Vorlegen von Tampons, die mit Argentum nitricum, Protargol oder einem anderen Silbersalz durchtränkt sind, zu unterstützen. Besonders betonen möchte ich die günstige Wirkung, welche die Diathermie kombiniert mit einer Vakzinetherapie entfaltet. Die Erfolge der Diathermie können dadurch ebenso verbessert werden wie die der Vakzinetherapie. Es ist zweifellos, daß die Durchwärmung der erkrankten Organe diese für die Vakzine sensibilisiert, vermutlich infolge der Hyperämie und Hyperlymphie, welche sie in diesen Teilen auslöst. Die klinische Beobachtung zeigt, daß die Herdreaktion wesentlich stärker ausfällt, wenn man der Vakzineinjektion eine Diathermie unmittelbar vorausschickt. Sie zeigt ferner, daß auch dort, wo starke Vakzinedosen keine Reaktion mehr auszulösen imstande sind, eine solche bisweilen wieder erscheint, wenn der Krankheitsherd durchwärmt wurde. Diese Beobachtungen, die nur im Sinn einer Sensibilisierung gedeutet werden können, finden ihre Analogie in der klinisch wie experimentell festgelegten Tatsache, daß die elektrische Durchwärmung das Gewebe auch für Röntgenstrahlen sensibilisiert. Wir werden darüber noch ausführlich zu sprechen haben.

Amenorrhöe, Dysmenorrhöe und funktionelle Störungen.

Anzeigen. Es wurde schon früher erwähnt, daß die Diathermie überall dort kontraindiziert ist, wo Blutungen oder auch nur die Neigung zu solchen besteht, weil diese unter dem Einfluß der Erwärmung verstärkt bzw. ausgelöst werden. Die Diathermie ist infolgedessen auch in der Zeit der Menses verboten. Ich selbst habe bisweilen gesehen, daß im Verlaufe einer Diathermiebehandlung die sonst regelmäßigen Menses verfrüht eintraten. Alle diese Beobachtungen erweisen zur Genüge, daß die Diathermie eine ausgesprochen hyperämisierende Wirkung auf die Geschlechtsorgane ausübt und legen den Gedanken nahe, sie dort in Anwendung zu bringen, wo die Absicht besteht, eine genitale Blutung hervorzurufen. Das ist der Fall bei der Amenorrhöe. **Kowarschik und Keitler, Lindemann, Theilhaber, Turell** u. a. empfehlen sie in diesem Sinn.

Büben[1]) untersuchte systematisch den Einfluß der Diathermie auf die Menstruation und konnte nachweisen, daß bei den mit Diathermie behandelten Frauen die Menses in $40,9\,^0/_0$ stärker waren, in $32,3\,^0/_0$ länger dauerten als sonst. In einer anderen Versuchsreihe zeigte sich, daß die Menses in $42,8\,^0/_0$ früher auftraten als normal. Bei Frauen, welche probeweise während der Menstruation diathermiert wurden, nahmen die Blutungen fast ausnahmslos zu und dauerten länger.

Der Einfluß der Diathermie auf die Durchblutung des Genitales

---

[1]) Zbl. Gynäk. **1927**, Nr 23.

veranlaßte Castano und Gomez[1]), Rochat u. a. die Diathermie bei Sterilität zu versuchen, und zwar in jenen Fällen, wo als Ursache dieser eine ungenügende Entwicklung des Genitales angenommen werden mußte. Die genannten Autoren hofften durch die Hyperämisierung die Funktion der Ovarien anzuregen, die Geschlechtsorgane zur weiteren Entwicklung zu bringen und damit für eine Konzeption geeignet zu machen. Sie berichten über günstige Erfahrungen, die sie in verschiedenen Fällen machten. Auch dysmenorrhoische Beschwerden hat man erfolgreich mit Diathermie behandelt. Dabei kommt uns in gleicher Weise die schmerzstillende wie die krampflösende Wirkung der Wärme zugute.

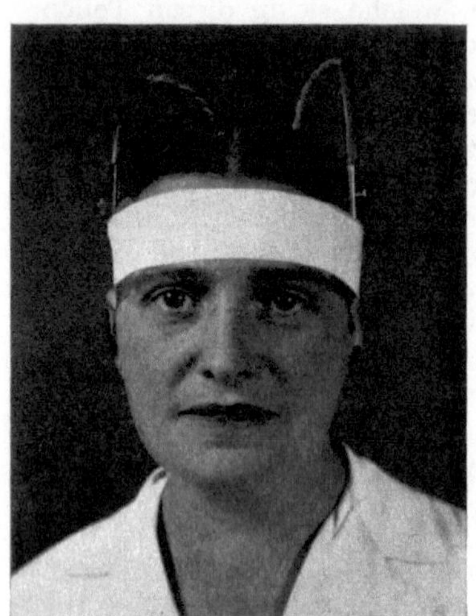

Abb. 114. Sog. Diathermie der Hypophysengegend.

Büben glaubt, daß die Erfolge der Diathermie dort am besten seien, wo eine Hypoplasie des Genitales die Grundlage der Dysmenorrhöe bildet, was nach Hirsch in 60% aller Fälle zutrifft.

Szenes[2]) hat bei klimakterischen Beschwerden die Diathermie der Hypophysengegend in Vorschlag gebracht. Dabei werden an die Schläfengegend beiderseits zwei 4×5 cm große Bleiplatten angelegt und mit einer Binde befestigt (Abb. 114). Eine Stromstärke von 0,2—0,3 Ampere erzeugt eine mäßige, angenehm empfundene Wärme. Behandlungsdauer 10—20 Minuten. Szenes sah unter der Behandlung die Wallungen, die Hyperhidrosis, besonders aber die Kopfschmerzen in den meisten Fällen verschwinden oder sich weitgehend bessern. Die Erfolge, die ich in über 30 derart behandelten Fällen erzielen konnte, waren nicht überzeugend.

Eine interessante Mitteilung verdanken wir Liebesny, der eine röntgenkastrierte Frau, die an schweren Ausfallserscheinungen litt, in der beschriebenen Weise behandelte und nicht nur ein Verschwinden der klimakterischen Beschwerden, sondern auch den Erfolg erzielte, daß die bei der Patientin seit 5 Jahren ausgebliebene Periode wieder auftrat.

Bei funktionell neurasthenischen Klagen ist der Einfluß der Diathermie ein schwankender. Hier spielt allzu sehr die Psyche der Patientin wie die suggestive Macht des Arztes eine entscheidende Rolle. Daher berichten die einen über Erfolge, die anderen über Mißerfolge.

Die Technik der Durchwärmung. Bei der Amenorrhöe, Dysmenorrhöe und den funktionellen Störungen werden wir das gesamte Genitale möglichst gleichmäßig zu durchwärmen suchen, was am besten auf vaginalem Wege geschieht. Es kommt dann jene Methode der vaginalen Diathermie zur Anwendung, die wir bei der Parametritis (Adnextumoren)

[1]) Semana méd. **1923**, No 13.
[2]) Wien. klin. Wschr. **1925**, Nr 12.

eingehend beschrieben haben. Nur dort, wo die Einführung einer Elektrode in die Scheide nicht möglich ist, werden wir uns mit der perkutanen Durchwärmung begnügen.

Nachbehandlung nach Krebsoperationen.

Theilhaber[1]) hat die Diathermie auch zur Nachbehandlung nach Exstirpation von Karzinomen empfohlen, um das Auftreten von Rezidiven zu verhüten. Nach ihm ruft die Diathermie nicht nur eine Hyperämie, sondern eine „akute Entzündung" in den durchwärmten Geweben hervor, die sich anatomisch in einer Anhäufung von Rundzellen im Bindegewebe kennzeichnet. Diese sollen einen Schutz gegen das Vordringen der Epithelzellen bilden und so die Rezidivgefahr vermindern. Theilhaber empfiehlt daher, nach der radikalen Entfernung der Krebsgeschwulst die Patientinnen einer Diathermiekur zu unterziehen und diese weiterhin wenigstens zweimal im Jahre zu wiederholen.

Diese Anschauung Theilhabers steht im Widerspruch mit der bisher allgemein verbreiteten Ansicht, daß die Durchwärmung eines malignen Tumors und die dadurch bewirkte Hyperämisierung desselben einen Reiz auf das Wachstum der Tumorzellen ausübt und daher unter allen Umständen vermieden werden müsse. Schon Bernd hat bezüglich der Diathermie diese Ansicht geäußert und Lenz glaubte sie durch klinische Beobachtungen bestätigen zu können.

Die Angaben Theilhabers veranlaßten Liebesny[2]) die Wirkung der Diathermie auf das Karzinomgewebe im Tierversuch nachzuprüfen. Er impfte weiße Mäuse intramuskulär mit Karzinom, diathermierte dieselben vom 6.—18. Tage nach der Impfung und fand nach Ablauf dieser Zeit bei den so behandelten Tieren ein merkliches Zurückbleiben im Wachstum der Geschwülste gegenüber denjenigen der nicht diathermierten Kontrolltiere. Die nach der Methode von Joannovics vorgenommene Wägung ließ eine Wachstumshemmung bis zu 42,6% feststellen. Mikroskopisch konnte nachgewiesen werden, daß bei den diathermierten Mäusen die Tumorzellen zum größten Teil zerfallen waren. Die karzinolytische Wirkung der Diathermie war damit auch experimentell erwiesen. Ganz ähnliche Untersuchungen machten auch Rohdenburg und Prime an Rattentumoren. Sie konnten gleichfalls als Folge der Durchwärmung eine Zellzerstörung feststellen.

Ob diese Wirkung durch die bei der Erwärmung auftretende Hyperämie oder durch die Hyperthermie als solche bedingt ist, läßt sich nicht entscheiden. Wahrscheinlich wirken beide Faktoren in gleichem Sinn. Dagegen gelang es Liebesny bei seinen Untersuchungen nicht, die Rundzelleninfiltrate festzustellen, die nach Theilhaber als die Folge einer „akuten Entzündung" in dem diathermierten Gewebe auftreten und die nach diesem Autor eine ganz besondere Rolle bei der Wachstumshemmung der Karzinomzellen spielen sollen. Auch andere Untersuchungen, die Liebesny gemeinsam mit Kolmer an den Hoden gesunder Hunde ausführte, vermochten diesen Befund Theilhabers nicht zu bestätigen. Nach mehrtägig wiederholter Diathermie des einen Hodens zeigte dieser wohl makroskopisch wie mikroskopisch eine deutliche Hyperämie im Vergleich zu dem Hoden der nichtbehandelten Seite, Rundzellenansammlungen, wie sie Theilhaber beschrieb, waren jedoch nicht aufzufinden.

Mag nun die hemmende Wirkung der Diathermie auf das Wachstum von Karzinomen diese oder jene Erklärung finden, jedenfalls ist die Tatsache an sich von klinischer Bedeutung. Wenn die Diathermie auch keinesfalls als ein Heilmittel für Karzinome angesehen werden kann, so vermag sie uns doch vielleicht zur Verhütung von Rezidiven Dienste zu leisten. In diesem Sinn wird sie von Theilhaber seit Jahren warm empfohlen, welcher Empfehlung sich später auch Christoph Müller auf Grund eigener klinischer Beobachtungen anschloß. Es ist wohl möglich, daß durch die systematische Behandlung der Operationsnarben mit Diathermie das Aufgehen etwa zurückgebliebener Keime verhindert und damit ein Rezidiv verhütet werden kann. Nach Theilhaber bleiben derartig behandelte

---

[1]) Berl. klin. Wschr. **1913**, Nr 8. Münch. med. Wschr. **1918**, Nr 32. Wien. klin. Wschr. **1919**, Nr 29 u. a. O.
[2]) Wien. klin. Wschr. **1921**, Nr 11.

Narben noch viele Monate nach dem Aussetzen der Diathermie weich, geschmeidig und rot wie in den ersten Monaten nach der Operation, während ältere Narben nach Krebsoperationen nicht selten blaß werden und eine keloidartige Verdickung zeigen.

Die postoperative Diathermie wirkt also rezidivverhütend in gleichem Sinn wie die Röntgenbestrahlung und ist geeignet, deren Wirkung zu unterstützen.

Geburtshilfe.

Anzeigen. Die blutungsanregende Wirkung der Diathermie war die Veranlassung, dieselbe auch zur Einleitung eines künstlichen Abortus zu versuchen. In den wenigen bisher mitgeteilten Fällen allerdings ohne Erfolg. Auch in der Geburtshilfe selbst hat man die Diathermie angewendet. So berichtet Henkel über einen Fall von Missed labour, bei dem die Geburt, nachdem Pituitrin vergeblich gebraucht worden war, durch die Diathermie in Gang kam. In einem zweiten Fall von Wehenschwäche war der Erfolg ein gleich guter.

Seitz und Vey[1]) haben ausgehend von der Tatsache, daß die Sekretion einer Drüse durch Hyperämie gesteigert werden kann, die Diathermie auch bei mangelhafter Milchsekretion, bei Hypogalaktie, versucht. Sie konnten die Wahrnehmung machen, daß die systematische Durchwärmung der Brust von Schwangeren nach Eintritt der Geburt den Milcheinschuß wesentlich erhöht und so das Stillen erleichtert. Bei Schwangeren, die in dieser Weise behandelt wurden, zeigte sich oft stundenlang nach der Durchwärmung ein vermehrtes Spannungsgefühl in der Brust, was wohl als Ausdruck einer länger dauernden Hyperämie anzusehen ist. Bei fortgesetzter Behandlung war eine deutliche Größenzunahme der Drüse festzustellen, die insbesondere bei infantilen Brüsten ausgesprochen war. Auch wenn die Behandlung erst nach der Geburt einsetzte, brachte sie noch Erfolg, indem die früher vermißte Milchsekretion öfters noch am 7., 8. oder 9. Wochenbettag eintrat.

Die Technik der Durchwärmung. Für geburtshilfliche Zwecke, wie z. B. bei Wehenschwäche, wird sich die Durchwärmung des Uterus mittels je einer auf den Bauch und auf den Rücken aufgelegter Bleiplatte empfehlen. Zur Diathermie der weiblichen Brust verwenden Seitz und Vey Bleielektroden in der Größe von 40—50 cm², zwischen welche sie das Organ fassen. Damit die Erwärmung eine gleichmäßige sei, müssen die Platten planparallel zueinander stehen. Um dies zu erreichen und um sich gleichzeitig die Mühe des Haltens zu ersparen, haben die genannten Autoren einen eigenen selbsttätigen Elektrodenhalter konstruiert.

XI. Die Erkrankungen des Auges.
Experimentelle Untersuchungen.

Die Erwärmung des Auges durch die Diathermie. Krückmann machte bereits im Jahre 1911 nach Versuchen an toten Tier- und Menschenaugen auf die Verwendbarkeit der Diathermie bei Erkrankungen des Auges aufmerksam, warnte jedoch mit Rücksicht auf die Verbrennungsgefahr noch vor ihrer allgemeinen Anwendung. Die ersten grundlegenden Untersuchungen über die Wirkung der Diathermie auf das lebende Auge stammen von Zahn[2]) aus der Tübinger Augenklinik. Dieser Autor diathermierte zuerst das Auge am lebenden Kaninchen, wobei er feststellen konnte, daß sich mit der elektrischen Durchwärmung ungleich höhere Temperaturen im Konjunktivalsack und im Glaskörper erzeugen ließen als durch heiße Umschläge. Bei einer Konjunktivalsacktemperatur von 45° C scheint die obere Grenze der Toleranz

---

1) Zbl. Gynäk. **1921**, 1798.
2) Klin. Mbl. Augenheilk. **13**, 371 (1912).

erreicht zu sein, indem sich bei dieser Temperatur bereits Schädigungen der Hornhaut in Form von kleinzelligen Infiltrationen zeigen, eine Angabe, welche später auch von Krückmann und Telemann bestätigt wurde. Nach diesen Tierversuchen ging Zahn an die Diathermie des menschlichen Auges und legte vor allem die Tatsache fest, daß wiederholte Erwärmungen der Bindehaut auf 42° ohne jeden Schaden vertragen werden.

Eingehende Untersuchungen über die Erwärmung der einzelnen Augenabschnitte bei der Diathermie verdanken wir weiterhin Krückmann und Telemann[1]), welche sich zu ihren Temperaturmessungen der thermoelektrischen Methode bedienten. Sie fanden, daß bei Verwendung der Glaskammerelektrode (s. S. 193) sich die Kornea und Sklera, entsprechend ihrem höheren elektrischen Widerstand, stärker erwärmen als das Kammerwasser und der Glaskörper. Im übrigen stimmen ihre Angaben mit denen Zahns überein.

Diesen Untersuchungen reihen sich die Experimente von Qurin[2]) an, der bei der Diathermie des menschlichen Auges im Bindehautsack eine Höchsttemperatur von 43,6° C erreichen konnte. Ein Überschreiten dieser Temperatur war infolge des Hitzegefühles, welches die Versuchspersonen empfanden, nicht möglich. Dieses Ergebnis ist insofern von Bedeutung, als es uns zeigt, daß auch bei starkem Hitzegefühl die Temperatur im Bindehautsack noch immer nicht jene Grenze (45° C) erreicht, welche von Zahn, Krückmann und Telemann als Schädigungsgrenze gefunden wurde.

Qurin suchte sich des weiteren Klarheit darüber zu verschaffen, in welchem Verhältnis die retrobulbär erzielte Temperatur zur Konjunktivalsacktemperatur steht. Zu diesem Zweck benutzte er Versuchspersonen, denen das eine Auge enukleiert worden und bei denen ein möglichst tiefer Konjunktivalsack zurückgeblieben war. In die Spitze des letzteren legte er ein für diesen Zweck besonders konstruiertes Thermometer, füllte dann die Augenhöhle mit einem frischen, in lauwarmer Kochsalzlösung aufbewahrten Tierauge und legte zwischen dieses und das untere Augenlid wieder ein Thermometer ein. Hierbei zeigte sich nun die interessante Tatsache, daß die Temperatur in der Orbita nicht hinter der des Konjunktivalsackes zurückblieb, sondern ihr im Gegenteil um 1—2 Grade vorauseilte. Diese Erscheinung erklärt sich daraus, daß die von der Augenelektrode zur Nackenelektrode gehenden Stromlinien auf ihrem Wege durch die Augenhöhle von den knöchernen, schlecht leitenden Wänden des Orbitaltrichters nach hinten eingeengt werden, wodurch ihre Dichte notwendigerweise steigt. Bereits Zahn hatte aus diesem Umstand eine besondere Tiefenwirkung von der Diathermie erwartet. Anders ist das Verhalten bei Verwendung von elektrischen Thermophoren. Hier blieb die Temperatur des retrobulbären Raumes hinter der des Bindehautsackes um 2—3 Grad Celsius zurück.

Über den Stromlinienverlauf bei der Diathermie des menschlichen Auges wurden von einzelnen Autoren sehr weitläufige und leider sehr

---

1) Arch. vergl. Ophthalm. **86**, H. 3 (1913).
2) Z. Augenheilk. **31** (1914).

unfruchtbare Erörterungen angestellt. Einem physikalisch so komplizierten Problem kommt man mit theoretischen Erwägungen über die Größe des Widerstandes, Reihen- oder Parallelschaltung, kapazitiver Aufladung u. dgl. nicht bei; hier entscheidet einzig und allein das Experiment.

Der Einfluß der Diathermie auf den intraokulären Druck und das Kammerwasser. Claussnitzer[1]) untersuchte den Einfluß der Erwärmung auf den intraokulären Druck und stellte fest, daß die Diathermie in vielen Fällen eine Drucksteigerung erzeugt, und zwar vor allem bei entzündlichen Erkrankungen des Auges wie Iritis und Iridozyklitis. Im normalen Auge dagegen bleibt diese Steigerung des Druckes aus, ja es zeigt sich eher ein Absinken desselben. So konnte Claussnitzer beispielsweise bei einer Patientin mit einer Tuberkulose des Uvealtraktus am kranken Auge den Druck von 18 mm auf 35 mm, also fast auf das Doppelte, erhöhen, während das gesunde Auge in keiner Weise beeinflußt wurde. Qurin gibt an, daß er in einem Fall von glaukomatöser Optikusatrophie eine Drucksteigerung und starke Obskurationen beobachtete.

Beobachtungen über das Verhalten des Kammerwassers bei der Diathermie verdanken wir Sattler[2]). Er fand bei Kaninchen, daß das Wasser der vorderen Kammer nach einer viertelstündigen elektrischen Durchwärmung einen viermal so großen Eiweißgehalt aufwies als nach einer halbstündigen Behandlung mit heißen Umschlägen, was als Beweis für die ungleich stärkere Hyperämie der Ziliargefäße bei der Diathermie anzusehen ist. Diese Erhöhung des Eiweißgehaltes nach der Diathermie wurde auch von Löwenstein und Kubik refraktometrisch nachgewiesen.

Anzeigen und Gegenanzeigen.

Die Erkrankungen der Konjunktiva. Von den Erkrankungen der Konjunktiva kommen für die Diathermie in erster Linie die rheumatischen und gichtischen Formen der Bindehautentzündung in Betracht, welche erfahrungsgemäß durch Wärme günstig beeinflußt werden. Kraft und Ten Doesschate berichten über Erfolge bei drei Fällen von gonorrhoischer Konjunktivitis. Waldmann sah einen günstigen Einfluß bei Frühjahrskatarrh und Trachom, Monbrun und Castéran einen solchen bei Conjunctivitis follicularis.

Die Erkrankungen der Kornea und Sklera. Bei den geschwürigen Erkrankungen der Hornhaut scheint die Diathermie keinen Nutzen zu bringen (Qurin, Koeppe), eher sind die parenchymatösen Hornhauterkrankungen für die elektrische Durchwärmung geeignet. Best, Maldutis, Qurin und Waldmann konnten bei diesen Erfolge beobachten, während Koeppe sich gegen die Behandlung der Keratitis parenchymatosa mit Diathermie ausspricht. Übereinstimmend dagegen sind die Angaben der verschiedenen Autoren über die günstige Wirkung der Durchwärmung bei chronisch rheumatischer Skleritis und Episkleritis.

---

[1]) Klin. Mbl. Augenheilk., Juni **1912.**
[2]) 38. Kongr. ophthalm. Ges. Heidelberg **1912.**

Die Erkrankungen der Iris und Chorioidea. Einen guten, ja einen fast spezifischen Einfluß übt die Diathermie auf die rheumatische Iritis und Iridozyklitis (Qurin, Kowarschik, Best) und in gleich günstigem Sinn wirkt sie auf die gonorrhoische Iritis. Hingegen verhalten sich luetische und tuberkulöse Erkrankungen der Iris und der Chorioidea ziemlich refraktär. Bei septisch infektiöser Iritis sowie beim Hypopion ist die elektrische Durchwärmung kontraindiziert (Koeppe).

Die Erkrankungen des Glaskörpers. Die Diathermie kommt bei allen Glaskörpertrübungen in Frage. Sie erweist sich bei solchen, die durch rheumatische Iridozyklitis und Chorioiditis bedingt sind, von Nutzen, gelegentlich auch bei solchen tuberkulöser und luetischer Natur (Koeppe). Bei Blutungen in den Glaskörper, desgleichen bei Blutungen in die vordere Kammer, die Iris usw. ist die Diathermie wegen ihrer hyperämisierenden Wirkung nur mit größter Vorsicht anzuwenden. Gegenangezeigt ist sie bei jenen Erkrankungen, die das Auftreten neuer Blutungen befürchten lassen. Auf jeden Fall wird man gut tun, nach dem Eintritt einer Blutung einen Zeitraum von acht Tagen verstreichen zu lassen, ehe man eine Durchwärmung vornimmt.

Die Erkrankungen des Nervus opticus und der Retina. Über die Wirkung der Diathermie auf die Erkrankungen des Sehnerven ist nur wenig bekannt. Qurin erzielte bei einem Patienten mit doppelseitiger Optikusatrophie infolge herdförmiger Myelitis eine bedeutende Besserung der Sehschärfe (von Fingerzählen in 5 Metern auf $^4/_{24}$) und eine wesentliche Erweiterung des Gesichtsfeldes. Bei Tabes und multipler Sklerose sahen Qurin und auch Koeppe keinen Erfolg. Demgegenüber stehen die Beobachtungen von Löffler und Wellisch[1]), die bei retrobulärer Neuritis im Anschluß an multiple Sklerose deutliche Besserungen beobachteten. Nach der Mitteilung der gleichen Autoren ist selbst bei tabischer Optikusatrophie die Diathermie nicht ganz aussichtslos, wenigstens lassen sich Stillstände im Verlauf der Erkrankung erzielen.

Das Glaukom. Während das Glaukom der Gefahr einer Drucksteigerung im allgemeinen als Kontraindikation für die Diathermie gilt, konnten Löffler und Wellisch bei Glaucoma simplex, d. h. solchen mit niedrigem Druck, wenn auch nicht eine Besserung der Sehleistung, so doch eine Verkleinerung der Skotome und eine Erweiterung des zentralen Gesichtsfeldes feststellen, was von den Patienten als wesentliche subjektive Besserung empfunden wurde.

Gegenanzeigen der Diathermiebehandlung sind:

1. Infektiös-septische Erkrankungen der Hornhaut, der Iris und Chorioidea sowie die entsprechenden Erkrankungen des Glaskörpers. Weiterhin alle eitrigen Prozesse des Orbitalgewebes, vor allem auch drohende Panophthalmie.

2. Frische Blutungen und Erkrankungen, die zur Blutung neigen.

3. Glaukom mit hohem Druck.

4. Exophthalmus bei Morbus Basedowi.

---

[1]) Klin. Mbl. Augenheilk. 1929 August September.

Die Technik der Augendiathermie.

Die Erwärmung des Auges wird in der Weise vorgenommen, daß
man eine aktive Elektrode auf das Auge selbst, eine zweite inaktive
Elektrode auf eine entfernte Körperstelle, am zweckmäßigsten auf
den Nacken aufsetzt, damit die von der ersten Elektrode ausgehenden
Stromlinien möglichst der Länge nach durch die Orbita ziehen. Die
Augenelektrode wird entweder auf die geschlossenen Lider oder auf das
geöffnete Auge aufgesetzt. In letzterem Fall verwendet man eine sog.
Glaskammerelektrode. Man kann demnach eine Diathermie bei geschlossenen und eine solche bei offenen Lidern unterscheiden.

Die Diathermie bei geschlossenen Lidern führe ich mit einer von
mir angegebenen Augenelektrode[1]) aus, die für ein oder gleichzeitig
auch für beide Augen verwendet werden kann (Abb. 115). Auf die
geschlossenen Lider kommt eine
der Größe des Orbitaleinganges
entsprechende vielfache Lage von

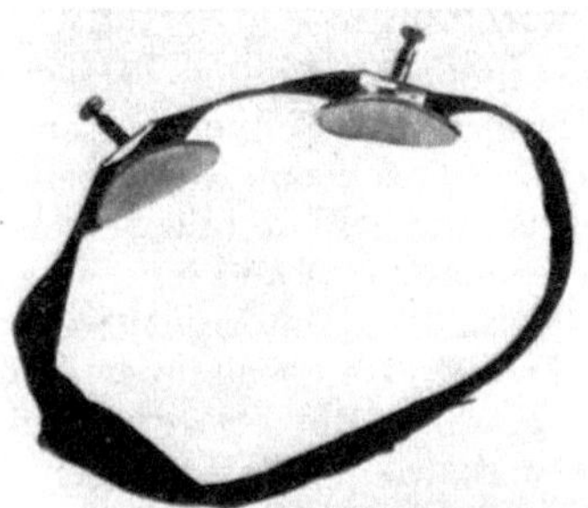

Abb. 115. Augenelektrode
von Kowarschik.

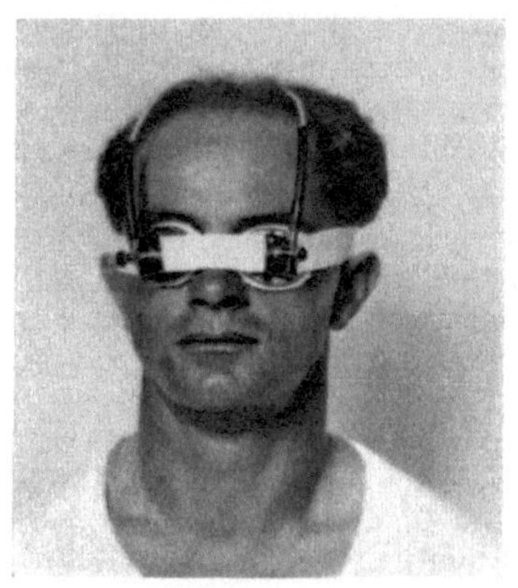

Abb. 116. Augendiathermie.

hydrophiler Gaze oder eine Doppellage von Frottierstoff, die, um ihren
Widerstand möglichst gering zu machen, mit konzentrierter Kochsalzlösung durchtränkt werden. Auf diese feuchte Unterlage setzt man die
Augenelektrode, die durch ein um den Kopf gelegtes Band mit mechani-
schem Verschluß festgehalten wird (Abb. 116). Die inaktive Elektrode
besteht aus einer Bleiplatte (200 cm), die am Rücken befestigt wird.
Von den zahlreichen Elektrodenformen, die sonst noch zur Diathermie
des Auges empfohlen wurden, möge nur noch die von Qurin erwähnt
werden (Abb. 117).

Die für ein Auge anwendbare Stromstärke beträgt 0,2—0,3 Ampere.
Zur Regulierung dieser kleinen Ströme bedient man sich zweckmäßig
eines Feinregulators (s. S. 32).

Der Umstand, daß sich bei geschlossenen Lidern die Haut stärker
erwärmt als die unter ihr liegende Hornhaut, erscheint mir als kein
besonderer Nachteil, im Gegenteil, ich erblicke darin eine Sicherung
für das Auge.

---

[1]) Erzeugt von L. Schulmeister, Wien.

Die Diathermie bei offenen Lidern. Hierbei verwendet man die von Bucky angegebene Glaskammerelektrode (Abb. 118). Diese setzt man, nachdem man ihren freien Rand mit Vaselin eingefettet hat, zunächst auf das geschlossene Auge auf und läßt sie von dem Patienten halten. Dann wird die Kammer mittels Irrigator von unten oder einer Undine von oben mit einer etwa 30°C warmen isotonischen Kochsalzlösung gefüllt. Ist das geschehen, so öffnet der Patient das Auge wieder. Die mit der Buckyschen Augenelektrode anwendbare Stromstärke beträgt 0,2—0,4 Ampere. Bei allen Wasserelektroden besteht die

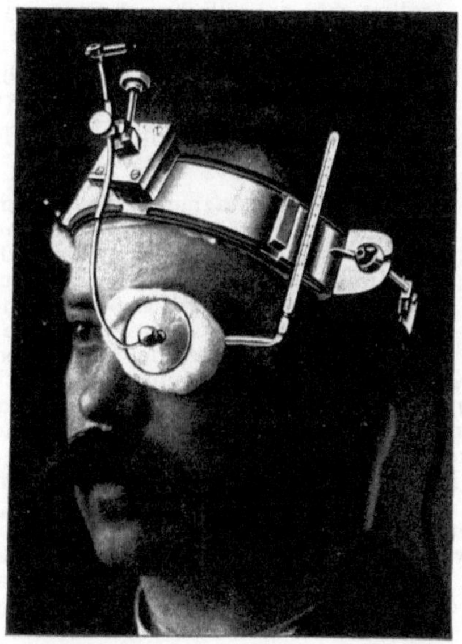

Abb. 117. Elektrodenhalter von Qurin.

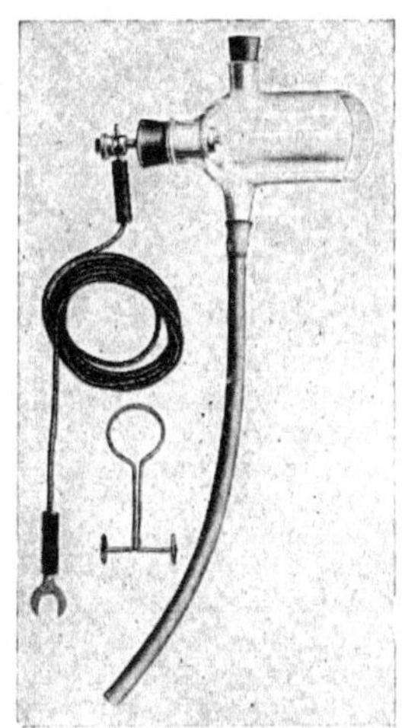

Abb. 118. Augenelektrode von Bucky.

Gefahr, daß die Flüssigkeit während der Behandlung ausfließt. Dazu kommt der Umstand, daß viele Personen überhaupt nicht imstande sind, unter Wasser die Augen zu öffnen.

XII. Die Erkrankungen des Ohres.

Anzeigen. Im Gegensatz zu den zahlreichen Untersuchungen über die Diathermie des Auges sind die Arbeiten, welche sich mit der Diathermie des Ohres beschäftigen, recht spärlich. Nach unseren Erfahrungen auf anderen Gebieten dürfte die Diathermie vor allem bei subakuten und chronischen Entzündungen des Mittelohres angezeigt sein. In diesem Sinn empfehlen sie z. B. Leroux, Bo und Rubley[1]). Nach letzteren ist die Diathermie dann am Platz, wenn nach spontaner Perforation oder nach Parazentese für einen guten Abfluß des Eiters gesorgt

---

[1]) Ann. Mal. Oreille **1924**, No 11.

ist. Die Behandlung verwandelt die eitrige Sekretion bald in eine schleimige und bringt sie weiterhin zum Verschwinden. In chronischen Fällen kommt es bisweilen nach den ersten Sitzungen zu einer vorübergehenden Vermehrung des Ausflusses. Rubley sah in 60 Fällen von Otitis media, die er diathermisch behandelte, nie ein Übergreifen des Entzündungsprozesses auf den Warzenfortsatz.

Ob die Diathermie bei der Otosklerose irgendwelche Aussichten auf Erfolg hat, ist durchaus zweifelhaft. Während Hamm solche Erfolge gesehen haben will, wird von Mendel die Anwendung der Diathermie bei dieser Erkrankung für erfolglos, von Gerlach unter Umständen selbst für schädlich gehalten. Ich selbst habe die Diathermie bei verschiedenen subjektiven Ohrgeräuschen, die keiner anderen Behandlung weichen wollten, mit Erfolg angewendet.

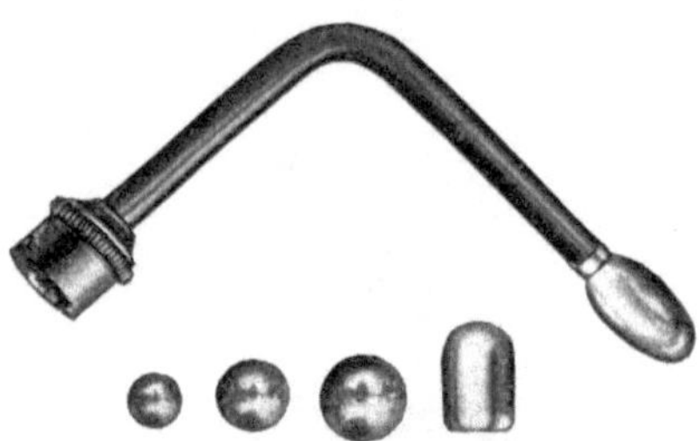

Abb. 119. Ohrelektroden von Bucky.

Über den Nystagmus, ausgelöst durch Diathermie des Ohres, stellte Kubo[1]) interessante Untersuchungen an. Die Technik bestand in der Einführung einer Elektrode in den äußeren Gehörgang, während die zweite Elektrode in der Hand gehalten wurde. Dabei beobachtet man bei sonst Gesunden einen Nystagmus mit Andeutung von Rotation nach der erregten Seite. Ist die Erregung eine doppelseitige, indem man in jeden Gehörgang eine Elektrode einführt und den Strom quer durch den Schädel leitet, dann zeigt sich eine Abhängigkeit von der Kopfhaltung insoferne, als der Nystagmus nach der Seite der Kopfwendung erfolgt. Bei akuter und chronischer Otitis media und externa, bei Polypenbildung lassen sich deutliche Unterschiede zwischen dem kalorischen und diathermischen Nystagmus feststellen. Während der diathermische Nystagmus bei Gesunden wie bei Kranken gleich rasch erscheint, ist der kalorische bei der erwähnten Erkrankung verzögert, da die Wärmeleitung durch den Eiter, die Granulationen oder sonstige Verhältnisse behindert wird.

Die Technik der Ohrdiathermie. Die elektrische Durchwärmung des Ohres kann man nach dem Vorschlag Mendels, wie folgt, ausführen. Der Gehörgang wird bis zum Trommelfell austamponiert mit einem in Kochsalzlösung getränkten Wattestreifen, der sich in eine die Ohrmuschel und ihre Krypten ausfüllende feuchte Wattelage fortsetzt. Auf diese kommt eine kleine ovale Bleiplatte zu liegen, während eine zweite größere Bleiplatte als inaktive Elektrode der Wange der anderen Seite aufgesetzt wird. Beide Elektroden werden mittels Binden am Kopf befestigt. Die von der Ohrelektrode ausgehenden Stromlinien ziehen eingescheidet von den knöchernen Wänden des äußeren Gehörganges durch den Tampon direkt gegen das mittlere und innere Ohr. Die Stromstärke beträgt bei dieser Anordnung 0,1 bis 0,2 Ampere.

Nach Bucky kann man die Durchwärmung des mittleren und inneren Ohres auch in folgender Weise machen. Man verwendet eine der von ihm angegebenen Ohrelektroden. Es sind dies kugel-, eiförmige oder auch mehr zylindrische Metallkörper, die mit Hilfe eines recht-

---

[1]) Amer. J. physic. Ther. **1926**, Nr 7.

winkelig gebogenen Zwischenstückes an einem Elektrodenhälter befestigt werden (Abb. 119). An diesem hält der Patient die Elektrode während der Behandlung, wobei er das metallische Ansatzstück in die Öffnung des äußeren Gehörganges drückt. Als zweite Elektrode verwendet Bucky eine kleine Metallscheibe, die er am Hals, und zwar an jener Stelle anlegt, wo die Karotis den vorderen Rand des Musculus sternocleidomastoideus kreuzt. Er tut dies in der Annahme, daß die von der Ohrelektrode ausgehenden Stromlinien zunächst in das mittlere Ohr ziehen und von da im rechten Winkel nach abwärts (?) entlang der Karotis verlaufen.

XIII. Die Erkrankungen der Haut.

Anzeigen. Wir haben schon früher (s. S. 155) ausführlich davon gesprochen, welch hervorragend günstige Wirkung die Diathermie bei Erfrierungen der Haut, seien es einfache Gefäßparesen, seien es Frostbeulen oder auch Geschwürsprozesse, entfaltet. Durch die Besserung der Zirkulation, durch die Hebung des lokalen Stoffwechsels, welche die Durchwärmung zur Folge hat, werden derartige Zustände rasch gebessert und geheilt.

Diese Erfolge ermutigen dazu, auch andere Erkrankungen der Haut, die vorwiegend auf lokalen Zirkulations- und Ernährungsstörungen beruhen, diathermisch zu behandeln. Hierher gehört in erster Linie das Ulcus cruris varicosum. Auch bei diesem ist es die venöse Stauung und die dadurch bedingte Unterernährung der Haut, die einerseits die Grundlage für die Geschwürsbildung abgibt, andererseits die Heilung eines bereits bestehenden Geschwürs verhindert. Hier bietet sich uns in der Diathermie ein ausgezeichnetes Hilfsmittel. Ihre ausgesprochene hyperämisierende Wirkung regt die Granulation der Wundfläche und ihre Epithelisierung in bedeutendem Maße an. Die klinischen Beobachtungen von Grunspan, Bordier, Vignal u. a. beweisen dies in überzeugender Form.

Neben den varikösen Geschwüren werden von Bordier[1] auch Röntgenulzerationen, besonders solche, welche bereits längere Zeit bestehen, ohne eine Neigung zur Heilung zu zeigen, für die Diathermiebehandlung empfohlen. Die geringe Heilungstendenz derartiger Geschwüre wird von Bordier auf die Schädigung der Hautgefäße infolge der Röntgenstrahlen zurückgeführt und dieser Autor erblickt in der Zirkulationsförderung durch die Diathermie das wirksamste Mittel dagegen. Eine Reihe von Fällen, deren ausführliche Krankengeschichten er mitteilt, scheinen dies zu bestätigen.

Nobel und Glassberg[2] machen besonders auf die schmerzstillende Wirkung aufmerksam, welche die Hochfrequenzströme auf Röntgenkeratome und exulzerierte Röntgenkarzinome ausüben. Es gelang ihnen, die äußerst qualvollen Schmerzen solcher Kranken durch lang fortgesetzte Behandlung zu beseitigen und es zeigte sich, daß dieser Erfolg nicht nur ein vorübergehender war, sondern monatelang anhielt. Die gleichen Autoren suchten ferner bei atrophisierenden Erkrankungen

---

[1] C. r. **6**, No 1, 54 (1922).
[2] Wien. klin. Wschr. **1927**, Nr 7.

der Haut wie bei der Acrodermatitis atrophicans durch die Diathermie
den Ernährungszustand der Haut zu bessern, was ihnen in der Tat
gelang. Sie konnten bei nicht zu weit vorgeschrittener Atrophie eine
Erholung der geschädigten Hautpartie, der Gefäße, des Epithels, der
Papillarkörper und der Cutis propria klinisch und histologisch feststellen. Diese Erfolge veranlaßten Nobel und Glassberg weiterhin,
einen Versuch mit der Diathermie bei Sklerodermie zu machen. In der
Erwägung, daß viele dieser Fälle mit einer Hypofunktion der Schild-
drüse einhergehen, die in einer Verminderung des Grundumsatzes zum
Ausdruck kommt, machten sie dieses Organ zum Angriffspunkt der
Therapie. Systematische Durchwärmungen der Schilddrüse mit schwa-
chen Strömen von längerer Dauer ergaben nicht nur eine subjektive
Linderung der Beschwerden, sondern ließen auch eine deutliche objektive
Besserung des Hautverhaltens erkennen. Auch Babonneix sah im
Falle einer progressiven Sklerodermie bei einem Kind einen schönen·
Erfolg von der Durchwärmung.

Theilhaber und Lindemann haben ferner auf die günstige Wirkung
aufmerksam gemacht, welche die Diathermie auf Hautnarben ausübt.
So werden z. B. Operationsnarben, die mit dem darunter liegenden
Gewebe fest verlötet sind, sehr bald weicher, zarter und beweglicher.
Die Infiltrationen, welche solche Narben aufweisen, verschwinden rasch
und gleichzeitig damit auch die Schmerzen, welche teils durch die
Infiltration, teils durch die Adhäsion mit der Umgebung bedingt werden.
Ich selbst hatte Gelegenheit, die günstige Wirkung der Diathermie
auf Narbenkeloide zu beobachten, die unter der Durchwärmung meist
rasch weicher und flacher werden. A. E. Stein u. a. empfehlen die
Hochfrequenzwärme zur Behandlung von Hautschädigungen, wie sie
durch paravenöse, d. h. mißglückte Salvarsaneinspritzungen zustande
kommen. Auch für kosmetische Zwecke insbesondere zur Beseitigung
von Gesichtsfalten und Runzeln hat man die Diathermie vorgeschlagen
und hierzu Gesichtsmasken nach persönlicher plastischer Abformung
empfohlen. Ich bin der Ansicht, daß man den gleichen Erfolg in viel
einfacherer Weise durch eine Dampfdusche, Glühlampenbestrahlung
u. dgl. erreichen kann und daß die Anwendung der Diathermie hier
mehr einen merkantilen als einen wissenschaftlichen Zweck verfolgt.

Die Technik der Durchwärmung. Die Durchwärmung einer erkrankten
Hautpartie kann technisch in zweifacher Art ausgeführt werden. Einmal
so, daß man auf die betreffende Hautstelle eine kleinere aktive Elektrode
auflegt und ihr womöglich parallel und direkt gegenüber eine zweite
größere Elektrode anbringt, so daß die Stromlinien die Haut senkrecht
durchsetzen. Als aktive Elektrode verwendet man in diesem Fall am
besten eine entsprechend große Blei- oder Stanniolelektrode, die man
früher, wenn nötig, durch Auskochen sterilisiert hat. Als zweite
Elektrode dient eine größere Bleiplatte.

Dort, wo man es vermeiden will, eine Elektrode unmittelbar auf
die erkrankte Hautstelle, weil diese vielleicht geschwürig zerfallen ist,
aufzulegen, kann man die Haut auch der Länge nach durchwärmen.
So kann man ein Unterschenkelgeschwür z. B. in der Weise behandeln,
daß man den Fuß auf eine Bleiplatte stellen läßt und eine zweite Platte

auf die Streckseite des Oberschenkels auflegt. Es wird so bei einer Stromstärke von 0,5 Ampere der distale Teil des Unterschenkels, an dem ja gewöhnlich das Geschwür sitzt, infolge seines kleinen Querschnittes hinreichend durchwärmt.

Anhang.

XIV. Die Kombination von Diathermie und Röntgenbestrahlung.

Experimentelle Untersuchungen. Bernd machte bereits in einer seiner ersten Veröffentlichungen auf die Möglichkeit aufmerksam, das Gewebe maligner Tumoren durch elektrische Schwingungen für Röntgenstrahlen zu sensibilisieren. Er berichtet über zwei Tumoren, die von ihm diathermiert und im Anschluß daran von G. Schwarz bestrahlt worden waren, bei denen es den Anschein hatte, als ob ihre Rückbildung durch die vorausgegangene Diathermie beschleunigt worden wäre. Bernds Vorschlag wurde später von H. E. Schmidt wiederholt und von Christoph Müller klinisch geprüft. Dieser konnte bei verschiedenen malignen Neubildungen, die sich der Röntgenstrahlung gegenüber als refraktär erwiesen, ein Kleinerwerden erzielen.

Im Anschluß an diese Beobachtungen stellten Fr. Bering und H. Mayer[1]) eine Reihe von experimentellen Untersuchungen an, welche das Ziel verfolgten, die sensibilisierende Wirkung der Diathermie für Röntgenstrahlen objektiv nachzuweisen. Sie machten ihre Experimente an Kaninchenhoden, und zwar derart, daß sie nur einen der beiden Hoden diathermierten, um dann beide mit der gleichen Röntgendosis zu bestrahlen. Sie hatten so an dem zweiten, nicht durchwärmten Testikel ein Vergleichsobjekt, das gestattete, den Einfluß der Diathermie auf der anderen Seite zu beurteilen. Es zeigte sich nun in der Tat der diathermierte Hoden radiosensibler, indem die an ihm nachweisbare Röntgendegeneration stets stärker ausgebildet war als an dem nicht durchwärmten Hoden. Es zeigte sich weiter, daß der Unterschied in der beiderseitigen Wirkung bei großen Strahlenquantitäten nicht so augenfällig war wie bei der Anwendung von kleinen Mengen. Bei einer Dosis von 9—10 x, bei welcher das Zerstörungswerk schon ein ziemlich ausgiebiges ist, ist immerhin auf der durchwärmten Seite die Schädigung noch etwas umfangreicher. Weitaus offenkundiger ist jedoch der Unterschied, wenn man nur eine kleine Strahlenmenge, etwa 2 x, anwendet. Hierbei zeigen sich an dem nicht diathermierten Hoden noch keine histologisch nachweisbaren Veränderungen, an dem diathermierten dagegen sind dieselben bereits deutlich ausgesprochen. Es wird also durch die Diathermie die elektive Wirkung der Röntgenstrahlen erweitert.

Auch von Lenz[2]) wurde an der II. Medizinischen Klinik der Charité in Berlin die kombinierte Wirkung der Diathermie und Röntgenbestrahlung experimentell studiert. Lenz konnte gleichfalls den sensibilisierenden Einfluß der Diathermie bestätigen. An einem faustgroßen, subkutan gelegenen Mammakarzinom (Rezidiv), dessen eine Hälfte er diathermierte und das er in unmittelbarem Anschluß daran in seiner ganzen Ausdehnung einer Röntgenerythemdosis aussetzte, konnte er nach 14 Tagen an der diathermierten Tumorhälfte eine deutliche Verminderung des Volumens und eine Abnahme der Konsistenz nachweisen gegenüber der mit Röntgenstrahlen allein behandelten Hälfte.

Worauf beruht die sensibilisierende Wirkung der Diathermie? Bering und Mayer sind der Ansicht, daß für die durch ihre Versuche nachgewiesene Radiosensibilisierung in erster Linie die durch die Diathermie veranlaßte Hyperämie ursächlich in Betracht kommt, nachdem von H. E. Schmidt, G. Schwarz u. a. nachgewiesen worden ist, daß die erhöhte Blutfülle eines Organs dessen Röntgen-

---

[1]) Münch. med. Wschr. **1911**, Nr 19.
[2]) Fortschr. Röntgenstr. **17** (1911).

empfindlichkeit wesentlich steigert. Umgekehrt ist ja auch bekannt, daß Anämie des Gewebes, sei sie durch Kompression erzeugt (G. Schwarz) oder durch Adrenalin (Reicher und Lenz), die Sensibilität desselben für Röntgenstrahlen herabsetzt. Christoph Müller[1]), der in einer größeren klinischen Versuchsreihe den praktischen Wert der Kombination von Diathermie und Röntgentherapie erprobt hat, spricht dagegen die Meinung aus, daß neben der Hyperämie noch andere, bis jetzt unbekannte Faktoren für die Sensibilisierung maßgebend seien.

Ein aktivierender Einfluß der Diathermie läßt sich nach den Erfahrungen von Lenz, die auch durch die Versuche von Bering und Mayer bekräftigt werden, nur dann beobachten, wenn die Durchwärmung der Röntgenbestrahlung unmittelbar vorausgeht; die umgekehrte Reihenfolge, bei der der Tumor zuerst bestrahlt und dann durchwärmt wird, scheint keinen Erfolg zu haben.

Die Anzeigen für die Kombination von Diathermie und Röntgenbestrahlung. Der Wert der Diathermie als Sensibilisator für Röntgenstrahlen ist ein doppelter. Einerseits sind wir dadurch in die Lage versetzt, Neubildungen, die sich „röntgenrefraktär" verhalten, dem Einfluß der Strahlung zugänglich zu machen, andererseits — und das ist vielleicht noch wichtiger — haben wir in dem Verfahren auch ein Mittel, unter der Haut liegende Neubildungen zu sensibilisieren und auf Grund dessen durch eine Röntgendosis zu zerstören, welche die Haut selbst noch nicht schädigt. Dies erscheint im ersten Moment vielleicht nicht ganz verständlich, weil es die Voraussetzung in sich schließt, daß die Haut selbst nicht mitsensibilisiert wird, eine Diathermie des Tumors aber ohne eine Diathermie der Haut nicht leicht ausführbar ist. In welcher Weise sich dieses Problem technisch lösen läßt, wird weiter unten ausgeführt werden.

Die Kombination von Diathermie und Röntgentherapie eröffnet aber noch eine weitere Perspektive, nämlich, diese beiden therapeutischen Mittel nicht nur dort zu kombinieren, wo es sich um eine Gewebszerstörung handelt, sondern ihren gleichgerichteten Effekt auch dort auszunützen, wo erfahrungsgemäß schon die Diathermie oder die Röntgentherapie für sich allein einen guten Erfolg erzielt. Dahin zählen nach Lenz: tuberkulöse Peritonitis, tuberkulöse Lymphone, Arthritis tuberculosa, die chronische Polyarthritis und schwere Neuralgien.

Die Technik der kombinierten Durchwärmung und Bestrahlung. Um bei Tumoren, welche unter der Haut liegen, die letztere nicht mit zu sensibilisieren, haben Christoph Müller und Lenz folgende Verfahren angegeben.

Die Elektroden werden so angelegt, daß die von ihnen bedeckten Hautstellen außerhalb des Röntgenstrahlenkegels zu liegen kommen, es steht daher die Richtung des Diathermiestromes senkrecht auf der Richtung der nachfolgenden Röntgenstrahlen. Die von den Elektroden berührten und daher hypersensiblen Hautteile werden überdies durch Bleiplatten während der Bestrahlung abgedeckt. Man kann auch nach dem Vorschlage von Reicher und Lenz versuchen, sie durch eine Adrenalininjektion zu desensibilisieren. Die Erhitzung soll eine möglichst ausgiebige sein, jedoch die Schädigungsgrenze für das Gewebe nicht erreichen.

Keating-Hart[2]) diathermiert und röntgenisiert gleichzeitig, indem er zur Durchwärmung dünne Aluminiumelektroden verwendet, die er der Haut unter gleichzeitiger Kompression aufsetzt. Die Aluminiumplatten sind mit Eisbeutel bedeckt, welche die Aufgabe haben, die Erwärmung und die Sensibilisierung der Haut zu verhindern. Durch Eisbeutel und Elektrode hindurch wird bestrahlt. Keating-Hart bezeichnet seine Methode als Thermoradiotherapie.

---

[1]) Münch. med. Wschr. **1910**, Nr 28 und **1912**, No 28. Strahlenther. **2**, H. 1 (1913) u. a. O.

[2]) Sitzgsber. Ref. Arch. Electr. méd. Nr 338.

Sechster Teil.

Die chirurgische Verwendung der Hochfrequenzströme.

Einleitung.

Die Hochfrequenzströme können für chirurgische Zwecke in zweierlei Weise Anwendung finden. Sie können einmal dazu dienen, pathologische Gebilde durch Hitze zu zerstören. In diesem Fall wird die Erwärmung soweit getrieben, daß es zu einer Koagulation des Zelleiweißes, somit zu einer Verbrennung kommt. Man hat diese Form der Anwendung als Elektrokoagulation oder als Elektrokaustik (Werner) bezeichnet. Sie unterscheidet sich nur graduell, das will sagen, nur durch die Verwendung höherer Hitzegrade von der medizinischen oder konservativen Diathermie, ist im übrigen aber mit ihr wesensgleich. Während wir bei der medizinischen Behandlung die Wärme aus einem vitalen Reiz verwenden, der bestimmte physiologische Reaktionen mit therapeutischen Endwerten auszulösen imstande ist, und uns dabei hüten, eine dauernde Schädigung des durchströmten Gewebes zu verursachen, ist es bei der Elektrokoagulation gerade das letztere, was wir anstreben: eine Verkochung, eine Zerstörung des Gewebes.

Die Elektrokoagulation ist ihrer Wirkung nach einer Verbrennung dritten Grades gleich zu halten, die man mit Hilfe eines Diathermiestromes in therapeutischer Absicht setzt. Man erreicht dieses Ziel einfach in der Weise, daß man bei Benützung kleiner Elektroden eine verhältnismäßig große Stromstärke anwendet. Die Stromdichte, die durch das Verhältnis von Stromstärke zum Querschnitt der Elektrode gegeben ist, wird dadurch so groß, daß das mit der Elektrode in Berührung befindliche Gewebe in wenigen Sekunden koaguliert und zerstört wird.

Ganz anders steht es mit der zweiten Anwendungsmöglichkeit der Hochfrequenzströme in chirurgischen Diensten. Diese hat nicht die Absicht, das Gewebe zu zerstören, sie verfolgt vielmehr das Ziel, das Messer zu ersetzen, d. h. Schneidewirkungen zu erreichen. Man bedient sich hierzu der elektrischen Funken, die man aus einem nadelförmigen Instrument auf den Körper überspringen läßt. Bei geeigneter Stromform üben diese keine thermische, sondern vielmehr eine mechanische Wirkung aus, indem sie das Gewebe wie die Schneide eines scharfen Messers durchtrennen. Die Elektrode wirkt demnach wie ein Skalpell. Ich möchte diese Anwendungsweise in Analogie zur Elektrokoagulation als Elektrotomie bezeichnen. In ihrer Technik wie in ihrer Wirkung unterscheidet sie sich grundsätzlich von allen bisher besprochenen Anwendungen der Diathermieströme, weil sie auf jede Wärmewirkung, die ja das Wesen der Diathermie darstellt, verzichtet. Sie hat mit ihr nur insoferne einen Zusammenhang, als sie gleichfalls Hochfrequenzströme für ihre Zwecke verwendet.

I. Die Technik der Elektrokoagulation.

Die Geschichte der Elektrokoagulation.

Die Verwendung der Hochfrequenzströme für chirurgische Zwecke ist fast ebenso alt wie ihre medizinische Anwendung. Schon Arsonval und seinen Mitarbeitern war die gewebezerstörende Wirkung bekannt, welche die aus einem Hochspannungstransformator von Tesla oder Oudin abgeleiteten Funken ausüben. Französische Autoren waren demgemäß auch die ersten, welche diese Art der Funkenbehandlung zur Entfernung von Warzen, Naevis und dgl. verwendeten[1]). 1904 empfahl Strebel[2]) die Methode zur Behandlung von Lupusherden und bösartigen Neubildungen. Wenn gleich öfters verwendet, fand die Funkenbehandlung doch keine weite Verbreitung. Erst im Jahre 1906, als de Keating-Hart[3]) die Hochfrequenzströme als ein besonders wirksames Mittel zur Verhütung von Krebsrezidiven in Vorschlag brachte, und Pozzi 1907 in der Pariser medizinischen Akademie über die Erfolge berichtete, welche er mit dem Verfahren von Keating-Hart erzielt hatte, gelangte die Hochfrequenztherapie in der Chirurgie zu unerwartetem Ansehen.

Die Methode, die von Keating-Hart als Sideration, von Pozzi als Fulguration bezeichnet wurde, bestand darin, daß man nach sorgfältiger Exstirpation des Neugebildes auf die so entstandene Wundfläche hochgespannte Funken in einer Länge von 10—15 cm überspringen ließ, um etwa zurückgebliebene Geschwulstteile zu zerstören. Die Mitteilungen der genannten Autoren erregten allgemeines Aufsehen und hatten eine Flut von Veröffentlichungen zur Folge. Aber wie so häufig in der Medizin war die Sache trotz der Sensation, die sie auslöste, bald wieder vergessen. Mit der Einführung der Diathermie und der durch sie gegebenen Möglichkeit, Gewebe durch Stromwärme einfach zu verkochen, war die Funkenbehandlung auch überflüssig geworden. Die Fulguration wurde durch das viel zweckmäßigere Verfahren der Elektrokoagulation vollkommen ersetzt. Nur in Amerika hat die Fulguration in den letzten Jahren unter dem Namen „Dessikation" eine gewisse Wiederauferstehung gefeiert. Man versteht darunter die Anwendung hochgespannter Hochfrequenzströme, die man in Form kleinster Fünkchen einpolig auf den Körper übergehen läßt, um gewisse Gebilde zu zerstören. Es handelt sich hier um eine Miniaturfulguration, wobei ein trockener, weißlich gelber Schorf entsteht, dem das Verfahren seinen Namen verdankt.

Technisch verschieden von der Anwendung der Arsonvalströme, die infolge ihrer hohen Spannung einpolig verabfolgt werden, ist die Anwendung der Diathermieströme. Diese sind wesentlich niedriger gespannt und erfordern daher auch zum chirurgischen Gebrauch zwei Elektroden, welche den Stromkreis durch den Körper schließen. E. Doyen[4]), der dieses Verfahren als erster zur Zerstörung bösartiger Neubildungen propagierte, nannte es daher bipolare Voltaisation. Dieser im übrigen nichtssagende Name ist heute durch die Bezeichnung Elektrokoagulation ersetzt worden. In Deutschland waren es V. Czerny[5]) und seine Schüler, vor allem Werner[6]), welche die Elektrokoagulation in großem Stil bei der Behandlung von Geschwülsten verwendeten. Sie fanden jedoch unter den Chirurgen keine Nachahmer. In der Folgezeit sind es fast ausschließlich Dermatologen, welche sich mit der Anwendung der Methode beschäftigen. Erst den Mitteilungen Gunnar Holmgrens und vor allem den Arbeiten von Keysser gelang es, der Elektrokoagulation neuerdings Eingang in die große Chirurgie zu verschaffen.

---

[1]) Bordier, Précis d'électrothérapie 2. édit. 1902, S. 473.

[2]) Dtsch. med. Wschr. 1904, Nr. 2.

[3]) Die Behandlung des Krebses mittels Fulguration. Leipzig 1908, Akad. Verlagsgesellschaft.

[4]) Traité de thérapeutique chirurgicale et de technique opératoire Paris 1910. Q. Malome, Edit.

[5]) Dtsch. med. Wschr. 1910, Nr. 11. Verh. dtsch. Ges. Chir. 1910, Münch. med. Wschr. 1912, Nr. 41.

[6]) Strahlentherapie 1, H. 1 u. 2, Münch. med. Wschr. 1911, Nr. 23.

Die Apparate und Elektroden zur Elektrokoagulation.

Die Apparate, die man zur Elektrokoagulation verwendet, sind im wesentlichen die gleichen, wie sie zur Durchwärmung gebraucht werden. Je nach der Leistung, die man von ihnen beansprucht, kann man auch hier drei verschiedenen Typen unterscheiden. Eine Normal- oder Standardtype, die identisch ist mit den Diathermieapparaten mittlerer Leistung (200—300 Watt), wie sie zur Durchwärmung von ein oder zwei

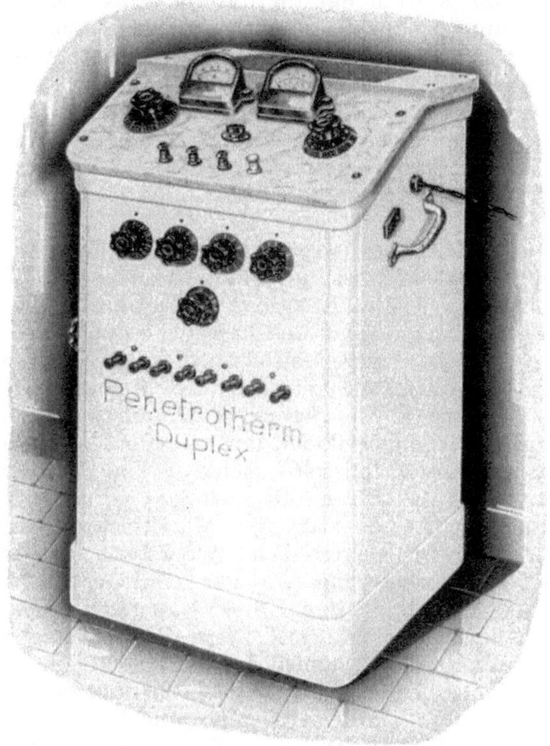

Abb. 120.   Diathermieapparat zur Großkoagulation (Sanitas).

Kranken dienen (S. 35).   Mit ihnen lassen sich alle kosmetischen Operationen, aber auch Lupusherde größerer Ausdehnung, Epitheliome u. ä. zerstören.

Für ganz große Eingriffe, wie sie die Verkochung von ausgedehnten Krebsgeschwülsten der Brust, der Gebärmutter, der Kieferhöhlen darstellen, wozu Ströme von mehreren Ampere benötigt werden, hat man Apparate gebaut, die über eine Leistung von 500—700 Watt verfügen (Abb. 120).

Schließlich werden von den elektromedizinischen Firmen als dritte

Type ganz kleine Apparate mit einer Leistung von etwa 100 Watt hergestellt, wie sie bereits auf S. 37 beschrieben wurden. Sie sind vornehmlich für dermatologische, urologische und zahnärztliche Zwecke bestimmt. Viele dieser kleinen Apparate haben leider eine recht primitive Funkenstrecke, die neben den Hochfrequenzschwingungen auch niederfrequente Impulse zustande kommen läßt, die bei der Koagulation ein in hohem Grade unangenehmes faradisches Gefühl erzeugen und so den an sich wenig schmerzhaften Eingriff sehr schmerzvoll gestalten können.

Um den Strom in feiner Weise dosieren zu können, wie dies bei manchen kleinen Operationen nötig ist, empfiehlt sich die Verwendung eines Feinregulators (S. 32). Sturm hat für die allerfeinste Koagulation, wie sie z. B. die Verkochung einer Zahnpulpa oder die Kaustik eines Kornealgeschwürs darstellt, die Benützung eines Drehkondensators vorgeschlagen, wie er in der Radiotechnik allgemein zur Abstimmung gebräuchlich ist. Er wird zwischen den einen Pol und die Operationselektrode in Serie geschaltet und gestattet nicht nur eine allerfeinste Abstufung der Stromstärke, sondern ist gleichzeitig auch das beste Mittel, um niederfrequente Pulse abzuhalten und so das schmerzhafte Faradisationsgefühl auszuschalten.

Die aktive Elektrode (Operationselektrode). Von den zwei zur Koagulation verwendeten Elektroden ist in der Regel nur die eine wirksam oder aktiv, das soll heißen, für die Koagulation bestimmt, die andere ist thermisch unwirksam oder inaktiv und hat einzig und allein den Zweck, den Stromkreis durch den Körper zu schließen. Die zur Koagulation dienende Elektrode wollen wir kurzweg als Operationselektrode bezeichnen. Ihre Oberfläche, mit der sie in Kontakt mit dem Körper tritt, ist im Verhältnis zur Oberfläche der anderen Elektrode so außerordentlich klein, daß unter ihr sehr leicht die zur Verbrennung notwendige Konzentration der Stromlinien erreicht wird.

Da die Operationselektrode stets aus Metall ist und infolgedessen auch einen sehr geringen elektrischen Widerstand besitzt, erwärmt sie sich während des Stromdurchganges gar nicht, sie bleibt kalt. Das ist die Veranlassung, sie als „kalten Kauter" zu bezeichnen, im Gegensatz zum Glüh- oder Thermokauter. Diese Bezeichnung wäre, wenn sie auch etwas paradox klingt, immerhin zulässig, weil man mit einem Instrument, trotzdem es kalt ist, kaustische Wirkungen erzielt. Unzulässig aber ist es, den Vorgang der Operation, die Elektrokaustik selbst, als „kalte Kaustik" zu bezeichnen. Eine Kaustik ist, ob sie mit diesem oder jenem Instrument erzeugt wird, auf jeden Fall eine Verbrennung, und diese kalt zu nennen, ist natürlich ein glatter Unsinn.

Die aktive Elektrode (Operationselektrode). Die Zahl der Elektroden, welche zur Koagulation empfohlen wurden, ist ungeheuer groß. Hier hat sich der Erfindungsgeist der verschiedenen Autoren in besonders reger Weise betätigt, und wenn wir die Preislisten der in- und ausländischen Firmen durchsehen, so finden wir die allerverschiedensten mehr oder weniger zweckmäßigen Konstruktionen. Sie alle lassen sich leicht auf die nachstehenden Typen zurückführen.

1. **Nadelförmige Elektroden** (Abb. 121). Sie werden dort verwendet, wo es sich um feinste, punktförmige Koagulationen handelt

(Epilation, Epheliden, Teleangiektasien). Die Nadeln sind entweder gerade oder winkelig abgebogen. Für manche Zwecke eignen sich geknöpfte Nadeln. Diese bilden den Übergang zu den

2. kugelförmigen oder halbkugelförmigen Elektroden (Abb. 121). Sie sind eine sehr zweckmäßige Elektrodenform, weil man bei ihrer Verwendung schon das erste Einsetzen der Koagulation und das kreisförmige Fortschreiten derselben leicht beobachten kann. Sie

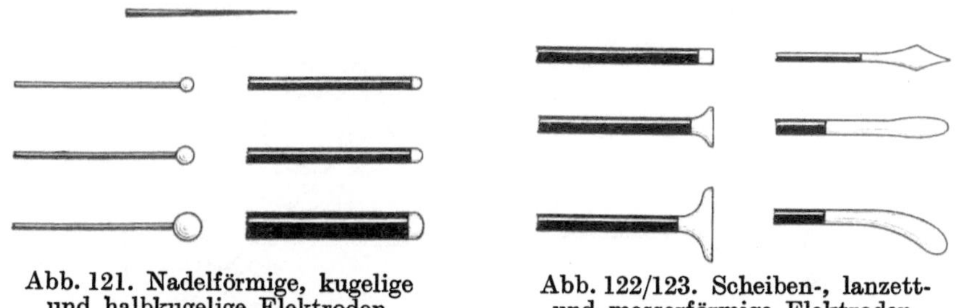

Abb. 121. Nadelförmige, kugelige und halbkugelige Elektroden.

Abb. 122/123. Scheiben-, lanzett- und messerförmige Elektroden.

eignen sich zur Behandlung von Warzen, kleinen Naevis, Lupusknötchen und vielen anderen Dingen.

3. Scheibenförmige Elektroden (Abb. 122). Es sind vernickelte Metallscheibchen, deren Durchmesser bei den kleinen nur ein oder wenige Millimeter, bei den größeren von ihnen 10 Millimeter und darüber beträgt. Letztere werden zur Behandlung von Hämorrhoiden, Karzinomen und größeren pathologischen Neubildungen verwendet.

4. Lanzett- oder messerförmige Elektroden (Abb. 123). Sie gestatten eine sehr vielseitige Anwendung. Mit ihrer Spitze lassen sich punktförmige Koagulationen ausführen, mit der Schneide lineare, zum Teil gewebstrennende Wirkungen erzielen (Abtragung von gestielten Papillomen, Appendix, Adhäsionen), wobei es jedoch zu einer mehr oder weniger starken Verschorfung der Durchtrennungsfläche kommt, ähnlich wie bei der Anwendung eines Thermokauters. Schließlich kann man mit der Breitseite der Elektrode

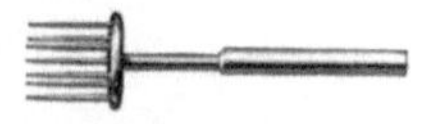

Abb. 124. Multiple Spitzenelektrode.

auch mehr flächenhafte Verschorfungen setzen. Für gewisse Zwecke kann man die Spitze der Lanzette auch in das Gewebe selbst einstechen, um so die im Zentrum einer Warze, eines Papilloms befindlichen Gefäßschlingen zu zerstören.

5. Die multiple Spitzenelektrode (Abb. 124) stellt eine Kombination von Nadel- und Plattenelektrode dar. Sie trägt auf einer kleinen Metallscheibe eine Anzahl von Spitzen, welche in das Gewebe eingestochen werden, um dadurch den Tiefgang der Koagulation zu vergrößern. Eine besondere Elektrodenform ist

6. die Schlingenelektrode (anse diathermique) von Bordier (Abb. 125). Sie ist der galvanokaustischen Schlinge nachgebildet und zur Abtragung gestielter Geschwülste besonders in der Nasen-Rachenhöhle bestimmt. Der Metalldraht dieser Elektrode, der in einer isolierenden

Führung läuft und mit dem einen Pol des Apparates in Verbindung
steht, wird um den Stiel der Geschwulst herumgelegt und dann unter
Einschaltung des Stromes leicht angezogen, wobei er das Gewebe durch-
dringt und eine koagulierte, nicht blutende Schnittfläche erzeugt.

Der Elektrodenhälter. Die unter 1.—5. angeführten Elektroden werden
an einem Elektrodenhälter aus isolierendem Material befestigt (Abb. 126).
Vom ärztlichen Standpunkt muß dringend gefordert werden, daß dazu nur
ein Stoff Verwendung findet, der durch feuchte oder trockene Hitze

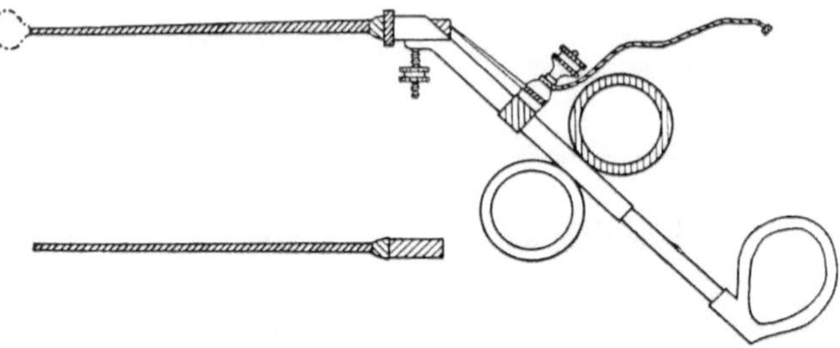

Abb. 125. Schlingenelektrode (anse diathermique) von Bordier.

sterilisiert werden kann. Hartgummi eignet sich also hierfür in gar keiner
Weise. In Betracht kommen Glas, Porzellan oder Leukorit. Letzterer Stoff
hat vor den beiden anderen den Vorteil, weniger zerbrechlich zu sein.
Das Auswechseln der verschiedenen Elektrodenansätze soll rasch und

Abb. 126. Elektrodenhalter mit Ansätzen (Sanitas).

leicht erfolgen können, damit durch diesen Vorgang während der Operation nicht überflüssig Zeit verloren wird. Der Elektrodenhälter muß eine
solche Form haben, daß er gut und bequem in der Hand liegt.

Für das Operieren in Höhlen (Nase, Rachen, Kehlkopf, Vagina oder
Rektum) ist es nötig, die Elektroden an einem längeren, entweder geraden
oder gebogenen Zwischenstück oder Stiel (Abb. 127) anzubringen. Dieser
muß gleichfalls isoliert sein, damit beim Einführen der Elektrode nicht
ein zufälliger Kontakt zwischen Stiel und Schleimhaut eine Verbrennung
an unerwünschter Stelle erzeugt.

Nicht unzweckmäßig ist es, verschiedene Elektroden, wie sie zur
Koagulation Verwendung finden, in Form eines chirurgischen Bestecks
zu vereinigen (Abb. 128). An solche Zusammenstellungen müßten allerdings die gleichen aseptischen Forderungen gestellt werden, wie sie heute
für jedes chirurgische Besteck selbstverständlich sind. Die von verschiedenen Firmen angebotenen, in einer Holzschachtel vereinigten Elektroden

erfüllen diese Forderung in keiner Weise. Sie muten vom Standpunkt der modernen Asepsis geradezu mittelalterlich an.

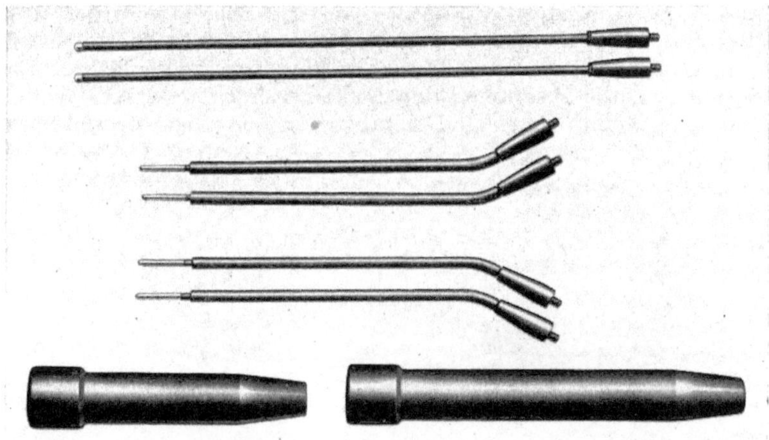

Abb. 127. Elektroden zur Operation in Körperhöhlen.

Die inaktive Elektrode. Neben der Operationselektrode wird zur Ausführung einer Koagulation auf jeden Fall eine inaktive Elektrode benötigt. Handelt es sich um ganz kleine Operationen, wie um die Entfernung von

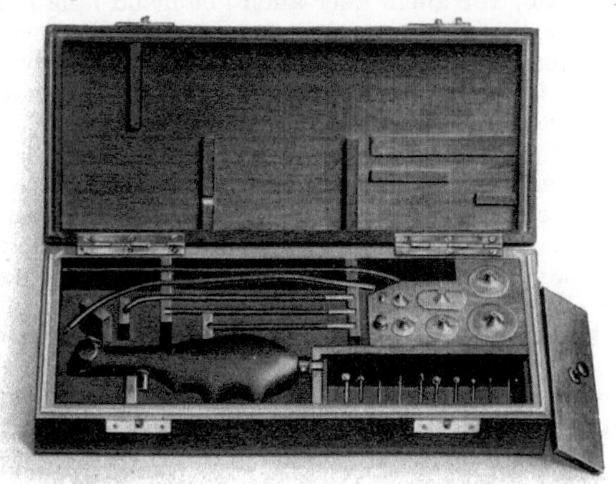

Abb. 128. Elektroden in Form eines Besteckes.

Warzen, kleinen Muttermälern u. dergl., dann genügt es, dem Kranken eine zylindrische Elektrode in die Hand zu geben, oder eine Bleiplatte (200 cm²) um den Unterarm zu befestigen. Anders bei größeren chirurgischen Eingriffen, wo Stromstärken von einigen Ampere zur Verwendung kommen. Hier kann unter Umständen auch unter der inaktiven Elektrode

eine Verbrennung zustande kommen, wenn diese klein ist oder wenn sie
schlecht anliegt. Man nehme daher möglichst große Platten und binde
sie überdies noch fest, um ein Abheben derselben bei Lageveränderungen
des Kranken zu verhindern. So kann man eine Bleiplatte in der Größe
von 500—600 cm^2 mit umlaufenden Binden am Rücken befestigen oder
man kann zwei Platten zu je 400 cm^2 an der Streckseite beider Oberschenkel anlegen, die zusammen den inaktiven Pol darstellen. Weniger
zweckmäßig als Metallplatten sind Metallgazebinden (Inakta), weil infolge

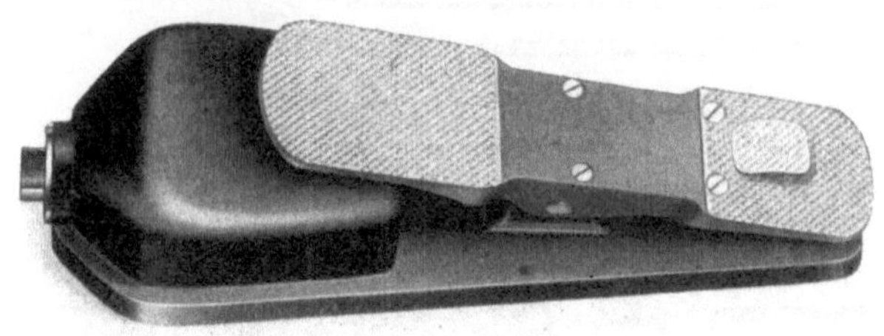

Abb. 129. Fußunterbrecher.

ihrer vielen Luftlücken die eigentlich wirksame Kontaktfläche relativ
klein ist.

Die Kabel, die für chirurgische Zwecke verwendet werden, sollen
weich, schmiegsam, vor allem aber auch genügend lang sein. Sie müssen
ferner gleich wie die Operationselektrode sterilisierbar sein. Diesen Bedingungen entsprechen am besten Leitschnüre, die mit weichem Gummi
isoliert sind und an ihren Enden sterilisierbare Bakelitansätze tragen.

Stromunterbrecher. Bei kleineren Eingriffen sind besondere Stromunterbrecher nicht nötig, weil die Unterbrechung des Stromes jederzeit
in der einfachsten Weise durch Abheben der Operationselektrode vom
Körper bewerkstellt werden kann. Da die verwendete Spannung hier eine
sehr geringe ist, kommt es dabei zu keiner oder zu einer nicht weiter
störenden Funkenbildung. Anders jedoch bei großen Operationen, wo
beträchtliche Stromstärken und dementsprechend hohe Spannungen zur
Anwendung kommen. Hier würde das Abheben der Elektrode, die unter
Strom steht, einen prasselnden Funkenübergang erzeugen. Ein gleicher
Funkenregen würde auftreten, wenn man eine unter Spannung befindliche Elektrode auf den Körper aufsetzte. Dabei kann es gleichzeitig zu
faradischen Reizerscheinungen kommen. Um diese zu vermeiden, ist es
notwendig, genau so wie bei der medizinischen Diathermie den Strom
erst dann zu schließen, wenn die Elektrode mit dem Körper bereits Kontakt hat, und andererseits die Elektrode nur dann abzuheben, wenn der
Strom schon unterbrochen ist. Da aber bei größeren Operationen ein
wiederholtes Öffnen und Schließen des Stromes notwendig ist, erweist
sich ein Stromunterbrecher zweckmäßig, den der Operateur leicht und
bequem selbst betätigen kann und der ihn der Hilfe eines Assistenten
enthebt. Solche Unterbrecher gibt es für Fuß- und Handbedienung
(Abb. 129). In jedem Fall muß die Unterbrechung im Primärkreis er-

folgen, wenn man faradische Reizerscheinungen vermeiden will. Daher sind auch als Handunterbrecher nur Relaisschalter zulässig (S. 38)

Die Ausführung der Elektrokoagulation.

Das Anlegen der Elektroden. Das erste ist die Wahl einer geeigneten Operationselektrode. Entscheidend hierfür ist die Art und die Größe des zu zerstörenden Gebildes. Je größer dieses, desto größer muß die metallische Kontaktfläche der Elektrode sein. Es ist dringend zu raten, ehe man an eine Operation am Lebenden herangeht, sich zunächst durch Versuche an der Leiche oder wenigstens an einem Stück rohen Fleisches darüber zu unterrichten, wie die Koagulation bei Verwendung verschiedener Elektroden ausfällt. So wird man am ehesten erlernen, die für den jeweiligen Fall geeignetste Elektrode zu wählen. Ist das geschehen, so schließt man diese an den einen, die inaktive Elektrode an den anderen Pol an. Als letztere dient, wie bereits ausgeführt, für kleinere Eingriffe eine zylindrische Elektrode, die der Kranke in der Hand hält, für größere Operationen ein oder zwei Bleiplatten, die man am Rücken oder den Oberschenkeln befestigt. Für ein genaues Anliegen der Platten ist Sorge zu tragen, desgleichen für den guten Sitz der Elektrodenklemme, besonders wenn der Patient narkotisiert wird, damit man nicht etwa nach Beendigung der Operation die Überraschung erlebt, daß die Haut unter der Elektrode verbrannt wurde.

Die Stromzuführung. Die den Strom zuführenden Kabel müssen genügend lang sein und von dem Apparat zum Kranken so geführt werden, daß sie weder den Operateur noch die Assistenz behindern. Das mit der inaktiven Elektrode verbundene Kabel liegt am besten am Boden, so daß es bequem überstiegen werden kann. Der Strom zur Operationselektrode wird zweckmäßigerweise von oben zugeführt. Zu diesem Behufe spannt man nach dem Vorschlag von Dyroff über dem Operationstisch antennenartig eine blanke Leitung, die an den einen Pol des Apparates angeschlossen ist und auf der sich das Operationskabel gleitend verschieben läßt. Im Falle die Elektrode nicht verwendet wird, kann sie an einem Haken aufgehängt oder durch eine automatische Aufrollvorrichtung hoch gezogen werden.

Die Asepsis der Operationselektrode des zugehörigen Handgriffes und Kabels ist bei Vornahme größerer Operationen eine Selbstverständlichkeit. Alle Teile müssen, wie bereits früher ausgeführt wurde, durch Auskochen sterilisierbar sein. Zur Ausführung kleinerer kosmetischer Eingriffe, z. B. der Entfernung einer Warze, ist eine strenge Asepsis zwar nicht nötig, da durch die Verkochung selbst etwaige Infektionserreger mitvernichtet werden. Immerhin wäre es wünschenswert, auch hierfür ein Instrumentarium zu besitzen, das unter Umständen auskochbar ist, weil es ja im Zuge einer Operation einmal zur Blutstillung oder einem anderen Zweck Verwendung finden kann, aber auch, weil es dem ärztlichen Gefühl grundsätzlich widerspricht, mit Instrumenten aus Hartgummi und dgl. zu operieren.

Die Schmerzstillung. Eine lokale oder allgemeine Anästhesie wird in allen Fällen notwendig sein, wo es sich um die Verkochung größerer

Tumoren, größerer Haut- oder Schleimhautflächen handelt. Jede Kaustik ist ja eine Verbrennung und jede ausgedehnte Verbrennung ist naturgemäß schmerzhaft, besonders im Augenblick ihrer Entstehung. Auffallend ist allerdings die geringe Schmerzhaftigkeit im weiteren Verlauf. Es ist das eine Erscheinung, die nicht allein den durch Elektrokoagulation gesetzten, sondern allen Verbrennungen zukommt, die durch elektrischen Strom entstehen. Über die Art der Anästhesie, die im einzelnen Fall zur Anwendung kommen soll, entscheidet die persönliche Erfahrung und Gewohnheit des Chirurgen. Doch sei betont, daß alle Narkosemittel, die mit Luft ein explosives Gemenge geben, wie Äther, Chloräthyl, Narzylen vermieden werden müssen, da durch die an der Operationselektrode auftretende Funkenbildung ein solches Gasgemenge entzündet und zur Explosion gebracht werden kann. Es sind auf diese Weise schon eine Reihe schwerer und tödlicher Unfälle zustande gekommen.

Ich möchte an dieser Stelle darauf aufmerksam machen, daß es nicht allein die Funkenbildung an der Operationselektrode ist, die gefährlich werden kann. In Räumen, in denen Diathermieapparate laufen, ist das Arbeiten mit Stoffen wie Äther oder Benzin, die explosible Dämpfe bilden, grundsätzlich verboten, da diese Dämpfe, wenn sie sich im Raum ausbreiten und über die Funkenstrecke ziehen, durch die daselbst übergehenden Funken zur Explosion gebracht werden können. Ich selbst habe einmal eine solche, glücklicherweise schadlose Explosion erlebt.

Zur Ausführung kleiner kosmetischer Operationen, zur Entfernung von Warzen, kleinen Muttermälern u. ä. ist eine besondere Schmerzstillung nicht notwendig. Wenn eine solche Operation einigermaßen geschickt gemacht wird, ist sie in wenigen Sekunden vollendet und im ganzen nicht schmerzhafter als das Einstechen der Nadel, das zur Lokalanästhesie erforderlich ist. Voraussetzung ist allerdings, daß man nicht allzu kleine Elektroden nimmt, so daß einige wenige Berührungen genügen, um das zu entfernende Gebilde vollkommen zu verkochen.

Die Ausführung der Operation. Sind die Vorbereitungen zur Operation getroffen, dann kann man zu ihrer Ausführung schreiten. Eine Assistenz, welche den Apparat bedient, ist auch bei kleineren Operationen sehr angenehm, bei größeren unentbehrlich. Man läßt den Strom einschalten und ihn langsam ansteigend so weit verstärken, daß das Gewebe sich unter der Koagulationselektrode weiß zu färben beginnt. Diese Weißfärbung ist das Zeichen der eintretenden Eiweißgerinnung (daher der Name Eiweiß), mit der das Leben der Zelle erlischt, das Gewebe abstirbt. Der Strom soll so stark sein, daß er in wenigen Sekunden eine Verkochung der von der Elektrode berührten Teile herbeiführt, womit die beabsichtigte Zerstörung erreicht ist. Nie darf die Stromstärke jedoch eine Höhe erreichen, daß es zu einer Verkohlung kommt. Das bedingt verschiedene Nachteile. Einerseits haftet ein verkohltes Gewebe gewöhnlich so fest an der Elektrode, daß beim Abziehen dieser ein Teil des Schorfes mitgerissen wird, wodurch es zu unerwünschten Blutungen kommen kann, andererseits aber wird durch eine zu rasch eintretende Verkohlung auch eine genügende Tiefenwirkung der Koagulation verhindert.

Von letzterer Tatsache kann man sich durch einen Versuch an einem Stück rohen Fleisches überzeugen. Nimmt man ein würfelförmig geschnittenes Fleischstück zwischen zwei Elektroden, deren Durchmesser etwa der halben Seitenlänge des Würfels entspricht und läßt den Strom ganz langsam anschwellen, so kann man eine vollkommene gleichmäßige Durchkochung erreichen. Schaltet man aber von vorneherein eine zu große Stromstärke ein, so kommt es unter den Elektroden in kürzester Zeit zur Verkohlung, während die Mitte des Fleischstückes roh bleibt. Die Tiefe der koagulierten Schicht ist also um so größer, je langsamer die Gerinnungstemperatur des Eiweißes erreicht wird.

Hat man einmal die einer bestimmten Elektrode entsprechende Stromstärke gefunden, dann empfiehlt es sich, an der Einstellung des Apparates nichts mehr zu ändern. Bei kleineren Eingriffen, die nur geringe Strommengen erfordern, wird die Koagulation in der Weise vorgenommen, daß man die Elektrode abwechselnd ansetzt und wieder abhebt, bis alles Krankhafte zerstört ist (Abb. 130). Bei größeren Operationen, zu denen Ströme von 1 Ampere und darüber verwendet werden, würde ein solches Vorgehen, wie bereits früher erwähnt, einen starken Funkenübergang erzeugen. Der Strom muß also bei Lagewechsel der Elektrode durch einen Hand- oder Fuß- unterbrecher vorübergehend ausgeschaltet werden, wobei jedoch an der Spannungseinstellung des Apparates nichts geändert wird.

Für eine exakte Durchführung der Operation ist es außerordentlich wichtig, den Koagulationseffekt nach Tiefe und Breite richtig zu

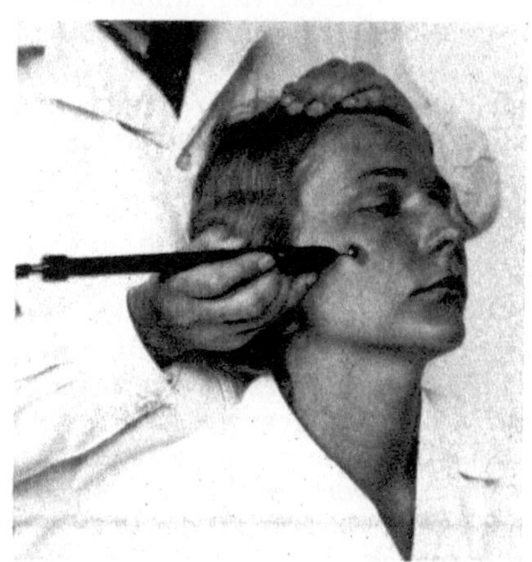

Abb. 130. Koagulation eines Naevus.

bemessen. Derselbe ist vornehmlich von zwei Faktoren abhängig. Einerseits von der Größe der Operationselektrode und andererseits von der Zeit, in welcher der Strom auf das Gewebe einwirkt. Sprechen wir zuerst von der Elektrodengröße. Diese bestimmt gleichzeitig die zur Koagulation notwendige Stromstärke. Je größer die Kontaktfläche der Elektrode ist, um so größer ist die Stromstärke, die wir für den kaustischen Effekt benötigen, denn gleich wie bei der konservativen Diathermie ist nicht die Stromstärke als solche, sondern nur ihr Verhältnis zum Elektrodenquerschnitt, d. i. die sog. Stromdichte, für die thermische Wirkung entscheidend. Während bei der Benützung kleiner nadelförmiger Elektroden eine Koagulation schon eintritt, ohne daß das Amperemeter überhaupt einen Ausschlag gibt, brauchen wir bei großen Elektroden für die gleiche Wirkung Ströme von mehreren Ampere. Wenn auch die Stärke des Stromes für den Koagulationseffekt eine ausschlaggebende Rolle spielt, so werden wir doch bei der chirurgischen Diathermie praktisch nie nach der Stromstärke dosieren, d. h. wir werden uns um die Anzeigen des Amperemeters nicht kümmern. Entscheidend ist ausschließlich der unmittelbar ersichtliche Erfolg, d. i. die Weißfärbung des Gewebes.

Die Größe der Elektrode bestimmt weiterhin auch den Tiefgang der Koagulation. Je größer ihre Oberfläche, um so tiefer wird die

Verkochung gehen. Man kann annehmen, daß durchschnittlich die Koagulationswirkung der Elektrode etwas weniger tief reicht als der Durchmesser ihres Querschnittes beträgt. Auch die Zeitdauer der Stromeinwirkung ist für die Tiefe der Koagulation maßgebend. Diese wird um so größer sein, je langsamer die Verkochung erfolgt, mit anderen Worten, je weniger die Stromstärke das eben zur Koagulation noch notwendige Maß überschreitet (s. unten). Für die Ausdehnung der Koagulation der Fläche ist, abgesehen natürlich von der Kontaktfläche der Elektrode, vor allem die Zeit des Stromdurchganges entscheidend. Je länger der Strom einwirkt, um so mehr wird die Verkochung nach allen Seiten über die unmittelbare Berührungsfläche der Elektrode hinausgreifen. Es rührt dies daher, daß das bereits koagulierte Gewebe dem Strom einen sehr großen Widerstand bietet. Er sucht es daher nach den Seiten hin zu umgehen, zu umfließen, wodurch der Koagulationseffekt in die Breite wächst, und zwar so lange, bis durch die Gerinnung des Eiweißes auch hier der Weg für den Strom ungangbar wird. Soweit die Theorie. Ein praktischer Versuch an der Leiche oder an einem Stück rohen Fleisch wird den Anfänger am raschesten über das hier Gesagte aufklären.

Wie die histologischen Untersuchungen Dyroffs gezeigt haben, hängt die Tiefe der Verschorfung weiterhin von der elektrischen Leitfähigkeit ab. Je besser diese, um so tiefer geht die Verkochung. Auch bei anscheinend gleichmäßiger Verschorfung einer Fläche ist der Tiefgang der Koagulation, wie mikroskopische Schnitte dartun, nicht an allen Stellen der gleiche. Dort, wo offene Gefäße vom Strom getroffen werden, dringt die Koagulation infolge der guten Leitfähigkeit dieser am weitesten vor, was natürlich für die Blutstillung von praktischer Bedeutung ist. Auch im Querschnitt getroffene Muskelbündel bilden für den Strom einen guten Weg, dagegen halten ihn bindewebige Septa mehr oder weniger auf.

Liegt das Operationsfeld an der Oberfläche, so ist der Zeitpunkt, in welchem die Koagulation eintritt, unschwer an der Verfärbung des Gewebes zu erkennen. Anders jedoch beim Arbeiten in Körperhöhlen, wo die Beleuchtung oft eine ungenügende oder der Überblick über das Operationsfeld durch die Enge des Raumes behindert ist. Woran ist hier der Moment zu erkennen, in welchem die Gerinnung des Gewebes einsetzt? Einen guten Anhaltspunkt hierfür bietet die Beobachtung des Amperemeters. In dem Augenblick, in welchem das Gewebe unter der Elektrode gerinnt, wächst sein Widerstand für den elektrischen Strom bedeutend an. Die Folge davon ist, daß die ursprünglich eingestellte Stromstärke plötzlich zurückgeht, der Zeiger des Amperemeters gegen den Nullpunkt sinkt.

In weitaus den meisten Fällen wird die chirurgische Diathermie mit einer aktiven Elektrode, die als Operationselektrode dient, ausgeführt, während die zweite Elektrode in Form einer größeren Platte nur dazu dient, den Stromkreis durch den Körper zu schließen.

Ausnahmsweise benützt man zur Koagulation zwei aktive Elektroden, die dann gewöhnlich an einem scheren- oder pinzettenförmigen Instrument gegeneinander isoliert angebracht sind. Solche zweipolige Elektroden, welche besonders von französischen Autoren verwendet werden, kommen natürlich nur dort in Betracht, wo es sich um die Zerstörung von Tumoren handelt, die über das Hautniveau gut hervorragen oder einen Stiel besitzen, der von dem Instrument gefaßt werden kann. Die Entfernung einer gestielten Geschwulst, etwa eines gestielten Papilloms, kann auch einpolig in der Weise vorgenommen werden, daß man den Stiel koaguliert. Dadurch kommt es zu einer Gerinnung des Blutes in den zuführenden Gefäßen, womit die Geschwulst zum Absterben verurteilt ist. Sie schrumpft, trocknet ein und fällt schließlich ab, wenn man es nicht vorzieht, die abgestorbenen Reste mit dem Messer oder der Schere abzutragen. Man kann sie auch einfach durch einen elektrischen Schnitt entfernen.

Beim Arbeiten in Körperhöhlen bedient man sich besonders langgestielter Elektroden, wie sie auf S. 204 abgebildet und beschrieben wurden. Zur Diathermie des Wundbettes, die man anwendet, um möglicherweise zurückgebliebene Tumorreste zu vernichten, benützt man eine scheibenförmige Elektrode, die man, etappenweise fortschreitend, den einzelnen Teilen des Wundbettes auf kurze Zeit aufdrückt, um so eine nur wenig in die Tiefe gehende sterile Koagulationsschicht zu erzeugen.

Man hüte sich, bei der Elektrokoagulation größeren Gefäßen zu nahe zu kommen, weil leicht eine Schädigung der Gefäßwand durch die Hitze eintritt, die bei der Abstoßung des Schorfes zu schweren Nachblutungen Veranlassung geben kann. An Stellen, wo eine derartige Gefahr besteht wie in der Achselhöhle, in der Leistengegend oder am Hals wird man rechtzeitig die Elektrode mit dem Messer vertauschen. Vorsicht scheint auch in der Nähe von Knochen und Knorpelgewebe geboten, um sekundäre Knochen- oder Knorpelabstoßungen zu vermeiden.

Die Nachbehandlung. Das durch den Hochfrequenzstrom koagulierte Gewebe wird entweder der spontanen Abstoßung überlassen oder es wird auf chirurgischem Weg entfernt. Die spontane Lösung wird man jedoch nur bei ganz kleinen Gebilden wie Papillomen, Lupusknötchen u. dgl. abwarten können. Die natürliche Demarkation größerer Tumoren oder größerer Koagulationsflächen erfolgt nur sehr langsam, weil das verkochte Gewebe an der Unterlage fest haftet und nur ganz allmählich durch die aufsprießenden Granulationen abgehoben wird. Auch kann es dabei, wenn die koagulierten Teile größeren Gefäßen aufsaßen, zu Nachblutungen kommen. Das ist jedoch verhältnismäßig selten der Fall, weil in der Regel schon früher eine Thrombosierung der Gefäße eingetreten ist. Um den Wundverlauf zu beschleunigen und die Gefahr einer Infektion durch abgestorbene Gewebsreste zu vermindern, wird man an einen größeren Eingriff in der Regel die Abtragung der koagulierten Teile mit dem Messer oder der Schere anschließen. Besteht eine Infektionsgefahr oder die Gefahr eines Tumorrezidivs, dann ist es wohl am besten, die Abtragung mit Hilfe der Hochfrequenznadel oder -schlinge zu besorgen.

Ist eine glatte Abtragung nicht ohne weiteres möglich, so kann man auch zum scharfen Löffel greifen; die danach zurückbleibenden Wundflächen sind aber für die Heilung weniger günstig. Bisweilen wird man auch schrittweise vorgehen, indem man zunächst nur die oberste Schichte der Geschwulst koaguliert, diese dann durch Exkochleation entfernt, in gleicher Weise mit der nächsten Schicht verfährt usw., bis man etagenweise die ganze Tumormasse zerstört und entfernt hat oder bis größere Gefäße bzw. lebenswichtige Organe Einhalt gebieten. Dieses Vorgehen ist natürlich in Körperhöhlen (Axilla, Rektum, Uterus) mit einiger Gefahr verbunden. Die nach der Abtragung zurückbleibende Wundfläche wird nach den Regeln der Asepsis versorgt.

Die Vorteile der Elektrokoagulation.

Die Elektrokoagulation stellt nicht nur eine Vermehrung, sondern auch eine Bereicherung unserer Operationsmethoden dar. Sie hat eine Reihe von Vorteilen gegenüber den älteren Methoden der Kaustik, wie sie bisher mit dem Paquelinschen Brenner oder dem Galvanokauter ausgeübt wurden.

Handelt es sich um kleine minutiöse Eingriffe als da sind: die Zerstörung von kleinen Naevis, Epheliden, Teleangiektasien, Tätowierungen, so wird uns die außerordentlich subtile und genaue Lokalisationsmöglichkeit des kaustischen Effektes zugute kommen, die uns der kalte Kauter gestattet. Wir können mit ihm punkt- und linienförmige Koagulationen ausführen in einer Feinheit, wie sie mit keinem anderen Instrument, auch nicht mit dem Mikrobrenner möglich sind. Das rührt daher, daß der Hochfrequenzkauter einzig und allein nur jenes Gewebe zerstört, mit dem er in unmittelbare Berührung kommt. Jede ausstrahlende, die Umgebung sengende Hitzewirkung, wie sie einem glühenden Instrument unvermeidlich zukommt, fehlt ihm gänzlich. Der kalte Kauter ist daher das ideale Werkzeug für kosmetische Operationen. Dazu kommt noch ein kleines psychisches Moment, das insbesondere bei der Behandlung ängstlicher Personen eine Rolle spielt. Die unscheinbare nadel- oder lanzettförmige Elektrode in der Hand des Arztes beunruhigt den zu Operierenden ungleich weniger als der in Rotglut strahlende Kauter. Infolgedessen hält sich auch der Kranke bei der Ausführung dieser kleinen Operationen, die meist ohne jede Anästhesie vorgenommen werden, viel ruhiger. Das alles aber sind Dinge von untergeordneter Bedeutung gegenüber jenen Vorzügen, die uns die Elektrokoagulation bei der Ausführung größerer Operationen bietet.

Einer ihrer größten Vorzüge liegt wohl darin, daß die Zerstörung großer, auch sehr blutgefäßreicher Tumoren ohne jede Blutung ausgeführt werden kann. Da bei der Berührung der Elektrode mit dem Gewebe das Blut in den Gefäßen alsogleich gerinnt und diese thrombosiert, wird es möglich, Neubildungen, deren Exstirpation nur mit großen Blutverlusten durchführbar wäre, blutungslos zu entfernen. Denken wir an ein Karzinom der Zunge oder an ein Hämangiom der Mundhöhle. Welch schwere Blutverluste muß ein Kranker erleiden, bei dem eine solche Geschwulst mit dem Messer entfernt wird, auch wenn die Kunst und die Geschicklichkeit des Operateurs eine noch so große ist. Koaguliert man jedoch einen solchen Tumor mit Hochfrequenzströmen und wartet die spontane Demarkation des koagulierten Gewebes ab, so erfolgt diese häufig ohne Verlust eines Tropfen Blutes.

Die Diathermie ist aber nicht nur eine blutsparende, sondern auch eine blutstillende Methode. Bei nicht allzu großen Blutgefäßen wird das Aufdrücken einer Operationselektrode genügen, um die Blutung sofort zum Stillstand zu bringen. Durch die oberflächliche Koagulation einer blutenden Wundfläche lassen sich parenchymatöse Blutungen leichter als durch jede andere Art der Blutstillung beherrschen. Die Koagulation wird daher bei Patienten mit hämorrhagischer Diathese, oder Cholämie wertvolle Dienste leisten können. Desgleichen wird sie bei der Entfernung von Hämangiomen, Kavernomen, Hämorrhoiden am Platze sein. Unersetzlich ist sie vielfach bei Operationen von Hirntumoren, um die profusen Blutungen aus den leicht zerreißlichen Gefäßen, besonders den Venen, zu stillen.

Die Diathermie hat ferner vor der Messeroperation den Vorteil, daß bei der Entfernung infektiösen Gewebes (Lupus) oder maligner Tumoren (Karzinom) keine Blut- und Lymphgefäße eröffnet werden. Die radikale Heilung solcher Neubildungen wird nicht selten dadurch verhindert, daß es trotz genauesten Vorgehens bei der Operation selbst zu einer Reinfektion kommt. Dadurch, daß bei der Elektrokoagulation alles Infektiöse abgetötet wird und daß es gleichzeitig zur Thrombosierung der Blut- und Lymphbahnen kommt, wird einerseits die Gefahr eines Impfrezidivs in der Wunde selbst vermieden, andererseits die Verschleppung von Keimen in die Umgebung unmöglich gemacht. Auch dort, wo wir nach der Koagulation zum Messer greifen, wird diese Gefahr gebannt, weil durch die Diathermie ja schon alles infektiöse Material vernichtet wurde.

Die Koagulation gewährt aber häufig noch einen anderen Vorteil. Ist das Krebsgewebe, wie nicht selten, an seiner Oberfläche geschwürig zerfallen, so bietet die vorausgehende Verkochung dieser zerfallenden und jauchenden Massen einen Schutz gegen die septische Infektion der Operationswunde. Es kann so häufig eine Prima intentio erreicht werden, wo diese ohne Mithilfe der Diathermie nicht möglich gewesen wäre.

Ein weiterer Vorzug der Elektrokoagulation gegenüber anderen Formen der Kaustik ist die verhältnismäßig große Tiefe des von ihr gesetzten Schorfes, was wieder für die Zerstörung chronisch infektiösen oder neoplastischen Gewebes von Bedeutung ist. Die Ausläufer solchen Gewebes, welche nicht selten weit in das Gesunde hineinreichen, werden durch eine oberflächliche Kaustik nicht zerstört und dadurch später häufig zum Ausgangspunkt eines Rezidivs. Bei der Tiefenwirkung der Diathermie ist auch hier mit einer größeren Sicherheit auf eine völlige Vernichtung alles Kranken zu rechnen.

Schließlich wäre noch zu erwähnen, daß der Hochfrequenzkauter sich auch dadurch vorteilhaft auszeichnet, daß er bei dem Arbeiten in Körperhöhlen wie im Mund, in der Nasen-Rachenhöhle, in der Vagina keinen Rauch entwickelt, durch den der Überblick über das Operationsfeld und die Beurteilung des erzielten Erfolges erschwert wird. Das Gewebe kommt durch den kalten Kauter einfach zur Gerinnung, während es durch den Thermokauter unter Rauchentwicklung versengt und verkohlt wird.

Die chirurgische Diathermie dient aber nicht allein der Zerstörung maligner Neoplasmen, sie kann noch eine zweite Aufgabe erfüllen.

Sie kann dazu dienen, postoperativ, also nach erfolgter Abtragung des Tumors, die Operationswunde zu sterilisieren. Sie verfolgt hier das gleiche Ziel wie die seinerzeit von Keating-Hart empfohlene Fulguration, bei der man die Funken eines Hochspannungstransformators auf die Wunde überspringen ließ, um etwa zurückgebliebene Krebskeime zu zerstören. Die Diathermie ist wegen ihrer größeren Tiefenwirkung der Fulguration überlegen und infolgedessen imstande, diese in allen Fällen zu ersetzen. Natürlich sind Wunden, die in dieser Weise behandelt wurden, zu einer direkten Vereinigung nicht geeignet, sie müssen wegen der in der Regel starken Sekretion breit drainiert werden.

Die Diathermie leistet aber oft dann noch gute Dienste, wenn die Neubildung die Grenze der Operationsmöglichkeit mit dem Messer bereits überschritten hat. Holmgren, Keysser u. a. haben gezeigt, daß man durch energische Verkochung der Tumormassen bisweilen auch hier noch Dauerresultate erzielen kann. Aber selbst wenn dies nicht der Fall ist und man sich darauf beschränken muß, den Zustand der inoperablen Kranken, so gut es geht, erträglich zu gestalten, ist uns die Diathermie noch wertvoll. Man ist häufig in der Lage, durch die Elektrokaustik der zerfallenden Tumormassen die abundante Jauchung und die sie begleitenden Schmerzen bedeutend zu verringern. Keine andere Methode gibt uns die Möglichkeit, Krebsgeschwüre so gründlich und tiefgreifend zu desinfizieren wie die Elektrokoagulation. Nach Abstoßen des Schorfes zeigen sich oft kräftige Granulationen und man kann eine Rückbildung der lokal gereizten Drüsen beobachten. Infolge Aufhörens der septischen Resorption und Nachlassen der Schmerzen bessert sich gleichzeitig der Allgemeinzustand der Kranken oft in überraschender Weise.

II. Die Technik der Elektrotomie.

Die Geschichte der Elektrotomie.

Die Elektrotomie verwendet so wie die Fulguration den elektrischen Funken, aber nicht in der Absicht, damit Gewebe zu verschorfen, sondern um Schneidewirkungen zu erzielen. Es kommt hier also nicht die thermische, sondern die rein mechanische Wirkung des Funkens zur Geltung. Wenn man mit einer nadelförmigen Elektrode leicht über ein Gewebe streicht, so entsteht — eine geeignete Stromform vorausgesetzt — zwischen Elektrode und Körper ein Funkenübergang. Unter der Einwirkung dieser Funken zerfällt das Gewebe als ob es von der Schneide eines scharfen Messers durchtrennt worden wäre. Die Schnittfläche ist dabei ganz frisch, höchstens wie von einem leichten grauen Hauch überzogen, keineswegs aber verschorft.

Diese Methode des elektrischen Schneidens ist durchaus nicht neu. Sie ist mehr als 20 Jahre alt, geriet aber Jahre hindurch in Vergessenheit, um neuerdings wieder entdeckt zu werden. Der erste, der sie anwendete, war der Amerikaner de Forest. Er benützte hierzu die ungedämpften Hochfrequenzströme, wie sie von einem Paulsenschen Lichtbogen erzeugt werden. Durch die Publikationen von M. Cohn[1] wurde die Methode in Deutschland bekannt, fand aber zunächst wenig Anklang.

V. Czerny[2] und seine Schüler R. Werner und Caan waren die einzigen, die sich ihrer annahmen und sie auch bei großen chirurgischen Operationen verwendeten. Da sie aber nicht mit Lichtbogen- sondern mit Funkenapparaten arbeiteten, be-

---

[1] Berl. klin. Wschr. (1909), Nr. 18 u. ebenda (1910), Nr 16.
[2] S. Fußnote S. 200.

durften sie zum Schneiden einer zweiten inaktiven Elektrode, durch welche der Stromkreis über den Körper des Patienten geschlossen wurde. Das Verfahren wurde daher als bipolare Forestisation, oder auch als Lichtbogenoperation bezeichnet.

Ich selbst hatte im Jahre 1912 Gelegenheit, einer größeren derartigen Operation beizuwohnen, die von Werner im Samariterhaus in Heidelberg ausgeführt wurde. Der dazu benützte Apparat stammte von der Firma Reiniger, Gebbert & Schall in Erlangen. Ich empfing damals den Eindruck, ein Verfahren kennen gelernt zu haben, das der Chirurgie neue Möglichkeiten eröffnete, und glaubte, daß demselben eine große Zukunft beschieden sei. Um so größer war meine Enttäuschung, als nach wenigen Jahren die Methode völlig in Vergessenheit geriet und niemand mehr von ihr sprach. Zwar haben auch in den folgenden Jahren einzelne Chirurgen versucht, die Hochfrequenzströme an Stelle des Messers zu benützen, da sie sich aber ganz ungeeigneter Apparate bedienten, so war der Erfolg ein negativer. Es war kein Schneiden, sondern ein Durchbrennen, wie man es auch mit einem Glühkauter erzielt, wobei die Trennungsfläche verschorft wird. Solche Erfahrungen brachten unter anderem auch Voltz und Döderlein[1]) zu einem ablehnenden Urteil gegenüber dem Operieren mit Diathermieströmen. Man hatte anscheinend ganz vergessen, welche technischen Voraussetzungen für das elektrische Schneiden notwendig waren, d. h. welche Bedingungen ein Diathermieapparat erfüllen muß, damit er zum Schneiden geeignet sei. Diese technischen Grundlagen mußten also neuerlich gefunden werden. Auch diesmal ging der Anstoß von Amerika aus. Dort baut man seit Jahren Diathermieapparate mit Elektronenröhren an Stelle der Funkenstrecke, die ungedämpfte Schwingungen erzeugen und sich in ausgezeichneter Weise zum Schneiden eignen. Mit solchen Apparaten haben nun amerikanische Chirurgen [Wyeth[2]), N. Lowry, Keyes und C. W. Collings] das elektrische Schneiden wieder aufgenommen und gute Resultate erzielt. In der letzten Zeit hat sich auch die deutsche Elektrotechnik der Sache angenommen und durch Veränderungen an den bisher gebräuchlichen Funkenapparaten auch mit diesen ein glattes Schneiden ermöglicht. Wucherpfennig[3]), Dyroff[4]), Seemen u. a. berichten über das Operieren mit solchen Apparaten.

Die Apparate und Elektroden zur Elektrotomie.

Die Apparate, die wir gewöhnlich zur Durchwärmung benützen, sind ohne weiteres auch zur Koagulation geeignet, aber nicht zur Elektrotomie. Damit man mit einem Diathermieapparat schneiden kann, muß er gewisse technische Bedingungen erfüllen, die wir im folgenden besprechen wollen.

Die Schnittwirkung wird nicht durch den Strom selbst, sondern durch die Fünkchen ausgeübt, die zwischen Elektrode und Gewebe überspringen. Diese Fünkchen erzeugen vermutlich durch Überhitzung des Zellwassers kleinste Dampfexplosionen, wodurch das Gewebe mechanisch gesprengt wird. Dafür spricht die Erfahrung, daß das Schneiden in dem wasserreichen Muskelgewebe viel leichter vor sich geht als in dem wasserarmen Fettgewebe. Für den mechanischen Effekt elektrischer Funken haben wir ein grandioses Analogon in der Wirkung mancher Blitze, die Holzgegenstände spalten, Papier, Leinen und andere Stoffe zerreißen, aber auch an Menschen und Tiere reine Schnittwunden erzeugen ohne jede nachweisbare thermische Komponente[5]).

---

[1]) Mschr. Geburtsh. **66,** 247.

[2]) Amer. J. electrotherap. a. radiol. **1924.** Nr 5. Surge of neoplastic diseases by electrotherm. method. New York **1926.**

[3]) Münch. med. Wschr. (1929) Nr 19 — Der Chirurg, (1930), H. 7.

[4]) Münch. med. Wschr. (1930), Nr 45 — Z. Geburtsh. **47.**

[5]) St. Jellinek: Spurenkunde d. Elektrizität, Leipzig u. Wien, **1927.** Fr. Deuticke.

Es hat sich nun gezeigt, daß die Schneidewirkung des Hochfrequenzstromes wesentlich von der Funkenzahl im Primärkreis abhängt, d. h. von der Anzahl der Funken, die in der Funkenstrecke übergehen. Je größer diese, umso mehr tritt der mechanische gegenüber dem thermischen Effekt in den Vordergrund. In dieser Erkenntnis hat man nun die Impulszahl im Primärkreis vermehrt und zwar dadurch, daß man die Funkenstrecke verkürzt, mit anderen Worten den Abstand der Funkenpole verkleinert hat. Auf diese Weise gelang es, die bisher übliche Funkenzahl von wenigen Tausend auf 50 000 und darüber in der Sekunde zu erhöhen. Bei manchen Apparaten, die zum Schneiden dienen, ist die Funkenstrecke auf einen ganz kurzen Abstand fix eingestellt, bei anderen ist sie verstellbar, so daß man durch Veränderung des Polabstandes auch mehr oder weniger die Schorfwirkung zur Geltung bringen kann.

Wie bereits erwähnt, waren es die Lichtbogen- und Elektronenröhrenapparate, also Apparate, die ungedämpfte Schwingungen erzeugen und durch deren Anwendung man vorerst auf die Möglichkeit des Schneidens mit Hochfrequenzfunken aufmerksam wurde. Sie stellen auch heute noch die idealen Apparate für diese Zwecke dar. Röhrenapparate werden in Amerika wie in Frankreich vielfach medizinisch und chirurgisch benützt. Sie sind den Funkenapparaten dadurch überlegen, daß man mit ihnen einpolig, das will sagen, ohne Verwendung einer zweiten inaktiven Elektrode schneiden kann. Sonderbarerweise verhält sich die deutsche Industrie gegenüber dem Bau solcher Apparate völlig ablehnend.

Neben der Möglichkeit einer glatten Schnittführung müssen die zur Elektrotomie gebrauchten Apparate noch eine weitere Forderung erfüllen. Sie dürfen keine faradischen Reizwirkungen ausüben, sie dürfen weder durch Reizung der sensiblen Nerven ein überflüssiges Schmerzgefühl, noch durch Reizung der motorischen Nerven Muskelzuckungen erzeugen. Diese Forderung ist hier viel schwerer zu erfüllen als bei der medizinischen Diathermie, wo wir es mit einem kontinuierlich fließenden Strom zu tun haben. Denn läßt man einen Hochfrequenzstrom in Funkenform auf den Körper übergehen, wie das zum Schneiden erforderlich ist, so werden dadurch schon an sich niederfrequente Impulse ausgelöst, die auf sensible und motorische Nerven erregend wirken. Im Verlaufe einer Operation machen sich solche Reizwirkungen besonders beim Durchtrennen von Muskeln unangenehm bemerkbar, die dadurch in Zuckungen geraten. Auch in der Nähe von motorischen Nerven treten derartige Reizwirkungen auf. Vor allem unangenehm, ja gefährlich können sie bei Hirnoperationen werden, wo es durch Erregung motorischer Zentren selbst zu eklamptischen Zuständen kommen kann. Diese Reizerscheinungen hat man durch Einbau eines Kondensators in den Schneidekreis zu beheben versucht.

Da die elektrischen Widerstände der einzelnen durchtrennenden Gewebe, sagen wir z. B. Muskel und Fett, sehr verschieden sind, so muß jeder Apparat weiterhin eine Vorrichtung besitzen, die es gestattet, die Spannung des Schneidestromes nach Bedarf zu verändern. Das geschieht wie bei den gewöhnlichen Diathermieapparaten durch einen Spannungsregulator. Damit dieser von dem Operateur selbst oder seinem Assistenten bedient werden kann, ist es zweckmäßig, ihn nach dem Vorschlag von Dyroff mit sterilisierbaren Handgriffen zu versehen (Abb. 131). Das

Ein- und Ausschalten des Stromes erfolgt am besten durch einen Fuß-
schalter.

Während es bei der Elektrokoagulation vornehmlich auf die Quantität
des zur Verfügung stehenden Stromes ankommt, ist bei der Elektrotomie

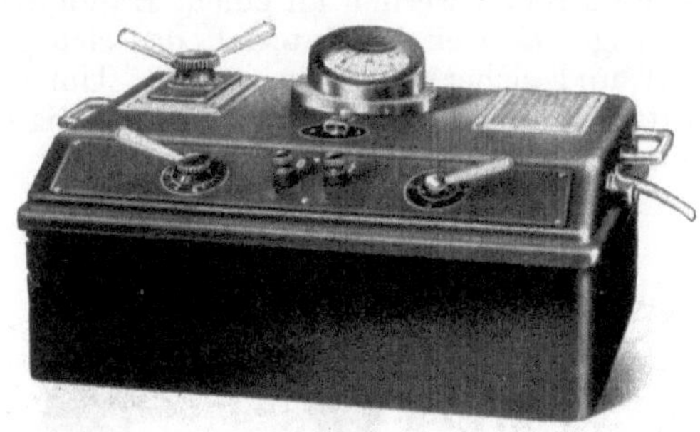

Abb. 131.   Apparat für Diathermie, Elektrokoagulation und Elektrotomie
(Siemens-Reiniger-Veifa).

ausschließlich die Qualität desselben entscheidend. Denn die zum Schnei-
den benötigte Energie ist sehr gering. Von der Industrie werden heute
Apparate hergestellt, die beiden Ansprüchen in gleicher Weise genügen.
(Abb. 131).

Die Elektroden. Zum Schneiden sind wie zur medizinischen Diathermie
und zur Elektrokaustik stets 2 Elektroden erforderlich, eine aktive oder

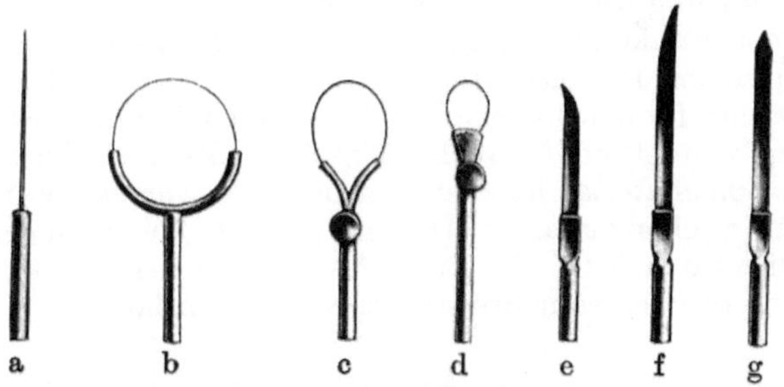

Abb. 132.   Elektroden zur Elektrotomie.

Operationselektrode und eine inaktive Plattenelektrode. Letztere kann
nur entbehrt werden, wenn man mit einem Röhrenapparat arbeitet.

Zum Schneiden eignet sich, wie schon de Forest vorgeschlagen hat, am
besten ein nadelförmiges Instrument, ein kurzer gerade gestreckter Draht
in der Dicke von etwa 0,1 Millimeter (Abb. 132a). Für manche Zwecke ist
ein zu einer Schlinge gebogener Draht, also eine Drahtschlinge (Abb. 132c
bis d) vorzuziehen. Solche Schlingen werden in verschiedener Größe hergestellt. An Stelle des Drahtes werden von manchen Chirurgen Elektroden
in Gestalt feinster Messerchen (Abb. 132e—g) bevorzugt; vielleicht nur

deshalb, weil ein solches Instrument dem chirurgischen Gefühl besser entspricht. Denn die scharfe Schneide des Operationsinstrumentes kommt
bei der Ausführung des Schnittes gar nicht zur Geltung, sie hat nur insoferne eine Bedeutung, als sich auf ihr der Funkenübergang verdichtet.
Die verschiedenen Elektroden werden an einem Handgriff aus Porzellan
oder Leukorit befestigt, also einem Material, das sich gleich den Elektroden selbst leicht und sicher sterilisieren läßt. Um ein rasches Auswechseln der Ansätze zu ermöglichen, muß die Befestigung einfach und
sicher erfolgen können (Abb. 133).

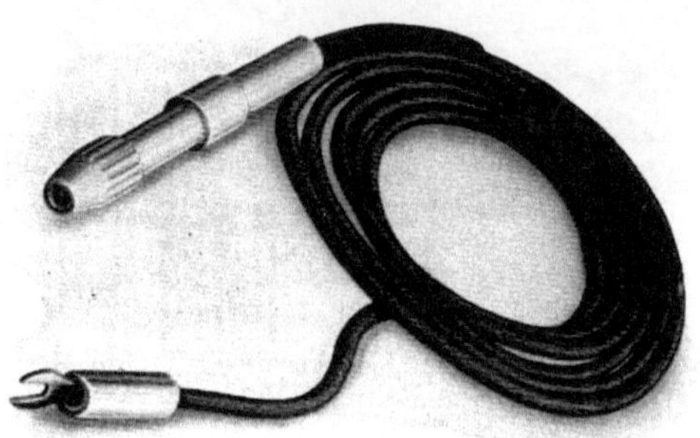

Abb. 133.   Elektrodenhalter samt Kabel (Siemens-Reiniger-Veifa).

Die inaktiven Elektroden sind ganz gleicher Art, wie wir sie schon bei
der Elektrokoagulation beschrieben haben. Um Wiederholungen zu vermeiden, sei auf das bereits früher Gesagte verwiesen. Das gleiche gilt für
Kabel, Stromzuführung und alles übrige.

Da durch einen Funkenübergang von der Operationselektrode auf die
anderen chirurgischen Instrumente wie Zangen, Haken oder Spekula
auch der Operateur faradische Schläge bekommen kann, wird es nach
einem Vorschlag von Dyroff zweckmäßig sein, diese Hilfsinstrumente
aus einem Isolationsmaterial herzustellen oder sie wenigstens mit einer
Emailschichte überziehen zu lassen. Das ist vor allem bei vaginalen Operationen notwendig, wo sich bei der Enge des Operationsfeldes eine gegenseitige Berührung der Instrumente schwer vermeiden läßt.

Die Ausführung und die Vorteile der Elektrotomie.

Die Technik des elektrischen Schneidens ist trotz gleichen Zieles
einigermaßen verschieden von dem Operieren mit dem Messer. Schon das
Instrument als solches, seine Haltung und Führung sind anders und be-
dingen es, daß das Arbeiten mit der Elektrode vorerst erlernt werden
muß, wenn man das Verfahren beherrschen und seine Vorzüge völlig aus-
nützen will.

Um einen glatten Schnitt zu erzielen, muß die Elektrode ganz leicht,
das Gewebe kaum berührend geführt werden. Denn nicht das Instrument
ist es, das schneidet, sondern die von ihm ausgehenden Funken. Drückt
man die Elektrode fest an das Gewebe an, so erlischt der Funkenübergang

und damit die Schneidewirkung. Es kommt an der Berührungsstelle zu
einer Verschorfung. Die Nadelelektrode muß im Gegensatz zum Skalpell steil wie ein Zeichenstift gehalten werden, soll ihr Schneideeffekt zur
vollen Geltung kommen. Die Schlingenelektrode kann in verschiedener
Weise gehandhabt werden. Setzt man die Schlinge senkrecht zur Körperoberfläche auf, so erzeugt sie einen Tiefenschnitt wie das Messer (Abb. 134).
Führt man sie dann im rechten Winkel zur Schnittrichtung weiter, so
wird ein dem Schlingendurchmesser entsprechender Gewebestreifen ausgelöst, was man als Hohlschnitt bezeichnen kann. Einen solchen Hohlschnitt kann man sowohl mit dem seitlichen Teil der Drahtschlinge als

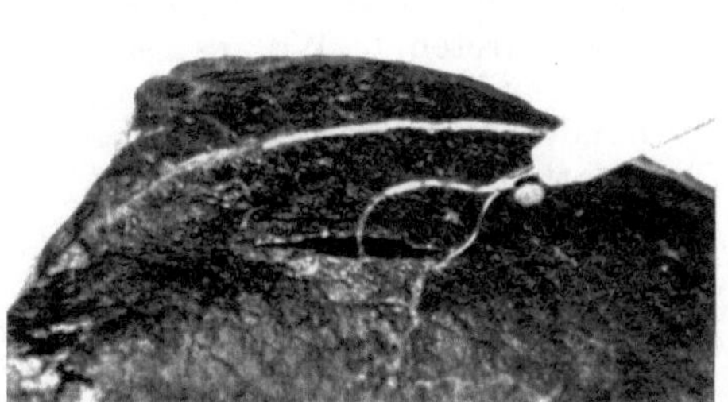

Abb. 134. Tiefenschnitt.　　　　　　Abb. 135. Hohlschnitt.

auch mit ihrem Scheitel ausführen (Abb. 135). Bei ganz flachem Aufsetzen, wobei man die Schlinge parallel zur Oberfläche weiterführt, kann
man ganz dünne Flächenschnitte erzielen.

Die Vorteile der Elektrotomie sind im wesentlichen die gleichen wie die
der Elektrokoagulation. Zunächst ist es die blutstillende Wirkung, die
allerdings hier eine geringere ist als bei der Kaustik, aber immerhin noch
ausreicht, um die kapillare Blutung auszuschalten, wodurch auch die
Übersicht über das Operationsfeld erleichtert wird. Blutungen aus mittleren und großen Gefäßen bedürfen einer gesonderten Behandlung, wobei
man bei Gefäßen kleineren Durchmessers auch die Koagulation zu Hilfe
nehmen kann. Will man den blutstillenden Einfluß des Hochfrequenzstromes beim Schneiden verstärken, dann kann man dies bei manchen
Apparaten dadurch erreichen, daß man die Funkenzahl verkleinert, wodurch die Schorfwirkung mehr in den Vordergrund tritt. Das hat allerdings den Nachteil, daß man auf eine primäre Naht der Schnittflächen
verzichten muß.

Der Verschluß der feinsten Blut- und Lymphbahnen, wie er beim
elektrischen Schneiden zutage tritt, hat aber noch einen weiteren Vorteil. Bildet die Indikation zum operativen Eingriff eine Infektion oder
ein Neoplasma, so wird hierbei die Gefahr eines Rezidivs an der Operations-
stelle, ebenso wie die Gefahr einer Metastasierung bedeutend vermindert.
Das elektrische Messer wird daher vor allem bei der Exstirpation von Geschwülsten, die an der Grenze der Operationsfähigkeit stehen, von Vorteil sein oder dort, wo die Schnittführung unmittelbar im kranken Gewebe

erfolgen muß. Die Elektrotomie ist infolgedessen auch die Methode der Wahl bei der Probeexzision.

Die Elektrotomie wird in vielen Fällen ein selbständiges Verfahren darstellen, bei größeren Operationen wird sie öfters nur als ein Behelf in Verwendung kommen. Denn die Nadel- oder Schlingenelektrode eignet sich wohl zum raschen Schneiden, nicht aber zum Präparieren. Es wird daher in der Nähe großer Gefäße oder Nervengeflechte oder überhaupt dort, wo die Situation besondere Vorsicht gebietet, das Messer an Stelle der Elektrode treten. Wo es sich vornehmlich um Blutstillung handelt, wird wieder die Koagulation zu ihrem Recht kommen.

Mit der Nadelelektrode unter Vermeidung von Schorfbildung erzeugte Wunden können unmittelbar genäht werden (Abb. 136) und heilen per primam. Wie Tierexperimente beweisen, ist ihre Heilungsdauer keine längere als die von Messerwunden. Ein Unterschied im Wundverlauf macht sich nur innerhalb der ersten 24—48 Stunden bemerkbar, indem die durch Hochfrequenzströme erzeugten Wunden an ihren Rändern eine leichte reaktive Hyperämie zeigen. Die Narben nach primär genähten Wunden sind weich, zart und kosmetisch befriedigend.

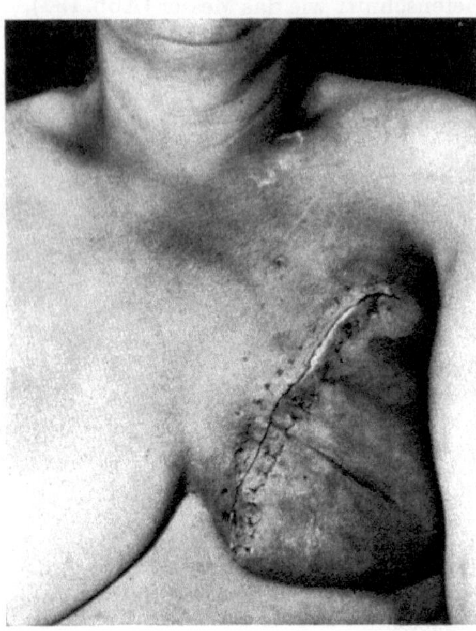

Abb. 136. Primäre Naht nach Elektrotomie. (Nach Dyroff.)

III. Die Anzeigen der Elektrokoagulation und Elektrotomie.

Das Karzinom und andere bösartige Neubildungen.

Allgemeines. Bei der Behandlung von Neoplasmen spielen die Elektrokoagulation wie die Elektrotomie eine wichtige Rolle. Je nach der Art, der Größe und dem Sitz der Neubildung wird sich bald die eine, bald die andere Methode als zweckdienlicher erweisen. Vielfach werden sie auch beide miteinander kombiniert. So wird es sich bei der Operation eines exulzerierten Karzinoms als vorteilhaft erweisen, den Tumor zuerst zu verkochen, um ihn dann mit dem elektrischen Messer zu exstirpieren. In anderen Fällen wird es zweckmäßig sein, nach der Entfernung des

Neugebildes, die mit einer Schneideelektrode erfolgte, vorsichtshalber noch die Wundfläche zu verschorfen. Oder es wird sich im Verlaufe einer Operation· die Notwendigkeit ergeben, die Blutung aus einzelnen Gefäßen durch Koagulation zu stillen. Dieses Ineinandergreifen der elektrischen Methoden läßt es angezeigt erscheinen, ihre Indikationen gemeinsam zu beprechen.

Über die Vorteile, welche die Hochfrequenzströme gegenüber dem Messer bei der Entfernung von malignen Neoplasmen bilden, wurde bereits ausführlich gesprochen. Kurz zusammengefaßt ist es einerseits die unmittelbare Abtötung der in der Schnittfläche liegenden Neoplasmazellen, wodurch die Gefahr eines Lokalrezidivs vermindert wird, andererseits ist es der primäre Verschluß der Blut- und Lymphbahnen durch den Strom, durch welchen die Verschleppung der Tumorkeime auf diesen Wegen vermieden wird. Dadurch ist es möglich geworden, Neubildungen, die an der Grenze der Operationsmöglichkeit stehen, noch erfolgreich zu behandeln. Aber noch mehr. Die elektrischen Operationsmethoden gestatten uns, in manchen Fällen selbst inoperable Geschwülste mit Erfolg zu beseitigen. G. Holmgren berichtete zuerst über Heilungen von Oberkieferkarzinomen in der Dauer von mehr als 5 Jahren, die er, als sie bereits für inoperabel galten, mit Koagulation behandelt hat. Durch diese Mitteilungen angeregt hat Keysser[1]) in einer Reihe von aussichtslosen Fällen, die bereits vergeblich operiert und bestrahlt worden waren, die Koagulation systematisch angewendet und dabei unerwartete Resultate erzielt. Eindringlicher als Worte werden die Abbildungen 137—144 solcher Fälle, die von Keysser operiert wurden, seine Erfolge veranschaulichen. Aus seinen Arbeiten geht hervor, daß es durch die Anwendung elektrochirurgischer Methoden öfters gelingt, inoperable und bereits erfolglos bestrahlte Fälle von Karzinomen noch zu heilen. Gleichzeitig wird damit der Beweis erbracht, daß das elektrische Operationsverfahren der Krebsbehandlung den chirurgischen und Bestrahlungsmethoden gleichwertig an die Seite gestellt werden kann.

Das Epitheliom. Die häufigste Form desselben ist das Ulcus rodens, das im Verlaufe von Monaten und Jahren langsam vorschreitet, ohne eine besondere Gefährlichkeit zu bekunden. Eine einzige gründliche Verschorfung genügt in der Regel, um dasselbe dauernd zum Verschwinden zu bringen. Man kann das Geschwür aber auch mit Hilfe der elektrischen Nadel oder Schlinge entfernen, wobei man gleichzeitig auf mäßige Verschorfung einstellt, um sich gegen ein Rezidiv zu sichern.

Zur Gruppe der Epitheliome zählen auch jene Neubildungen, welche sich aus Röntgenschädigungen der Haut entwickeln. Bordier, der selbst an mehreren Röntgenepitheliomen der Finger litt, hat sich diese eigenhändig unter Assistenz von Professor Duroux elektrokoaguliert. Nach zwei Monaten trat vollständige Vernarbung und Heilung ein. Einen gleichen Erfolg erzielte er bei einem Physikprofessor, der in einem Kriegsspital beschäftigt, nicht weniger als 16 epitheliomatöse Plaques an den Händen und außerdem ein Epitheliom an der Unterlippe erworben hatte, und den er in gleicher Weise wie sich selbst operierte.

---

[1]) Fortschr. Ther. **1928**, H. 7.

Ungleich gefährlicher als die flachen Hautkrebse in Form des Ulcus rodens sind die knotigen Formen, die bald auf die tiefer liegenden Teile,

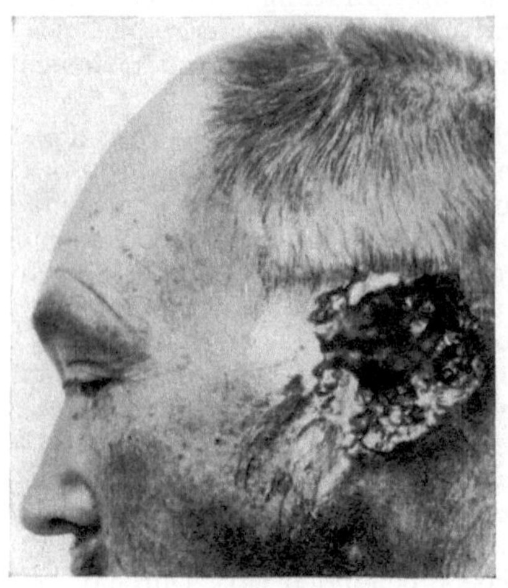

Abb. 137.

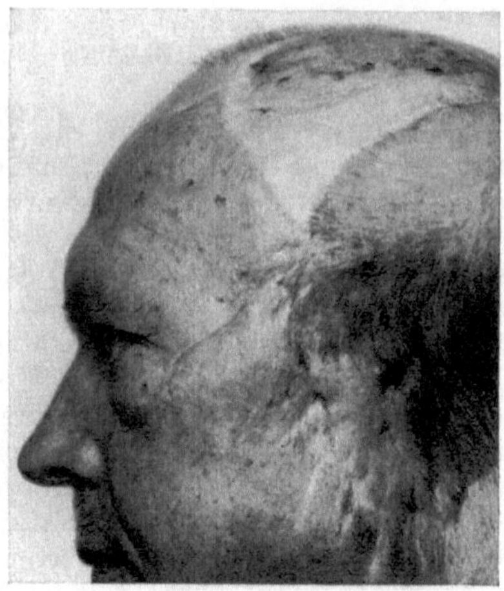

Abb. 138.

Abb. 137 und 138. Inoperables Karzinom des Ohres und Gehörganges, in das Os temporale bis zur Dura hineingewachsen mit Zerstörung des inneren Gehörganges und des Proc. mastoideus, erfolglos bestrahlt, $2^1/_2$ Jahre nach der Elektrokoagulation.

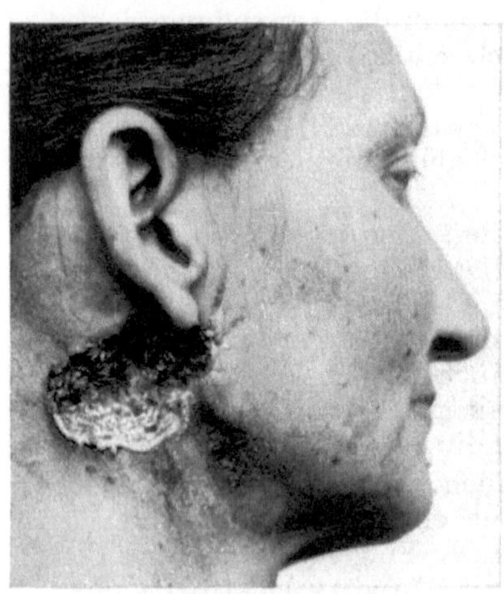

Abb. 139.

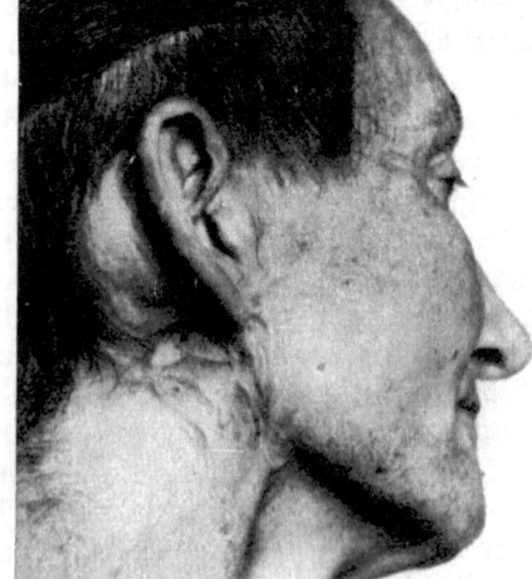

Abb. 140.

Abb. 139 und 140. Inoperables Hautkarzinom, in den Proc. mastoideus und Musc. sternocleido-mastoideus hineingewachsen mit ausgedehnten Drüsenmetastasen, erfolglos bestrahlt, $2^1/_2$ Jahre nach der Elektrokoagulation.

auch auf Knorpel und Knochen übergreifen und Metastasen in den Lymphdrüsen und inneren Organen setzen. Bei ihnen ist ein möglichst frühzeitiges und energisches Vorgehen am Platz, wenn man auf eine radikale Heilung hoffen will. Eine ausgedehnte Koagulation, die bis

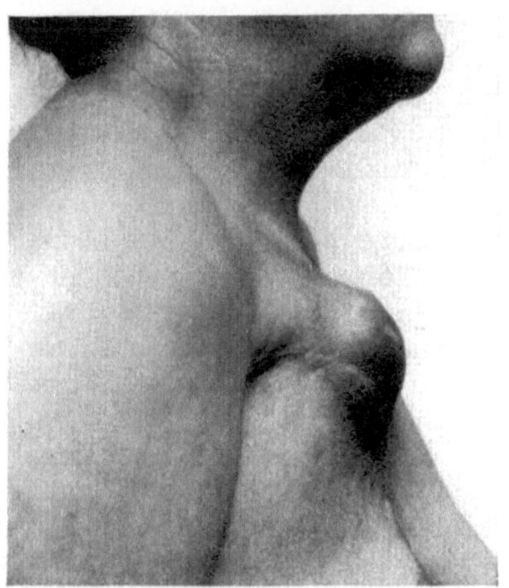

Abb. 141.

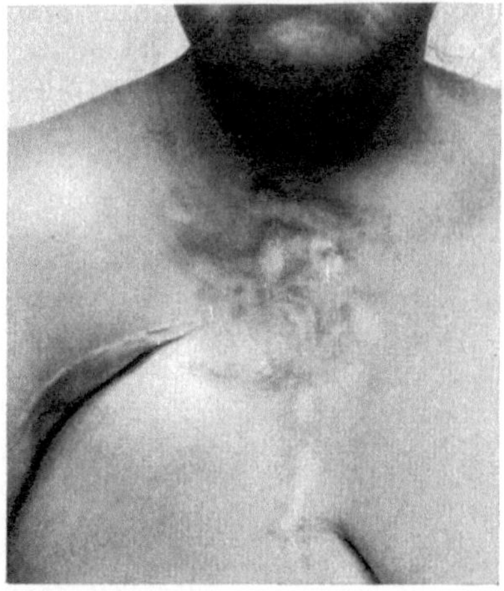

Abb. 142.

Abb. 141 und 142. Inoperables Mammakarzinom (Rezidiv), in das Sternum und die Rippenmuskulatur hineingewachsen, erfolglos bestrahlt, $2^{1}/_{2}$ Jahre nach der Elektrokoagulation.

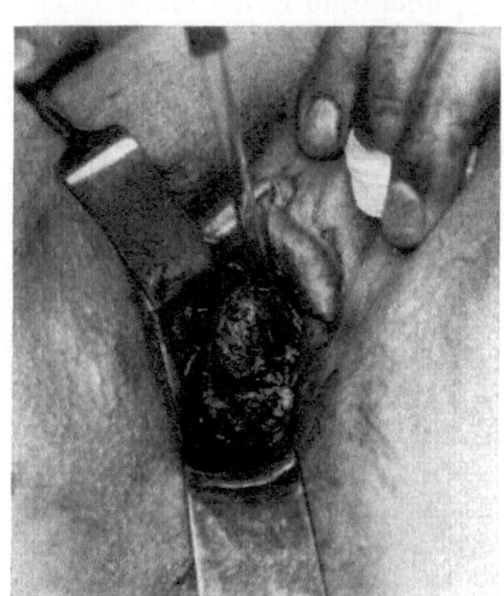

Abb. 143.

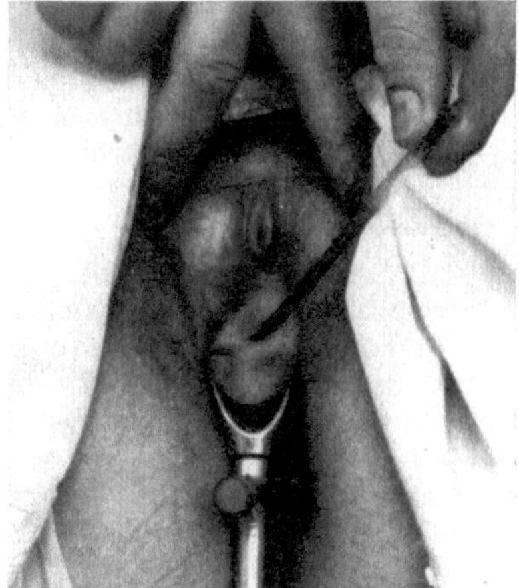

Abb. 144.

Abb. 143 und 144. Inoperables Urethrakarzinom auf die Bartholinische Drüse und das vordere Scheidengewölbe übergewachsen, erfolglos bestrahlt, $2^{1}/_{2}$ Jahre nach der Elektrokoagulation.

in das Gesunde reicht oder eine gründliche Exstirpation mit dem elektrischen Messer ist hier dringend geboten.

Neubildungen der Mund- und Rachenhöhle. Die häufigsten und gefährlichsten derselben sind das Karzinom der Zunge und das der Tonsillen, beide durch ihre Bösartigkeit bekannt. Der Umstand, daß die diathermische Zerstörung solcher Neoplasmen ohne jeden Blutverlust vor sich geht, der weitere Umstand, daß dieselbe verhältnismäßig leicht und rasch ausgeführt werden kann, gibt ihr einen großen Vorzug vor der Messeroperation, die meist ebenso blutig wie schwierig ist. Auch der Umstand, daß bei der Elektrokoagulation keine Blut- und Lymphgefäße eröffnet werden, fällt entscheidend in das Gewicht. Frankling, Davies, Cottey, Patterson, Harrison und andere englische Chirurgen betrachten daher die Diathermie bei allen malignen Neoplasmen der Mund- und Rachenhöhle als die Methode der Wahl. Nicht nur die Technik ist rascher, einfacher und unblutiger, auch die Rezidivgefahr ist bei ihr eine geringere. Wurde die Elektrokoagulation nur genügend ausgedehnt und hinreichend tief gemacht, so ist ihr Erfolg in der Regel ein ausgezeichneter. Nach Abstoßung des Schorfes zeigt sich eine frisch granulierende Wunde, die verhältnismäßig rasch vernarbt. Um Nachblutungen bei Abstoßung des Schorfes zu verhüten, wird es sich empfehlen, die Arteria lingualis vor der Elektrokoagulation eines Zungenkarzinoms zu unterbinden. Die Überlegenheit der Diathermie zeigt sich insbesonders in jenen Fällen, die an der Grenze der Operationsfähigkeit stehen. Ja man kann die Elektrokoagulation von Schleimhautkarzinomen auch dort noch mit Erfolg ausführen, wo an einen blutigen Eingriff nicht mehr zu denken ist. So berichtet Krainz[1]) über eine Reihe inoperabler Karzinome des Pharynx und Larynx, bei denen die Nahrungsaufnahme bzw. die Atmung durch die Tumormassen stark behindert waren und bei denen die Zerstörung dieser durch den elektrischen Strom die Kranken wenigstens von ihren schlimmsten Qualen befreite. Der Eingriff läßt sich in Lokalanästhesie durchführen, dauert nur wenige Minuten und erfolgt ohne jede Blutung. Er kann daher auch den schwächsten Patienten zugemutet werden.

Die Neubildungen des Gehirns. Bei diesen erweist sich die Kaustik wie die Schnittmethode von ganz besonderem Vorteil, worauf zuerst Cushing und Bovie[2]) aufmerksam gemacht haben. Dies wurde neuerdings durch die Arbeiten von Olivecrona[3]) bestätigt. Die Entfernung von Neubildungen des Gehirns ist einerseits durch die Gefahr der Blutung, andererseits durch den häufig schwer zugänglichen Sitz des Tumors erschwert. Die weiche, fast halbflüssige Konsistenz des Gehirns, die dünnwandigen zerreißlichen Gefäße machen die in der Chirurgie sonst üblichen Methoden der Blutstillung hier unanwendbar. Da leistet uns nun die Elektrochirurgie sehr wertvolle Dienste. Bei Verwendung des elektrischen Messers wird die sonst beim Einschneiden der Hirnrinde auftretende, sehr lästige kapillare Blutung vollständig vermieden, was die Übersicht und Orientierung sehr erleichtert und das Auffinden

---

[1]) Arch. Ohren- usw. Heilk. **1924**, H. 3/4.
[2]) Surg. **1928**, 751.
[3]) Münch. med. Wschr. **1930**, Nr 6 u. 7.

subkortikaler Geschwülste oder die Entfernung einer den Tumor deckenden Rindenschicht wesentlich unterstützt.

Auch bei der Exstirpation des Tumors selbst kommen uns die elektrischen Operationsmethoden sehr zu Hilfe. Bei der stückweisen Entfernung der Neubildung ist die Diathermieschlinge dem sonst gebrauchten stumpfen Löffel weit überlegen. Der größte Vorteil der Elektrokoagulation liegt nach Olivecrona aber darin, daß dadurch der Inhalt auch sehr gefäßreicher Tumoren fast blutlos ausgeschält werden kann, was sonst ohne störende und zeitraubende Blutung kaum möglich ist. Ja es ist kein Zweifel, daß manche gefäßreiche Geschwülste wie Gliome und Meningiome ohne Anwendung der Koagulation überhaupt nicht operabel wären. In anderen Fällen wieder kann die Operation mit wesentlich geminderter Gefahr durchgeführt werden.

Erkrankungen der Haut.

Der Lupus vulgaris. Wenn die Elektrokaustik auch nicht die ideale Heilmethode des Lupus ist, als welche sie von Nagelschmidt empfohlen wird, so hat sie doch besondere Vorzüge, die ihr eine berechtigte Stellung in der Lupustherapie einräumen. Von diesen Vorzügen ist zunächst der von Bedeutung, daß bei der Koagulation der Lupusknötchen die Krankheitserreger unmittelbar abgetötet werden und daß es dabei nicht zu einer Eröffnung von Blut- oder Lymphbahnen kommt. Dadurch ist die Gefahr einer Keimverimpfung bei der Operation selbst ausgeschlossen.

Ein zweiter Vorzug der Diathermie gegenüber anderen Methoden ist ihre Tiefenwirkung, die uns die Möglichkeit gewährt, auch tiefer greifende Ausläufer des Lupusgewebes zu treffen und zu zerstören, womit die Rezidivgefahr verringert wird. Von größter Bedeutung ist ferner der Umstand, daß die Elektrokoagulation eine ganz außerordentlich genaue Lokalisation des Eingriffes ermöglicht und wir daher das gesunde Gewebe, soweit es wünschenswert erscheint, schonen können. Dazu kommt, daß die Zerstörung der Lupusherde durch die Verkochung sehr rasch vonstatten geht, so daß bei einer einzigen Sitzung große Flächen behandelt werden können. Die Koagulation beansprucht demnach weniger Zeit als irgendeine andere Methode. Nach Jacobi[1]), Bordier, Poyet, Kalina, Houlie u. a. sind die Resultate der Koagulation ausgezeichnet und übertreffen vielfach die der anderen Behandlungsmethoden. Die danach zurückbleibenden Narben sind kosmetisch sehr befriedigend. Kalina[2]) konnte von 73 mit Hochfrequenzströmen behandelten Kranken 75 $^0/_0$ als geheilt, 20 $^0/_0$ als nahezu geheilt aus der Behandlung entlassen.

Diesen Vorzügen steht nur der Mangel einer elektiven Wirkung gegenüber, wie sie etwa dem Finsenlicht zukommt. Besonders geeignet für die Diathermie scheinen die verrukösen und hyperkeratotischen Lupusformen an Händen und Füßen zu sein. Auch der Schleimhautlupus ist ein geeignetes Behandlungsobjekt für die Elektrokoagulation.

---

[1]) Strahlenther. **4**, H. 1 (1914).
[2]) Mschr. Ohrenheilk. **1926**, H. 4.

Auch andere Formen der Hauttuberkulose werden mittels der Elektrokoagulation oft rasch und sicher beseitigt. So berichtet Poelchau[1]) über einen Leichentuberkel an der eigenen Hand, der durch Monate bestand, auf eine Injektion mit dem Friedmannschen Mittel sich sogar verschlechterte und erst nach einer gründlichen Zerstörung mit dem Diathermiestrom dauernd verschwand.

Soll der Erfolg der Operation ein vollkommener sein, dann muß die Größe der Elektrode, die Stärke des Stromes sowie die Dauer seiner Schließung so gewählt werden, daß einerseits alles Krankhafte mit Sicherheit koaguliert, andererseits aber nicht unnötig viel gesundes Gewebe mitzerstört wird. Dies zu erreichen, erfordert eine gewisse Übung. Man lasse sich aber auf keinen Fall dazu verleiten, um Zeit zu ersparen, größere Elektroden als solche von 3—4 mm Durchmesser zu verwenden, denn eine überflüssige Zerstörung gesunden Gewebes läßt sich dann kaum vermeiden.

Die elektrochirurgische Behandlung des Lupus ist als eine Verbrennung dritten Grades selbstverständlich schmerzhaft und man wird daher bei kleineren Herden zur lokalen Anästhesie, bei größeren zur allgemeinen Narkose greifen müssen.

Die Nachbehandlung ist sehr einfach. Die koagulierten Stellen werden nach Jacobi mit einem feuchten Verband versehen, bis sich die Schorfe abgestoßen haben. Späterhin, wenn die Wundfläche granuliert, wird sich nach Nagelschmidt ein Verband von $1—2\%$iger Pyrogallussalbe empfehlen, damit die Vernarbung nicht allzu rasch erfolgt und es nicht zur Keloidbildung kommt.

Lupus erythematodes. Im Gegensatz zum Lupus vulgaris verhält sich der Lupus erythematodes der Koagulation gegenüber ziemlich refraktär. Bordier empfiehlt hier den Funkenregen aus einer Kugelelektrode.

Die chirurgische Diathermie stellt eine einfache und bequeme Methode dar, kleinere pathologische Bildungen der Haut wie Warzen, Fibrome, Angiome u. dgl. zu zerstören. Sie findet daher in der Kosmetik zahlreiche Anzeigen. Die Vorzüge der Elektrokaustik gegenüber anderen Methoden bestehen vor allem in der außerordentlich feinen punkt- und strichförmigen Lokalisationsmöglichkeit, in der verhältnismäßigen Schmerzlosigkeit des Eingriffes und in dessen tadellosem kosmetischen Effekt. Vor der Operation mit dem Mikrobrenner hat die Elektrokoagulation noch den Vorteil, daß bei ihr der Kranke nicht durch ein glühendes Instrument in der Hand des Arztes beunruhigt wird, was bei der Behandlung ängstlicher Patienten nicht ganz bedeutungslos ist.

Warzen lassen sich sehr leicht ohne jede Lokalanästhesie kaustisch beseitigen. Man setzt eine Elektrode mit einem Kugelansatz auf die Warze auf und läßt den Strom so lange auf diese einwirken, bis sie in ihrem ganzen Durchmesser weiß verfärbt ist. Dieses Verfahren gelingt jedoch nur bei weichen Warzen. Sind diese stark verhornt, so leiten sie den Strom kaum; es kommt dann unter der Elektrode zur Funkenbildung, ohne daß eine genügende Tiefenwirkung eintritt. In diesem Fall sticht man eine lanzettförmige Nadel in die Warze selbst

---

[1]) Dtsch. med. Wschr. **1921**, Nr 19.

ein und verkocht sie vom Zentrum aus. Zur Entfernung von Warzen eignet sich im übrigen auch die Schlingenelektrode in ausgezeichneter Weise.

In ganz gleicher Weise werden auch **Fibrome, spitze Kondylome** und ähnliche Neubildungen elektrokaustisch zerstört.

Willmoth[1]) empfiehlt die Elektrokoagulation zur Behandlung des **Anthrax,** um die Inzision zu ersparen. Er hebt als Vorteil des Eingriffes gegenüber der Messeroperation hervor den Mangel der Blutung, das Fehlen des postoperativen Schmerzes und das Zurückbleiben einer nur kleinen Narbe. Man sticht eine Nadel so tief als möglich in das kranke Gewebe ein und läßt einen Strom von 0,2—1,0 Ampere einige Sekunden lang einwirken. Dann wiederholt man die Operation an verschiedenen Punkten des Anthrax. Man erreicht so in wenigen Minuten eine vollkommene Destruktion des Infektionsherdes. Nach der Behandlung kann man mit einer Kürette den größten Teil des koagulierten Gewebes abheben. **Seemen** empfiehlt an Stelle des Kauters zur Eröffnung von Furunkeln wie Karbunkeln die elektrische Schlinge. Wenn man sie gleichzeitig auf mäßige Koagulation einstellt, so kann man erreichen, daß die so geschaffenen Wundränder auch dann nicht verkleben, wenn man keine Gazestreifen in die Wunde einführt.

Auch bei **chronischer Akne** sind die Hochfrequenzströme gut anwendbar. Man sticht eine nadelförmige Elektrode in die Mitte der Pustel bzw. des Knotens ein und schließt den Strom für wenige Sekunden. Es tritt rings um die Nadelspitze eine Koagulation ein, die den Infektionsherd zerstört, nach dessen Beseitigung sich das entzündliche Infiltrat meist rasch zurückbildet.

Flache **Naevi pigmentosi** bestreicht man oberflächlich mit einer scheiben- oder kugelförmigen Elektrode, bis die Pigmentschicht zerstört ist oder entfernt sie mit der Nadel- oder Schlingenelektrode. Das kosmetische Resultat ist ein sehr gutes. In ganz gleicher Weise wird auch das **Xanthelasma** behandelt, wobei man aber mit der Koagulation ein klein wenig über die Grenzen der Gelbfärbung hinausgehen muß, um ein Rezidiv zu verhüten.

Bei dem **Naevus vasculosus** ist die Ausdehnung desselben wie die Tiefe seines Sitzes für die Frage entscheidend, ob er sich zur elektrischen Operation eignet. Je oberflächlicher der Nävus und je geringer seine Größe, desto eher wird man sich zur Elektrokoagulation entschließen. Zur Behandlung von **Angiomen** empfahl **Bernd** Operationsnadeln, die ähnlich den Kromayernadeln mit Ausnahme ihrer Spitze durch Email isoliert sind. Sticht man eine solche Nadel in die Gefäßschicht ein, so kann man in dieser eine Thrombose erzeugen, ohne daß die Haut selbst vom Strom geschädigt wird. Allerdings bildet das Email nur für geringe Spannungen eine genügende Isolierung. Bei größeren Spannungen wird auch die Emailschicht leitend.

Auch einzelne **Teleangiektasien** lassen sich durch den kalten Kauter mit kosmetisch schönem Effekt beseitigen. Man drückt die Spitze einer Nadelelektrode gegen das erweiterte Gefäß und erhält bei Stromwirkung fast augenblicklich eine punktförmige Koagulation, die das Gefäßlumen

---

[1]) Clin. med., Mai **1925.**

verschließt. Dann setzt man die Nadel an einer 1—2 mm entfernten Stelle neuerdings auf das Gefäß auf, um hier ebenfalls eine Unterbrechung zu schaffen. Reiht man so punktförmig Schorf an Schorf, ohne daß diese jedoch ineinander fließen, so kann man das erweiterte Gefäß ohne sichtbare Hautnarbe zur Verödung bringen. Diese Methode gibt auch bei **Acne rosacea** gute Resultate.

Ein besonders wertvoller Behelf scheint die Elektrokoagulation zur Entfernung von **Tätowierungen** zu sein. Sind die Figuren in Form von Strichen tätowiert, zwischen denen sich normale Kutis befindet, so fährt man mit der Nadel entlang diesen Strichen in leichter Zickzackbewegung, Tätowierungen, bei denen die Farbe flächenhaft verteilt ist, bestreicht man mit einer kugelförmigen Elektrode in ganzer Ausdehnung, wobei die Koagulation natürlich so tief gehen muß, daß sie das Pigment erreicht. Der kosmetische Effekt ist ein wesentlich besserer als derjenige, den man mit dem Thermokauter erreicht.

Eitner hat die Elektrokaustik als erster zur **Epilation** empfohlen. Diese Empfehlung wurde dann von Bordier, Katz, Rostenberg, Nobl und vielen anderen wiederholt. Die Elektroden und die Technik ihrer Anwendung sind bei der Diathermie ganz die gleichen wie bei der Elektrolyse. In dem einen wie dem anderen Fall besteht die Kunst der Operation vor allem in dem richtigen Einführen der Nadel in den Haarkanal. Ob man dabei die gewöhnlichen Nadeln mit Elektrodenhalter oder die zusammengekoppelten Nadeln von Kromayer, deren Schaft isoliert ist, benützt, ist Sache der Gewohnheit. Nötig ist die Isolierung des Nadelschaftes keinesfalls, da sich bei der Diathermie die größte Stromdichte und damit die größte Hitze ganz von selbst an der Nadelspitze entwickelt. Auf diese Weise wird die Haarpapille, wenn sie richtig getroffen ist, schon von ganz schwachen, nicht meßbaren Strömen zerstört. Der dabei entstehende Schmerz ist sehr gering und wird bedeutend leichter ertragen als das minutenlange schmerzhafte Ziehen bei der Elektrolyse. Nach den Erfahrungen von Katz wählen alle Patienten, die beide Methoden kennen, ausnahmslos die Diathermie. Nach der Behandlung folgt das Haar leicht dem Zug der Pinzette und zeigt meist am Wurzelende eine durchsichtige, etwas gequollene Wurzelscheide.

Der wesentlichste Vorteil der Diathermie gegenüber der Elektrolyse ist die Zeitersparnis. Die Koagulation der Papille erfolgt bei Stromschluß fast augenblicklich, so daß die Schmerzempfindung, die bei der Elektrolyse 20—30 Sekunden dauert, hier auf Bruchteile einer Sekunde abgekürzt wird. Die Prozedur ist dadurch nicht nur weniger unangenehm, sondern auch gleichzeitig weniger ermüdend für den Arzt wie für den Behandelten. Der kosmetische Effekt ist ein außerordentlich guter. Sichtbare Narben bleiben nur bei Verwendung eines zu starken Stromes. Um solche Narben zu verhüten, muß auch darauf geachtet werden, daß die Nadel wenigstens 3—4 mm in den Haarkanal eingeführt wird. Die Zahl der Rezidiven hängt natürlich in gleicher Weise wie bei der Elektrolyse von der Geschicklichkeit des Operateurs ab.

Erkrankungen der Schleimhäute der Nase, des Rachens u. a.

Wucherungen der Nasenschleimhaut lassen sich in einfacher Weise mit Hochfrequenzströmen zerstören. Sind sie mehr flächenhaft ausgebreitet, so werden sie mit einer spitzen Elektrode an mehreren Stellen punkt- oder strichförmig koaguliert und so zum Einschmelzen gebracht. Sind sie polypös gestielt, so bedient man sich zweckmäßig der Hochfrequenzschlinge.

Bourgeois und Poyet[1]) haben breite **narbige Verwachsungen zwischen Nasenmuschel, Septum und Nasenboden,** Verwachsungen zwischen dem Gaumensegel und der Pharynxwand, die mit anderen Methoden bereits vergeblich angegangen worden waren, mittels des Hochfrequenzkauters gelöst. Die Lösung erfolgt nicht in einer einzelnen Sitzung, sondern in einer Reihe von partiellen Eingriffen, die in Abständen von je 10 Tagen vorgenommen werden und bei denen jeweils nur ein kleines Stück der Schleimhaut durchtrennt wird. Bei diesem langsamen Vorgehen sind isolierende Einlagen zwischen die durchtrennten Gewebe sowie eine Dilatationsbehandlung nicht notwendig. Fünf derartig behandelte und geheilte Fälle werden von den genannten Autoren beschrieben.

Dutheillet de Lamothe[2]) empfiehlt die Elektrokoagulation auch zur Behandlung von Tubenstenosen. Mit Hilfe des Salpingoskops wird unter Leitung des Auges eine Elektrode bis an jene Stelle vorgeschoben, die zerstört werden soll. Dann wird der Strom so lange eingeschaltet, bis ein weißer Hof rings um die Berührungsstelle der Elektrode anzeigt, daß der gewünschte Effekt erreicht ist. Der Vorgang wird so oft als nötig wiederholt.

Bordier, Moore, Plank, Harrison u. a. behandeln die **Hypertrophie der Tonsillen** in allen jenen Fällen, wo allgemeine oder lokale Gründe gegen die chirurgische Entfernung sprechen, mit Diathermie. Bordier sticht eine nadelförmige Elektrode an mehreren Stellen in die Tonsillen ein und bringt deren Gewebe so zur Koagulation. Nach 8 Tagen wird die andere Tonsille in gleicher Weise behandelt. Ohne Blutung, ohne wesentliche Schmerzen kommt es dadurch zu einer Einschmelzung des Gewebes und zu einer Verkleinerung des Organs. Die Elektrokaustik hat bei der Tonsillarhypertrophie den nicht zu unterschätzenden Vorteil vor der Messeroperation, daß es bei ihr zu keiner Eröffnung der Lymph- und Blutbahnen kommt. Wir wissen ja, daß beim Vorhandensein von Eiterherden in den Tonsillen die blutige Abtragung derselben nicht selten septische Allgemeininfektionen im Gefolge hat.

Bei Larynxtuberkulose wird die Elektrokoagulation von Hofventhal, Dutheillet de Lamothe, Greene, Bourgeois und Poyet u. a. empfohlen. In Betracht kommen tuberkulöse Infiltrate oder Geschwüre von nicht allzugroßer Ausdehnung, die in ein oder zwei Sitzungen vollkommen zerstört werden können. Nicht angezeigt dagegen sind vorgeschrittene Fälle mit ausgedehnten Herden insbesondere dann, wenn nebenbei schwere Lungenveränderungen bestehen.

---

[1]) Rev. de Laryng. etc. **1922,** No 22.
[2]) Presse méd. **1923,** No 93. Ann. Mal. Oreille **1923,** No 9.

Ein weiteres wichtiges Betätigungsfeld findet die Diathermie in der Behandlung der **Hämorrhoiden,** zu deren Abtragung ja häufig der Thermokauter benützt wird. Dabei tritt stets die ausstrahlende Hitzewirkung desselben sehr unangenehm in Erscheinung, sie macht es notwendig, durch geeignete Zangen, durch feuchte Gaze u. dgl. die Umgebung vor einer Verbrennung zu schützen. Dem kalten Kauter fehlt jede Hitzestrahlung, was die Operation wesentlich vereinfacht. Auch muß man sich beim Arbeiten mit dem Thermokauter in acht nehmen, daß er nicht in Weißglut gerät, weil es sonst leicht zu einer Verkohlung des Gewebes kommt, die häufig von Nachblutungen gefolgt ist. Die feste Eiweißgerinnung, wie sie der elektrische Kauter erzeugt, bedingt einen ungleich besseren Verschluß der Gefäße und vermindert so die Gefahr einer nachträglichen Blutung.

Der Vorgang bei der Elektrokoagulation der Hämorrhoiden ist im wesentlichen demjenigen bei der Operation mit dem Thermokauter gleich. Allgemeine oder lokale Anästhesie ist infolge der Schmerzhaftigkeit des Eingriffes unerläßlich. Dann wird an dem geeignet gelagerten Kranken jeder einzelne Knoten verkocht, wobei gewöhnlich ein kleines explosionsartiges Geräusch die genügende Tiefenwirkung der Gerinnung anzeigt. Sorge für leichten Stuhl, Sitzbäder, beruhigende Suppositorien werden dazu beitragen, die sich nach der Operation einstellenden, Schmerzen auf ein Mindestmaß zu verringern.

Bordier hat zur Behandlung innerer Hämorrhoiden, soweit man sie nicht durch Elektrokoagulation entfernt, auch die einfache Durchwärmung mittels rektaler Diathermie vorgeschlagen. Es ist bekannt, daß die Hochfrequenzströme in Form der Arsonvalisation schon von Doumier zur Behandlung dieses Leidens empfohlen und besonders von französischen Autoren mit Erfolg angewendet wurden. Gleich günstig, ja vielleicht noch besser scheinen hier die Diathermieströme zu wirken. Man führt nach Bordier eine Metallbougie nach Hegar als Elektrode in das Rektum ein und legt als zweite Elektrode eine größere Metallplatte auf den Oberschenkel. Dabei kann ein Strom von etwa 1 Ampere zur Anwendung kommen. Zweckmäßiger würde ich es halten, statt der inaktiven Oberschenkelelektrode einen Bleigürtel rings um das Becken zu legen, wie ich dies auf S. 182 bei der vaginalen Diathermie beschrieben habe. Es werden so die Stromlinien die Wände des Rektums nach allen Seiten gleichmäßig durchsetzen und erwärmen.

In gleicher Weise wie Hämorrhoiden können auch papilläre Hypertrophien oder Polypen des Mastdarms elektrokaustisch zerstört werden. Auch die Fissura ani wurde von Bordier zur Elektrokoagulation empfohlen. Unter Lokalanästhesie wird die schmerzhafte Stelle verschorft, worauf die Fissur gewöhnlich ohne weiteres abheilt.

Erkrankungen der Harnwege.

Intravesikale Neubildungen. Die Elektrokoagulation hat sich heute in der Behandlung intravesikaler und intraurethraler Geschwülste einen dauernden Platz gesichert. Vorwiegend sind es die Papillome, welche in ihr Indikationsbereich fallen. Bei diesen vermag die Elektrokoagulation die Galvanokaustik und die Operation mit der kalten Schlinge vollkommen zu ersetzen. Der Kaustik gegenüber hat sie den Vorteil einer genaueren Lokalisationsmöglichkeit und einer größeren Tiefenwirkung, wodurch die Rezidivgefahr verringert wird, der Schlingenoperation ist sie dadurch überlegen, daß ihr auch solche Tumoren zugänglich sind, welche wegen ihres Sitzes und wegen ihrer Form mit der Schlinge nur schwer oder gar nicht zu fassen sind. Hierzu gehören die Papillome im Scheitel der Blase und im Blasenhals, ferner diejenigen, welche nicht isoliert und gestielt sind, sondern in Form feinster Zöttchen auftreten, die rasenförmig kleinere oder größere Flächen der Schleimhaut bedecken.

Neben den Papillomen sind es tuberkulöse Prozesse, Hämangiome, Zysten und andere seltener vorkommende Neubildungen der Blasenwand, welche diathermisch operiert werden können. Die Karzinome werden nur bedingungsweise Gegenstand der Elektrokoagulation sein, und zwar hauptsächlich dann, wenn ihr Sitz die Entfernung durch eine Resektion der Blasenwand nicht zuläßt. Das Karzinom grundsätzlich von der Diathermiebehandlung auszuschließen (Wossidlo), erscheint nicht hinreichend begründet. Kroiss hat die Diathermie auch dazu benützt, um in einem Fall einen eingeklemmten Ureterstein, der mit seiner Spitze in die Harnblase hineinsah, zu befreien, in einem anderen Fall, um eine zystische Erweiterung des unteren Ureterendes linear zu spalten. Auch Pollet berichtet über zwei Fälle von Ureterokele, die er durch Elektrokoagulation von der Blase aus eröffnete.

Auch Blutungen der Schleimhaut können auf elektrokaustischem Weg rasch und prompt gestillt werden. Voraussetzung ist natürlich, daß die Blutung keine diffuse und ihr Ausgangspunkt gut erkennbar, nicht etwa durch ein Koagulum verdeckt ist.

Die Erfolge der Operation bei Papillomen sind bezüglich der Dauerheilung sehr günstige. Rezidive kommen, was sich aus der Tiefenwirkung des diathermischen Stromes erklärt, seltener vor als bei Operationen mit dem Galvanokauter oder der Schlinge.

Die Elektrokoagulation intravesikaler Geschwülste wurde von E. Beer (New York)[1] in die Urologie eingeführt. Dieser Autor benützte den hochgespannten Strom eines Oudinschen Resonators, den er einpolig anwendete. Die Hochspannung des Stromes bedingte jedoch infolge der Funkenbildung manche Unannehmlichkeit, so daß heute das Verfahren Beers zugunsten der zweipoligen Anwendung der niedergespannten Diathermieströme allgemein verlassen ist.

Zu letzterem Verfahren benötigt man zwei Elektroden, eine größere Bleiplatte, welche als inaktiver Pol unter das Gesäß oder den Rücken des auf dem Operationstisch befindlichen Kranken zu liegen kommt, und eine Operationselektrode, welche die Form einer feinen Sonde hat und durch das Ureterenkystoskop in die Blase eingeführt wird (Abb. 145). Diese Sonde ist, um gegen das Kystoskop isoliert zu sein, allseits mit einer nichtleitenden Masse umsponnen bis auf die Spitze, an der sie einen runden, zylindrischen oder auch spatelförmigen Metallkontakt trägt.

---

[1] Z. Urol. **6**, H. 12.

Dieser wird in Berührung mit der Geschwulst gebracht und leitet den Strom auf sie über.

Da die zur Anwendung kommende Stromstärke 0,5 Ampere nicht überschreitet, so sind zur Elektrokaustik in der Harnblase oder Harnröhre die kleinen Modelle der Diathermieapparate, welche viele Firmen neben ihren größeren erzeugen, vollkommen ausreichend.

Zur Ausführung der Operation wird die Harnblase mit einer sterilen Lösung gefüllt und dann das Ureterenkystoskop mit der Operationssonde eingeführt. Mit Hilfe des Albarranschen Hebels wird nun der Metallknopf der Sonde gegen das Papillom gedrückt. Schaltet man den Strom jetzt ein, so sieht man, wie in wenigen Sekunden rings um die Kontaktstelle das Gewebe infolge der Eiweißgerinnung erblaßt. Dabei wird die Geschwulst sichtlich kleiner, sie schrumpft und die angrenzende Blasenschleimhaut legt sich häufig infolge dieser Zusammenziehung in radiäre Falten. Gleichzeitig steigen von der Sondenspitze Gasbläschen auf, da das Wasser des Gewebes zu kochen beginnt und sich in Dampf verwandelt. Hat man den Strom etwas zu hoch eingestellt, so geht die Weißfärbung der verkochten Partie in eine Braun- und Schwarzfärbung über: das Gewebe verkohlt. Die Sonde bleibt dann

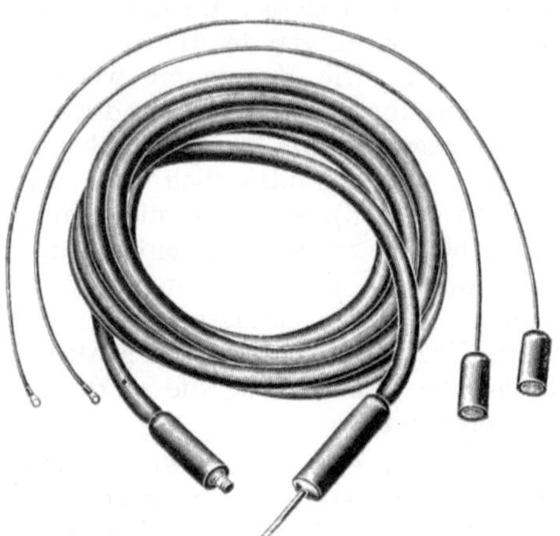

Abb. 145. Elektroden zur intravesikalen Elektrokoagulation samt Anschlußkabel.

meist an dem Schorf kleben und läßt sich von ihm nur mit einiger Gewalt abziehen. Eine solche Verkohlung soll daher vermieden werden.

Ist die Geschwulst gestielt, so wird man, wo es irgend möglich ist, den Stiel mit der Sonde zu erreichen suchen, weil bei der Koagulation desselben die ganze Neubildung zum Absterben verurteilt ist. Wo dies nicht durchführbar ist, wird man in der oben beschriebenen Weise die Geschwulst in einem oder in mehreren Ansätzen verkochen.

Handelt es sich nicht um isolierte Papillome, sondern um flächenhaft wuchernde Zöttchen, so zerstört man diese am besten dadurch, daß man sie mit der Breitseite der Elektrode bestreicht. Bei besonders großen oder zahlreichen Papillomen benötigt man oft viele Sitzungen, um sie vollkommen zu beseitigen.

Ist die ganze Blasenschleimhaut von Papillomen bedeckt, handelt es sich also um eine richtige Papillomatose, dann wird es vielleicht zweckmäßig sein, dem Vorschlag Legueus folgend, die Elektrokoagulation bei eröffneter Blase vorzunehmen. Auch Molony empfiehlt bei Hindernissen im Blasenhals, die durch die gewöhnlichen Untersuchungsmethoden nicht gut erkennbar sind, die Anlegung einer suprapubischen Fistel, durch welche ein Kystoskop in die Blase eingeführt werden kann.

Die diathermierten Papillome fallen entweder unmittelbar nach der Koagulation ab oder sie werden nach einigen Tagen, längstens drei bis vier Wochen, abgestoßen und mit dem Urin entfernt. Um ein Rezidiv zu verhüten, wird es sich häufig empfehlen, diejenigen Stellen der Blasenwand, welchen die Geschwulst aufsaß, nochmals zu verkochen.

Die endovesikale Elektrokaustik ist eine ganz gefahrlose Operation, die in vielen Fällen ambulatorisch ausgeführt werden kann. Eine Anästhesie ist meist nicht nötig, da die Verkochung der Papillome selbst nicht die geringste Schmerzempfindung auslöst. Eine solche tritt nur dann auf, wenn die gesunde Blasenschleimhaut vom Strom getroffen wird. Die Möglichkeit einer Blasenperforation, die man anfänglich befürchtete, wäre nur bei einem ganz unsachgemäßen und brutalen Vorgehen denkbar. Daß Nachblutungen vorkommen, ist nicht ausgeschlossen. Casper und Schneider berichten über solche Vorkommnisse. Sicherlich ist diese Gefahr aber eine sehr geringe.

Die Prostatahypertrophie. Zur Resektion einer hypertrophischen Prostata hat M. Stern[1]) die Elektrotomie vorgeschlagen. Geeignet für diese Operation sind alle fibrösen und sklerotischen Affektionen. Ausgenommen sind nur jene Fälle, bei denen entzündliche Komplikationen wie z. B. Cystitis vorliegen. Die Operation wird mit Hilfe eines Instrumentes ausgeführt, das der Autor als Resektotherm bezeichnet. Dieses Instrument, im wesentlichen ein Kystoskop, wird in die Harnröhre eingeführt und das auszuschneidende Gewebsstück in das Fenster desselben eingeklemmt. Die Operationsschlinge bildet den einen Pol, der Tubus des Kystoskops den zweiten, so daß eine inaktive Elektrode entbehrt werden kann. Da die Drahtschlinge gerade gegenüber dem Auge des Teleskops liegt, kann man den Vorgang der Operation in direktem Sehen unmittelbar verfolgen. Mit Hilfe der Schlinge, die unter Strom gesetzt wird, werden dann mehrere der Fensterlänge entsprechende, d. i. 2 cm lange Gewebsstücke ausgeschnitten. Diese einfache Operation läßt sich bei einer Reihe von Blasenverschlüssen ausführen, die früher der großen Chirurgie angehörten.

---

[1]) Z. Urol. **1927,** H. 5.

Überblick über Elektrodengrößen und Stromstärke bei verschiedenen Anwendungen der Diathermie.

1. Kopf und Hals.

Körperteil	Elektrodengröße in cm²	Strom-stärke in Ampere	Buch-Seite
Gehirn	Zwei gleiche Platten (4×5) an beiden Schläfen oder Stirne und Nacken	0,2—0,3	186
Auge	Spezialelektrode über das Auge — Platte (200) auf den Rücken	0,2—0,3	192
Ohr	Spezialelektrode in den Gehörgang — Platte (100) an die entgegengesetzte Wange	0,1—0,2	194
Nasenhaut	Spezialelektrode auf die Nase — Platte (200) auf den Rücken	0,3—0,5	155
Nasenschleimhaut . .	Spezialelektrode in die Nasenöffnungen — zwei gleichgroße Platten (100) auf Stirne und Nacken (gleichpolig)	0,3—0,4	158
Stirn- u. Kieferhöhlen	Platte nach Maß über die betreffende Höhle — Platte (200) auf den Rücken	0,3—0,5	158
N. trigeminus oder facialis (alle drei Äste)	Halbmaske auf die kranke Gesichtshälfte — Platte (200) auf den Rücken	0,5—0,7	141
N. trigeminus oder facialis (einzelne Äste)	Platte nach Maß auf den kranken Teil — Platte (200) auf den Rücken	0,3—0,5	141
Kehlkopf	Platte (50) über den Kehlkopf — Platte (200) auf den Rücken	0,3—0,5	159

2. Rumpf und innere Organe.

Körperteil	Elektrodengröße in cm²	Strom-stärke in Ampere	Buch-Seite
Lunge u. Rippenfell (allgemein)	Zwei gleiche Platten (300 oder 400) auf Brust und Rücken	1,5—2,0	161
Lunge u. Rippenfell (örtlich)	Platte (200) über die kranke Stelle — Platte (400) gegenüber	1,0—1,2	161
Herz	Zwei gleiche Platten (200) auf Herz und gegenüber auf den Rücken	1,0—1,2	150
Darm	Zwei gleiche Platten (300 oder 400) auf Bauch und gegenüber auf den Rücken	1,5—2,0	165
Magen, Gallenblase, Appendix u. a. . .	Platte (200) über das kranke Organ — Platte (300) gegenüber auf den Rücken	1,0—1,2	164—167
Niere	Zwei Platten (100) über beide Nieren (gleichpolig) — Platte (400) gegenüber auf den Bauch	1,0—1,5	168

Körperteil	Elektrodengröße in cm²	Strom-stärke in Ampere	Buch-Seite
Harnblase	Platte (200) über die Symphyse — Platte (300) unter das Kreuzbein oder	1,0—1,5	169
	Vaginalelektrode (Frau) bzw. Rektalelektrode (Mann) — Platte (200) über die Symphyse	0,5—0,7	169
Uterus und Adnexe .	Platte (200) über die Symphyse — Platte (300) unter das Kreuzbein oder	1,0—1,3	180
	Vaginalelektrode — Gürtelelektrode	1,3—1,5	181
Uterus (allein) . . .	Rektalektrode — Platte (200) über die Symphyse	0,5—0,7	183
Cervix	Cervikalelektrode — Platte über die Symphyse	0,5—0,7	184
Prostata und hintere Harnröhre	Rektalelektrode — Platte (200) über die Symphyse	0,5—0,7	174
Hoden u. Nebenhoden	Netzelektrode über das Skrotum — Platte (200) unter das Kreuzbein	0,5—0,7	176
Penis und vordere Harnröhre	Spezialelektrode auf den Penis — Platte (200) unter das Kreuzbein	0,6—0,8	173

3. Arm.

Körperteil	Elektrodengröße in cm²	Strom-stärke in Ampere	Buch-Seite
Finger und Handge-lenke	Platte (200—300) im Wasserbad — Platte (200) an die Streckseite des Unterarmes	0,3	128
Handgelenk allein . .	Zylindrische Handelektrode — Platte (200) auf die Streckseite des Unter-armes	0,3	129
Ellbogengelenk (quer).	Zwei gleiche Platten (100) auf die Streck- und Beugeseite d. Gelenkes	0,8—1,0	130
Ellbogengelenk (längs)	Zwei gleiche Platten (200) an der Streckseite des Ober- undUnterarmes	0,5—0,8	130
Schultergelenk	Zwei gleiche ovale Platten (100) a. d. Vorder- u. Rückseite d. Gelenkes oder	0,8—1,0	130
	ovales Stanniolblatt (100) über d. Schulterhöhe — Platte (300) a. d. gegenüberliegende Brustwand	0,8—1,0	131
Ganzer Arm	Platte (200) auf die Streckseite des Unterarmes — Platte (200) über das Schulterblatt	0,5—0,8	140

4. Bein.

Körperteil	Elektrodengröße in cm²	Strom-stärke in Ampere	Buch-Seite
Sprung- und Zehenge-lenke	Platte (200) im Wasserbad — Platte (200) a. d. Außenseite des Unter-schenkels	0,5	132
Sprunggelenk (allein)	Fußsohlenplatte (300) — Platte (200) a. d. Außenseite des Unterschenkels	0,5	133
Kniegelenk	Zwei gleiche Platten (100) a. d. Außen- u. Innenseite des Gelenkes	0,8—1,0	134
Hüftgelenk	Zwei gleiche Platten (300) unter d. Gesäß u. über die Leistenbeuge	1,0—1,5	134
Ganzes Bein	Platte (200) a. d. Außenseite des Unterschenkels u. Platte (300) unter das Gesäß. Diese beiden gleichpolig. — Platte (400) für sich allein a. d. Streckseite des Oberschenkels	1,5—2,0	139

5. Ganzer Körper.

Körperteil	Elektrodengröße in cm²	Strom-stärke in Ampere	Buch-Seite
Methode I	Je eine Platte (200) an die Unter-arme und Unterschenkel. Diese sind gleichpolig — Platte (400 oder 500) auf den Rücken oder unter das Gesäß.	1,5—3,0	67
Methode II	Eine Platte (1200) unter den Rücken u. eine gleichgroße unter die Waden. Diese beiden sind gleichpolig. — Platte (1200) unter das Gesäß.	2,0—3,0	68

Verzeichnis der Bücher über Diathermie.

(Nicht angeführt sind die sog. Industriebücher, d. h. Bücher, die unter dem Deckmantel der Wissenschaft Reklame für eine bestimmte Firma betreiben.)

Bordier, H.: Diathermie et Diathermothérapie. 4. Aufl. Paris: J. B. Baillière et fils 1928.

Bucky, G.: Anleitung zur Diathermiebehandlung. 3. Aufl. Wien und Leipzig: Urban und Schwarzenberg 1929.

Büben, I.: Die klinische Anwendung der Diathermie. Leipzig: J. A. Barth 1926.

Cumberbatch, E. P. „Diathermy its productions and uses in medicine and surgery. London: William Heinemann 1925.

Cumberbatch a. Robinson: Treatment of gonococcal infection by diathermy, London: William Heinemann, 1925.

Grover Burton Baker: High frequency practice. 5. Aufl. Kansas City: The electron press. 1929.

Koeppe, L.: Die Diathermie und Lichtbehandlung des Auges. Leipzig: Vogel 1919.

Laemer, M.: La Diathermie dans les affections du tube digestif. Collection Médicine et Chirurgie practiques.

Laqueur, A.: Leitfaden der Diathermiebehandlung. 2. Aufl. Berlin: S. Karger 1929.

Liebesny P.: Diathermie und künstliche Höhensonne (Aus Bücher der ärztlichen Praxis). Wien und Berlin: Julius Springer 1929.

Nagelschmidt, F.: Lehrbuch der Diathermie. 3. Aufl. Berlin: Julius Springer 1926.

Roucayrol, P. E.: La d'arsonvalisation directe (diathermie) dans les traitements de la blennoragie. Paris: Vigot Frères 1929.

Saberton, Cl.: Diathermy in medical and surgical practice, London.

Schnée, A.: Kompendium der Hochfrequenz in ihren verschiedenen Anwendungsformen einschließlich der Diathermie. Leipzig: O. Nemnich 1920.

Stieböck, H. L.: Praktikum der Hochfrequenztherapie (Diathermie). Wien: Julius Springer 1926.

Zanelli, C. F.: Elementi di Diatermoterapia. Bologna: Licinio Capelli.

Adressenverzeichnis der im Text angeführten Firmen.

Erbe, C., Tübingen, Holzmarkt 7.

Koch & Sterzel A.-G., Dresden A. 24, Zwickauerstr. 40—42, Wien 8, Alserstr. 21.

Sanitas, Elektrizitäts-Gesellschaft, Berlin W 24, Friedrichstr. 131d. Wien 8, Alserstr. 23.

Schulmeister, L., Wien 9, Spitalg. 5.

Siemens-Reiniger-Veifa, Berlin W 8, Mohrenstr. 58/59, Wien 3, Apostelg. 12.

Sach- und Namenverzeichnis.